운동과 함께하는 생리학 여행

트레이너 넘어서기

운동과 함께하는
생리학 여행

트레이너 넘어서기

정준호 지음

푸른북

서문

세상에는 '항상' 변하지 않는 진리가 있다. 예를 들어, 1에다 1을 더하면 어김없이 2가 되고 힘은 질량과 가속도에 비례한다. 이처럼 항상 변하지 않는, 절대적으로 참인 명제를 다루는 것은 얼마나 통쾌한 일인가?

물론 '일상적인 조건' 하에서 물리학을 응용하면 다양한 변수를 고려해야 하므로 답을 구해내기가 조금 더 복잡해지기도 한다. 학창시절 물리학 시험문제에서 '단, 공기저항이나 지면의 마찰력은 무시한다.'라는 괄호 안의 조건은 조금 더 쉽게 답을 얻어낼 수 있도록 하는 출제자의 작은 배려 아니었던가? 하지만 공기저항이나 마찰을 무시하지 않더라도 그것이 특정한 값이나 범위로 주어지기만 한다면 답을 얻거나 일정 범위로 좁힐 수 있다.

내가 생리학을 공부하면서 항상 가져왔던 불만은 변수가 많을 뿐 아니라 변수 간의 상관관계까지도 고려해야하므로, 인체에 적용할 경우 사람들 간 편차가 너무 크게 나타난다는 것이다. 이러한 이유로 운동, 음식, 약품을 동일하게 적용해도 사람들에 따라 효과가 다르게 나타날 뿐만 아니라 같은 사람에게 적용해도 시기에 따라 다른 경우도 있다. 약을 사면 약통에 구토, 발진, 가려움, 졸음, 혼수상태 등 다양한 부작용 문구를 흔히 볼 수 있는 것도 이러한 이유 때문이다. 심지어 어떤 감기약에는 '주의 : 부작용'이라 표기되기도 하였다. 어떡하란 말인가?

엄밀히 말해 완전한 학문이란 없겠지만, 의학, 생리학, 약리학, 생명공학, 생화학 등 다양한 학문은 이처럼 실용적인 시각에서는 더욱 불완전한 학문일 수밖에 없다. 하지만 인터넷을 통해 홍수처럼 쏟아지는 근거 없는 정보들, 영리를 위해 허위 또는 과장된 상품광고, 시청자의 호기심을 유발하기기 위해 검증 없이 제작하는 예능 프로그램을 보면 이러한 학문의 불완전성을 인정하는 경우가 없다. 관련 전문가들도 자신 있게 말하기 어려운 것들이 일단 상품화가 되면 거침없이 쏟아진다.

표시광고 공정화에 관한 법률에서는 '광고가 소비자를 속이거나 소비자로 하여금 잘못 알게 할 우려가 있는지는 보통의 주의력을 가진 일반소비자를 기준으로 판단'한다는 모호한 표현을 사용하는데, 그렇다면 허위·과장광고에 속은 대다수의 소비자가 주의력(관련 지식)이 부족하다고 판단되기 때문에 광고금지 등의 처분을 하지 않는다는 말인가? 만일 길을 지나가다 '요요 없이 1개월 만에 10kg 책임감량'이라는 현수막을 보고 갔는데 한 달이 지나 10kg이 줄지 않았다 하더라도 소비자는 보호받지 못한다. 왜냐하면, 그 소비자는 앞서 말한 '보통의 주의력'도 가지지 못한 사람이기 때문이다.

이처럼 표시광고 공정화에 관한 법률, 식품의약품안전청의 관리법안, 방송심의규정 등은 더 이상 우리에게 안전장치가 되지 못한다. 내 몸은 스스로 지켜야 한다. 이것이 이 책을 쓰게 된 이유이다.

이 책을 통하여 적어도 운동, 체중조절과 관련된 허위 과장광고나 정보에 대하여 논리적이고 과학적으로 판단할 수 있는 분별력을 가지는 데 도움이 되었으면 한다. 명절에 관절 보조식품을 사오지 않은 자식을 보고 불효자라 여기거나, 마네킹이 한 바퀴 돌면 허리가 잘록해지는 체중감량 식품광고를 보고 곧바로 전화기를 드는 사람이 없기를 바란다.

그리고 이 책은 생리학의 범위 중에서도 운동과 관련이 있는 부분들만 정리하였다. 만일 이 책을 읽는 사람이 트레이너라면 자문해보라. 헬스 보충제를 추천하거나 닭가슴살을 권하는 것 이외에 사람들에게 무엇을 말해주었는지를…. 대상자의 체중도 고려하지 않고 인터넷에 떠도는 식단표를 써준 경우는 없는가? 모르는 것을 모른다고 하지 않고 그냥 대충 말한 경우는 없는가? 사람들은 운동 자세 이외에도 궁금해 하는 것들이 너무 많다. 이런 질문들에 대한 답을 주기 위해서는 TV, 인터넷, 헬스잡지 등에서 얻는 정보만으로는 부족하다. 왜냐하면 일반인들도 이러한 매체를 이용하여 정보를 얻고 있기 때문이다. 신뢰를 얻기 위해서는 운동과 관련한 어떤 현상에 대하여 조금 더 과학적으로 접근할 수 있어야 한다.

　마지막으로, 이 책에서 다루지 못한 부분이 있다면 웨이트트레이닝이나 스트레칭 같은 운동 동작이다. 사실 이러한 내용들로 책을 쓴다면 시간이 오래 걸리지 않았을 것이다. 하지만 지면을 통하여 사진이나 그림으로 설명하는 것보다 인터넷 동영상이나 헬스클럽의 트레이너들에게 배우는 것이 더 정확할 것이고, 다른 운동 관련 책에서는 볼 수 없었던 내용으로 책을 구성하고 싶은 욕심에서 운동 동작들에 대한 내용은 하나도 다루지 않았다. 운동 동작들에 대해 배울 수 있을 것으로 생각했거나, 탤런트 정준호가 쓴 책이라 착각했다면 지금이라도 책을 덮어도 된다. 뭐 벌써 구입했다고? 그렇다면 할 수 없고….

CONTENTS

Chapter 1 건강과 수명, 노화

수명_15
  기대수명, 기대여명_15
  수명에 대한 현대의학의 의미_18
  (왜 현대의학을 욕해서는 안 되는가?)
  생존곡선_19
  수명에 영향을 미치는 요인_21
    그렇다면 여자로 태어나라!!_21
    조상을 바꿔라!!_24
    군인이 되어라!!_25

노화_27
  노화와 유전자_27
  노화-가역적인 변화_27
  노화 지연을 위한 세 가지_28
    호르몬 투여_29
    절식_30
    운동_30
  운동으로 건강하게 늙어가기_32

Chapter 2 인체의 에너지시스템

물질대사, 에너지대사_37
  영양소와 에너지_37
  궁극적인 에너지원-ATP_38
  ATP-어떻게 만들어지나?_39
  유산소와 무산소 대사_41
    인원질과정_43
    해당과정_43
    유산소과정_45
    3대 에너지원의 공통적인 대사경로: 크랩스 싸이클_47
    3대 영양소의 에너지 전환_48

운동강도와 지속시간에 따른 에너지 시스템 변화_50
  운동강도에 따른 변화(상대적)_51
  운동을 통한 체력 증진-지방대사에 유리_53

Chapter 3 에너지 소비량 계산

에너지 소비량 측정원리 및 방법_57
  밀폐된 공간을 활용해보자!_57
  문제는 산소다. 산소량만 측정할 수 있다면…_59
    1L 산소를 이용하여 발생되는 에너지_60
  에너지 소비량 계산하기_61
    안정시 대사량(기초대사량)_61
    운동에 필요한 에너지량-걷기_62
    운동에 필요한 에너지량-달리기_64
    동일한 거리를 두고, 걷는 것과 두 배의 속도로 달릴 경우의 비교_64
    동일한 속도로 걸을 때와 달릴 때의 에너지 소비량 비교_66
    걷기와 달리기에 소비되는 에너지량 표_66
    지방이 소비되는 '양'과 '비율'을 구분하라_69
    운동 후에도 추가적으로 소비되는 에너지를 주목하라!_69

운동으로 소비되는 에너지원(탄수화물, 지방)_70
  호흡상(RQ, Respiratory Quotient)_70
  체력이 좋아지면 지방을 더욱 효율적으로 줄일 수 있다_73

Chapter 4 에너지원으로서의 3대 영양소

탄수화물_79
  탄수화물의 구조_79
  에너지원으로서의 탄수화물_80
  당지수와 당부하_81

지방_85
  중성지방의 구조_85
  지방산의 종류와 구조_86
    도토리 키 재기, 트랜스지방과 포화지방 비교_89
  지방의 주요 급원_90
  무한한 에너지 저장고로서의 의미_90
    어떻게 제한할 것인가?_91

단백질_93
  아미노산의 구조_93
    읽을 수가 없다!_93
  에너지원으로서의 단백질_96
  얼마나 먹을까?_96
    생물가_97
    고단백질 식이, 이대로 좋은가?_99

Chapter 5 운동과 비에너지 영양소

무기질_103
   주요급원 및 결핍과 과다증상_104
비타민_106
   주요급원 및 결핍과 과다증상_107
수분_110
   마셔야할 물의 양_113
   탈수 방어기전-갈증_114
   운동과 수분섭취_114
     수분섭취 요령_115
     저나트륨 혈증_117

Chapter 6 식품라벨 읽는 법

영양성분표시_121
   영양성분_121
     1회제공량 및 총 분량_121
     영양소 기준치_122
   열량_122
     탄수화물 함량_122
     지방 함량_122
     단백질 함량_122
     염분_123
     콜레스테롤_123
     식이섬유_123
     비타민과 미네랄_123
     주원료명과 원산지_124
   영양소 이외의 첨가물_126
   영양성분표시 확인 시 주의사항_127
영양강조 표시_129
   무설탕&무가당_129
   유기농&친환경_129
   식품에서 추출한 식품 첨가물_130
   무지방_130
체중조절 식단에 대한 올바른 판단_131

Chapter 7 운동과 약물

보디빌더와 약물_137
헬스맨의 식단과 기능성보조제_141

Chapter 8 건강을 위한 신체구성

건강을 위한 신체구성과 측정방법_147
   체질량 지수법_147
   허리와 엉덩이 둘레 비율 측정법_148
   피하지방 두께 측정법_149
   생체전기 저항법_149
이상체중과 목표체중_150

Chapter 9 운동에 대한 인체 반응

근육계_157
   근육의 종류_157
     민무늬근_158
     심장근_158
     골격근_158
   근육의 수축 원리_159
     근육은 당기기만 한다._161
   근수축의 유형과 길항근_162
     신장성 수축을 이용한 운동?_163
   근섬유에도 종류가 있다._164
골격계_168
   우리가 살아있는 한 뼈도 살아있다_169
     뼈의 성장_169
     뼈의 재형성과 항상성 유지_171
     뼈의 수선_172
심혈관계_173
   혈압측정 원리_173
   심장의 순환_174
   운동시 심장반응_177
     1회 박출량 증가_178
     심박수 증가_179
     혈액의 재분배_179
   혈관_181
     동맥_181
     모세혈관_181
     정맥_182
     혈관의 압력과 혈류속도_183
   혈액_185
     운동시 헤마토크릿의 변화_185
     혈액희석과 혈액농축_186

혈액의 산소와 이산화탄소 운반_186
산소해리곡선_186
이산화탄소 이동_187
호흡기계_189
호흡기계의 구조_189
호흡의 단계_191
환기단계_191
그래도 불가능하다. 첫번째 이유-호흡에 대한 실효가 없다._193
두 번째 이유-사강_194
확산단계_195
폐의 산소전달 효율은 얼마일까?_197
운동시 가스교환 능력 변화_198
항상성_201
체온조절_202
pH 조절_204
산성화의 원인-대사과정에서 발생되는 부산물_205
운동 중 pH 조절_205
운동과 피로_207
중추피로_207
말초피로_208

Chapter 10 목표에 따른 운동 설계

나의 체력 먼저알기_211
근력_212
근력 측정방법_212
근지구력_213
근지구력 측정방법_213
심폐지구력_215
심폐지구력 측정방법_215
유연성_216
유연성 측정방법_217
체구성_218
체구성 측정방법_218
운동 프로그램 구성방법_221
운동 강도와 빈도, 지속시간의 관계_221
심폐지구력 향상을 위한 운동_223
강도설정의 기준-최대산소섭취량_223
효율적인 운동 강도와 설정 방법_225
여유심박수를 이용한 목표심박수 설정(%HRR)_226
최대심박수를 이용한 목표심박수 설정(%HRmax)_228
운동자각도(RPE)를 이용한 목표심박수 설정_229
근력, 근지구력 향상과 근육발달을 위한 운동_231
운동 강도에 따라 발달되는 근섬유가 다르다!_232
강도설정의 기준_233
1RM_233
반복수_234
근육은 먹고 쉴 때 커진다!_235
여성들의 근력운동_237
분할운동과 운동순서_238
분할운동의 필요성_238
분할 원칙_238
분할운동의 예_239
2분할_239
3분할_239
5분할_240
운동 순서_240
체중조절_243
나의 체질 먼저알기_244
배엽이란?_245
현재의 체질알기_245
억울한 형_246
좋은 형_248
불쌍한 형_249
기초대사량_250
비만과 set point_253
식단 조절의 원칙_254
부위별로 살빼기 가능한가?_256
체중감량에 관한 '개구라'_257
50일만에 지방 41kg 줄이기_258
먹는 것? 더 줄여버리재!_259
물과 체중_261
체중감량 계획하기_262
효율적인 속도찾기_263
체중감량 실전_265
체중감량 사례_266
식단으로 30%만 부담해보자_267
경사도를 활용하자_268
준비운동과 정리운동_269
준비운동_270
정리운동_272

준비운동과 정리운동 예시_273
스트레칭의 종류_274
   정적 스트레칭_274
   동적 스트레칭_275
   탄성 스트레칭_275
   스트레칭의 일반적 지침_275

Chapter 11 성인병에 대한 이해와 극복을 위한 방법

성인병, 극복의지가 중요하다_280
성인병의 관리차원상의 문제점_281
고지혈증_283
   꼭 필요하지만 필수영양소는 아닌 콜레스테롤_284
   LDL, HDL_284
   고지혈증 해소를 위한 운동처방_285
     고지혈증에 대한 운동의 의미_286
   식이요법_286
고혈압_289
   고혈압의 진단기준과 분류_289
   혈압측정_290
   고혈압 발병률 및 합병증_291
   혈압의 유전적 요인_292
   고혈압 해소를 위한 운동처방_293
   운동 이외의 조절요소_295
당뇨_297
   당뇨의 진단과 분류_297
   당뇨를 대처하는 자세의 문제점_299
   필자를 보건복지부 장관으로~!!_300
   당뇨합병증_300
   당뇨와 운동_301
     적절한 운동 시간_303
     운동시 주의사항_303
   당뇨병의 식사요법_304
     규칙적인 식사_304
     저지방식과 절주_305
     알맞은 양_305
     저염식_305
     낮은 GI 식품 섭취_305
        GI가 높은식품은 비만과 당뇨의 주범_306

골다공증_307
   골다공증의 분류와 발생빈도_307
   골다공증 위험요인_308
   골다공증 예방을 위한 식습관_309
   골다공증과 운동_310
뇌졸중_311
   뇌졸중의 역학_312
   뇌졸중의 종류_312
   뇌졸중의 위험인자_313
     개선할 수 없는 위험인자_313
     개선할 수 있는 위험인자_314

책을 내려놓으며

Chapter 1 건강과 수명, 노화

수명

기대수명, 기대여명
수명에 대한 현대의학의 의미
(왜 현대의학을 욕해서는 안 되는가?)
생존곡선
수명에 영향을 미치는 요인
    그렇다면 여자로 태어나라!!
    조상을 바꿔라!!
    군인이 되어라!!

노화

노화와 유전자
노화-가역적인 변화
노화 지연을 위한 세 가지
    호르몬 투여
    절식
    운동
운동으로 건강하게 늙어가기

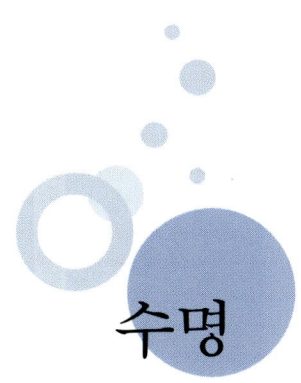

수명

사람은 얼마나 살 수 있을까? 누구나 영원히 살고 싶어 하지만 불로장생은 아직 풀지 못한 숙제로 남아있다. 하지만 나는 이 숙제가 언젠가는 풀리게 되리라 믿는다. 다만 그때는 사람은 언제까지 살아야 할까? 라는 의문에 직면하게 되겠지만…. 왜냐하면, 죽지 않고 계속 사는 것 또한 많은 문제를 만들어낼 것이기 때문이다.

오래 살고 싶으십니까? 라는 질문에 '아니오'라고 말하고 싶은 사람은 몇 명이나 될까? 물론 건강하게 오래 사는 것이 중요하지만, 생명을 가진 만물들은 모두 오래 살고 싶어 할 것이다. "짧고 굵게!!"라고 외치는 일명 '형님'이라 불리는 사람들도 내심 오래 살고 싶어 한다. 가끔 너무 힘든 상황이 오면 '아니오'라는 대답을 하고 싶을 때도 있긴 하겠지만, 다시 마음을 가다듬고 주위의 소중한 사람들이나 자신을 소중하게 생각하고 있는 사람들을 떠올려보면 살고 싶어질 것이다.

기대수명, 기대여명

일반적으로 사람들은 평균수명에다 현재 자신의 수명에 영향을 미치는 요인들을 감안하여 대략 '앞으로 얼마나 살 수 있을까?'를 판단할 수 있다. 예를 들어, '현재 남성의 평균수명은 77세 정도이고 나는 담배를 태우니까 -3년, 스트레스를 많이 받는 일을 하니까 또 -3년, 뭐, 적어도 70세까지는 살겠네….'라는 식의 계산이다. 나만 이런 계산을 하는지 모르겠지만 어쨌든 사람들에게 있어 평균 수명은 중요한 의미를 가지며 이를 통하여 대략적인 인생 설계를 하기도 한다.

하지만 보다 나은 예측을 위해서는 평균수명보다는 기대수명이나 기대여명을 사용해야 한다. 기대여명은 해당 연도 사망률이 변하지 않는다고 가정했을 때 어떤 나이에 도달한 사람들이 기대할 수 있는 남은 수명을 말한다. 기대여명 중에서 지금 태어난 신생아가 앞으로 얼마나 살 수 있는가를 나타낸 것을 기대수명이라고 한다. 사망률에 직접적인 영향을 미치는 의료기술의 발전이 지속적으로 이루어진다면 기대수명이나 기대여명은 점점 늘어날 것이고, 이는 나이가 적을수록 더욱 큰 차이를 보이면서 증가할 것이다. 무슨 뜻인지 이해가 되지 않는다면 그냥 다음 표에서 제시하는 나이보다 좀 더 오래 살 수 있다 정도로 해석하면 되겠다.

다음은 통계청에서 조사한 대한민국 남녀의 기대수명이다.

표 1-1. 대한민국 남녀의 기대수명

	전체	남자	여자
1991	71.72	67.74	75.92
1992	72.21	68.22	76.38
1993	72.81	68.76	76.80
1994	73.17	69.17	77.11
1995	73.53	69.57	77.41
1996	73.96	70.08	77.77
1997	74.39	70.56	78.12
1998	74.82	71.09	78.45
1999	75.55	71.71	79.22
2000	76.02	72.25	79.60
2001	76.53	72.82	80.04
2002	77.02	73.40	80.45
2003	77.44	73.86	80.81

2004	78.04	74.51	81.35
2005	78.63	75.14	81.89
2006	79.18	75.74	82.36
2007	79.56	76.13	82.73
2008	80.08	76.54	83.29
2009	80.55	76.99	83.77
2010	80.79	77.20	84.07

만일 2010년에 태어난 남자 아기는 현재의 사망률이 변하지 않는다고 가정했을 때 77세 정도까지 살 수 있다. 또한, 현재의 기대수명이 77세이고 내가 50세라면 77~50인 27년이 기대여명이 된다. 하지만 앞으로 남은 27년 동안 특정 질병들에 대한 극복 기술이나 기타 요인들에 의해 조금 더 늘어날 수 있고, 실제로 지금까지 기대수명은 시간이 지남에 따라 계속 증가하는 추세이다.

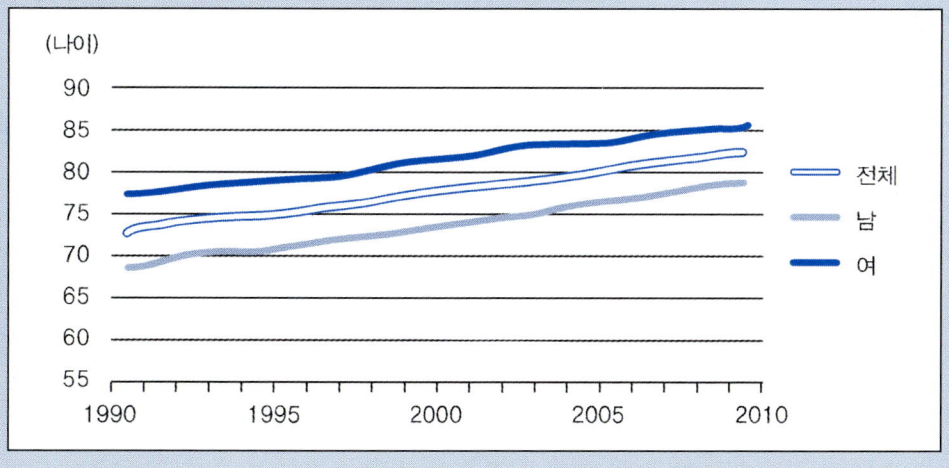

그림 1-1. 기대수명 변화추이

건강과 수명, 노화

수명에 대한 현대의학의 의미
(왜 현대의학을 욕해서는 안 되는가?)

생물학에서 진화라고 하는 것은 생물 집단이 여러 세대를 거치면서 변화를 축적하여 집단 전체의 특성을 변화시키는 과정이며 새로운 종을 탄생시키는 과정까지도 포함한다. 여기서 가장 중요한 것은 '여러 세대를 거치면서'라는 말인데 예를 들어, 진화는 적응, 유전자 표류, 유전자 유동, 돌연변이, 자연선택, 종 분화 등의 과정을 거치면서 진행되는데 적응 단계만 하더라도 상당한 시간이 걸린다.

하지만 지금과 같이 환경의 변화가 심할 경우, 즉, 변화의 속도가 적응 속도를 초과할 경우, 그것도 환경오염과 같이 나쁜 쪽으로 초과할 경우, 일반적으로 수명은 짧아지게 된다. 그런데 지금은 어떤가? 평균 수명은 계속해서 높아지고 있다. 또한, 사람이 받는 스트레스도 과학기술 발달에 비례하여 증가하고 있다.

필자의 학교는 서울이고 고향은 학교에서 대각선 방향으로 떨어져 있는 경남 김해이다. KTX가 없던 시절에는 새마을호나 무궁화호를 타고 5시간 가량 소요되는 거리를 한두 달에 한 번 왕복하였는데, 휴대 전화기나 노트북 보급률이 낮았던 그 당시에는 약간 지루하기는 했지만 오히려 기차 안에 있는 시간은 절대적인 휴식을 보장받을 수 있었다.

하지만 KTX가 개통되고 기차 안에서 무선인터넷 사용도 가능해지면서 나만의 휴식시간은 사라져버렸다. 논문발표 연습, 학생들 시험문제 출제와 채점, 그리고 지금 이 책의 절반 이상이 기차 안에서 쓰여 졌다. 시간과 장소를 가리지 않고 '무언가를 할 수 있다'는 것은 그리 좋은 것만은 아니다. 스트레스의 근원인 '업무'가 시간과 장소를 가리지 않는다는 것을 의미하기 때문이다.

물론 하지 않으면 된다. 하지만 할 수 있는데 하지 않는 것도 엄청난 스트레스다. 휴대 전화가 없다면, 전구가 개발되지 않았다면, 휴가기간을 절대적으로 보장받을 수 있고, 야간 업무나 잔업을 하지 않아도 될 것이다. 장단점이 있겠지만, 과학기술의 발달은 사람들로부터 휴식을 빼앗았다는 것은 확실한 것 같다.

이러한 상황에서도 수명을 연장시켜주는 힘이 바로 의학이다. 하지만 수명과 관련된 대부분의 자료에서는 의학의 발전에 대하여는 짧게 소개하거나 언급조차 하지 않는 경우가 많다. 오히려 "현대의학이 사람을 병들게 한다."라고 말하고 있다. 이렇게 지적하는 사람들은 주로 자연치료를 주장하는 사람들로 '현대의학이 면역력, 자생력을 떨어뜨린다.'고 주장한다. 즉, 사람이 어떤 질병에 노출되었을 때, 현대의학은 병원균 자체를 죽이거나 증상을 완화시켜줄 뿐이지 근본적인 면역력을 높여주지는 못한다는 것이다.

예를 들어, A라는 병원균을 이겨내기 위해서 B라는 항체가 필요하고, 이 항체가 C라는 곳에서 분비된다고 하자. 증상을 완화시키기 위해서는 A라는 병원균을 직접 죽이거나, B라는 항체를 투여하는 방법이 있다. 또한, C에서 항체가 더욱 잘 분비되도록 도와주는 것도 좋은 방법일 것이다. 뒤쪽으로 갈수록 근본적인 치료라고 할 수 있지만 애석하게도 치료 속도는 점차 느려진다.

도덕적인 의료인이라면 여기서 질병의 진행속도와 치료 속도를 계산하게 된다. 일반적으로 증상이 심하지 않으며, 진행속도가 느린 경우에는 C를 처방할 것이고 급한 경우에는 A를 택한다. 간혹 아주 심할 경우에는 A보다 이전 단계를 택할 수도 있다. 아주 심한 감기에 걸려 고열이 있을 경우 해열제를 처방하면서 이마에 찬 물수건을 얹어주는 것을 예로 들 수 있다. 문제는 C로 해결될 수 있는 질병인데도 A, B를 처방하는 의사에게 있다. 생활 습관만으로 고칠 수 있는 경도 비만 환자에게 식욕억제제나 지방분해 주사를 처방하는 것도 이와 비슷한 경우라 볼 수 있는데, 이 정도면 의료행위라고 볼 수도 없다.

생존곡선

어쨌든 의학기술의 발전은 정말 눈부시다. 인간의 항상성이나 면역력을 높이는 방법도 많이 적용 중이며, 아직 정복하지 못한 질병도 있지만, 이들 중 몇몇은 수년 내로 해결될 것으로 보인다. 현대의학의 과제는 모든 사람이 수명이 다할 때까지 질병으로부터 자유롭게 만드는 것이다. 생존곡선에서는 현대의학의 역할을 잘 보여주고 있는데, 이 곡선은 전체 인구의 생애를 통하여 각 나이층에 있는 인구의 비율을 산출하여 고안한 것이다.

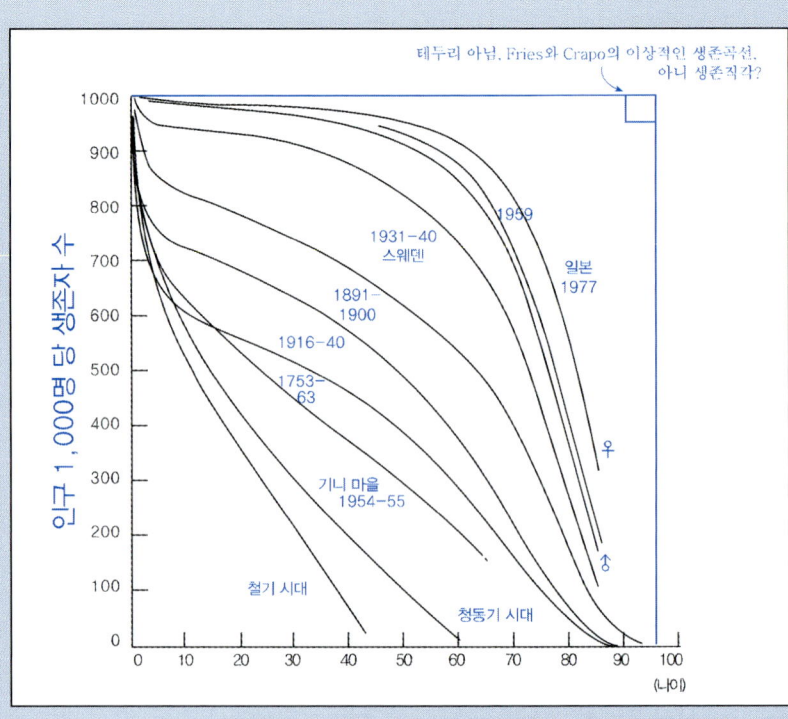

그림 1-2. 생존곡선-Survival Curve

생존곡선은 출생 초기 단계에서 청·장년층까지는 곡선의 간격이 컸지만 결국 90~100세 사이에서 수렴하는 것을 볼 수 있다. 곡선 간의 간격이 넓어진 것은 의료기술의 발달로 질병으로 사망한 경우가 적어진 것을 의미하며 90~100세 사이에서 수렴하는 것은 노화에 의한 사망은 아직 현대의학으로도 제어하지 못하고 있다는 것을 말해주고 있다. 오른쪽으로 볼록해질수록 이상적인 곡선에 가까워지고 있다는 것을 나타내는데 Fries와 Crapo는 생존곡선의 가장 이상적인 형태를 모든 질병을 정복하여 직각이 되도록 만드는 것이라 했다. 즉, 태어난 모든 사람은 질병으로 죽지 않고 같은 나이에 죽는 것이다.

수명에 영향을 미치는 요인

그렇다면 수명에 영향을 미치는 요인들은 무엇인가? 필자가 가끔 받는 질문이지만 나는 이렇게 되묻기를 좋아한다. "알면 그렇게 하시겠습니까?"라고…. 건강한 생활습관이 수명을 연장시킨다는 것은 다들 알고 있는 뻔~한 말이다. 하지만 그것을 지키려는 의지가 더 중요하다. 그래도, 여러분들이 그런 의지를 가지고 있다고 가정하고 뻔~한 요인들을 열거해 보겠다. 물론 의지가 있어도 어쩔 수 없는 요인도 있다. 설마, 그것마저 바꾸겠는가?

그렇다면 여자로 태어나라!!

수명에 관계된 사실 중 가장 흥미있는 궁금증은 "전 세계적으로 왜 여성이 남성보다 오래 살까?"이다. 우리나라의 2010년 자료만 보더라도 남녀 간 수명은 6.8세 정도 차이가 나타난다는 것을 알 수 있다(표 1-1).

그렇다면 여자로 태어나면 6.8세를 더 살 수 있단 말인가? 생활습관까지 바꿀 수 있다면 그렇게 된다. 남녀의 차이에 영향을 주는 세부요인으로 염색체의 차이, 호르몬의 차이, 사회 환경적인 차이 등을 들 수 있다. 하지만 염색체의 차이는 현재까지 타당성을 인정받지 못하여 아직 이론에 불과하며, 호르몬의 차이는 성호르몬의 차이를 의미하는데, androgen이 estrogen과 비교하여 혈중 지질 농도나 면역체계에 부정적인 영향을 미친다는 것이다.

이쯤에서 나이별 남녀 성비와 사망자 수에 관한 자료를 살펴보자. 우선 아직 결혼하지 않은 미혼남들이 관심을 많이 가져야 하는 여자 100명에 대한 남자의 수를 나타내는 자료이다.

표 1-2. 우리나라 나이별 성비-여성에 대한 남성의 비율(%)

나 이	1995 성비(%)	2000 성비(%)	2005 성비(%)	2010 성비(%)
0~4	113.40	110.21	108.06	106.10
5~9	110.74	113.57	109.21	108.00
10~14	106.43	111.42	112.22	109.00
15~19	105.89	107.66	110.33	113.30
20~24	108.30	111.44	109.72	113.70
25~29	100.92	100.87	102.47	103.80
30~34	103.00	102.13	101.16	102.00
35~39	103.55	102.32	100.91	101.00
40~44	105.94	103.18	102.05	100.60
45~49	104.88	102.76	101.18	100.80
50~54	99.42	101.74	99.85	98.80
55~59	93.31	95.13	97.88	96.80
60~64	82.02	87.83	90.51	93.90
65~69	67.54	75.94	81.80	85.10
70~74	62.64	61.10	69.63	75.30
75~79	54.37	54.30	54.54	61.00
80~84	40.74	44.91	46.25	45.40
85세 이상	27.42	29.75	33.71	34.80

0세에서 4세까지의 성비 변화를 보면 1995년보다 2010년에 남녀 차이가 줄면서 조금 더 균형이 잡힌 모습이다. 유교적 관념인 남아선호사상이 점점 약해져 성을 선택하는 행위가 줄어들고 있음을 말해주고 있다.

이 표를 볼 때의 주의점은 나이와 연도가 5년 단위이기 때문에 대각선 방향으로 자료를 해석해야 한다는 것이다. 이런 식으로 비교해 보면 남녀 성비가 큰 차이를 보이는 연령대는 55세 이후부터라는 것을 알 수 있다. 이에 대한 근거자료로, 다음의 인구 10만 명당 사망자 수를 보면 50세 이후부터 사망률이 급증하고 있다.

표 1-3. 우리나라 인구 10만 명당 사망자 수

나 이	인구 10만 명당 사망자 수							
	1995		2000		2005		2010	
	남	여	남	여	남	여	남	여
0세	305	260	491	472	434	407	395	291
1~4세	69	62	50	42	33	24	22	19
5~9세	46	33	31	21	20	15	13	8
10~14세	40	25	23	15	16	13	15	10
15~19세	108	50	61	31	39	22	38	20
20~24세	119	59	89	39	58	38	56	33
25~29세	157	65	102	45	73	44	75	48
30~34세	193	74	132	62	100	54	90	54
35~39세	293	104	211	85	151	74	129	72
40~44세	456	158	353	127	264	104	219	92
45~49세	672	233	555	177	429	154	355	137
50~54세	1018	360	806	271	636	220	528	186
55~59세	1502	550	1228	430	900	320	770	253
60~64세	2246	890	1868	698	1457	541	1112	403
65~69세	3535	1563	2864	1248	2350	936	1814	725
70~74세	5575	2915	4662	2437	3796	1801	3139	1353
75~79세	8675	5235	7703	4527	6371	3636	5335	2737
80세 이상	15501	12041	14686	11748	13034	10097	11842	8445

염색체와 호르몬이 노화와 수명에 영향을 미친다는 주장은 어느 정도 설득력 있는 내용이며 인정받고 있는 학설이지만, 그래도 이건 너무 억울하다. 특히 요즘처럼 여성의 권위가 하늘을 찌르고 있는 상황에서 남자로 태어났다는 이유로 수명까지 이렇게 큰 차이가 나서야…. 하지만 어느 정도는 안심해도 좋다. 왜냐하면, 남녀 성별에 따른 수명 차이는 세 번째 요인인 사회 환경적인 차이도 어느 정도 반영되어 있기 때문이다. 즉 남성의 사회활동 참여율이 높아서 건강하지 못한 식사습관, 스트레스, 불충분한 수면, 기호식품(술, 담배) 등 노화를 촉진시키는 인자에 노출되기 쉽다는 것이다.

이러한 내용을 잘 뒷받침하고 있는 것으로서 1991년 8.18세 차이를 보이던 것이 점차 감소하여 2010년 6.87년으로 적어진 것을 볼 수 있다(표 1-1). 이는 여성의 사회 참여율이 높아지고 흡연과 음주 비율이 증가했기 때문으로 생각되는데, 이 차이는 앞으로도 지속적으로 감소할 것으로 보인다. 왜냐하면, 이런 여성들이 수명에 대한 통계에 반영되려면 아직 시간이 조금 더 지나야하기 때문이다.

따라서 남성으로 태어났다면 조금 불리한 상황을 인식하고 더 좋은 생활습관을 가지도록 노력해야 한다. 예를 들어, "죽는 날까지 같이하자"는 약속을 한 부부(보통 신혼일 때에만 이런 약속을 한다)의 경우 남자의 나이가 더 많다면 사회생활을 하지 않을 것을 권하고 싶다.

조상을 바꿔라!!

자꾸 어쩔 수 없는 요인을 소개하게 되어 필자의 마음도 편하지 않다. 이는 장수 유전자에 따른 요인인데, 연구자에 따라 적게는 20%에서 많게는 35% 정도까지 영향을 받는다고 보고하고 있다. 다시 말해서, 장수하는 집안이 있다는 것이다. 하지만 이 역시 수치를 그대로 받아들일 것은 못된다. 왜냐하면, 가정은 태어나면서부터 생활습관을 모방하는 사회의 최소단위이므로 후천적인 요인을 무시할 수 없기 때문이다. 즉 장수하는 부모의 좋은 습관들이나 환경을 물려받아 장수할 수 있다는 것이다.

유전적 요인이 수명에 미치는 영향에 관한 연구를 제대로 하려면 쌍둥이 연구를 해야 하는데, 쌍둥이 중에서도 적어도 한쪽은 어릴 때부터 부모와 떨어져 생활한 경우에만 적용할 수 있다. 그래도 연구를 제대로 하고 싶다면 다음과 같은 방법을 따르면 된다. 약간 비인간적이더라도 실험설계일 뿐이니 이해하기 바란다. 혹시 아는가? 이웃 나라와 같이 반인류적인 실험을 많이 자행한 국가라면 충분히 할 수 있을 것이다.

> **유전적 요인이 수명에 미치는 영향에 관한 연구방법**
>
> 1. 쌍둥이를 출산한 병원을 찾아간다.
> 2. 한쪽을 부모와 강제로 떼어 놓는다(둘 다 떼어놓는 것도 좋다).
> 3. 끝까지 서로 만나지 못하게 한다.
> 4. 수명이 다할 때까지 기다린다.
>   (주의사항 : 보통 연구자가 먼저 죽을 것이므로 제자에게 인수인계를 철저히 한 후 논문에 자기 이름 꼭 올려달라고 부탁한다)
> 5. 이러한 비인간적인 행위를 많이 해서 실험의 신뢰도를 높인다.
> 6. 이전 연구결과들과 비교해본다.

결국, 장수 유전자도 수명에 미치는 실제 영향은 보고된 것만큼 크지는 않는 것 같다. 하지만 어느 정도 인정해야 할 부분이며 아직까지 여러 요인들 중 중요한 인자로 인식되고 있다. 따라서 단명하는 집안의 후손이라면 건강한 생활습관으로 수명을 늘리려는 노력이 필요하다. 아니면 수명과 관련된 통계에 반영되던지…. 자신이 수명에 관한 통계에 반영된다는 것은 매우 기분 나쁜 일임에는 틀림없다. 죽어야 반영되기 때문이다.

군인이 되어라!!

군대가 병원보다 낫다는 말이 있다. 규칙적인 생활, 적절한 신체활동, 몸으로 때울 각오만 되어 있다면 정신적인 스트레스까지 적어져 건강해질 수밖에 없다. 뚱뚱한 사람은 살이 빠지고, 마른 사람은 살이 찌는 것도 흔히 볼 수 있다.

잠자는 시간은 부족하지만 수면의 질은 훨씬 높다. 누우면 5분 안에 잠들 수 있다. 가끔은 후임을 배려하는 마음에서 주먹과 발길질로 온몸을 안마해주던 시절도 있었다. 이등병 4시간, 일병 5시간, 상병 6시간, 병장은 다시 4시간…, 이것이 수면시간이다. 병장이 조금 부족해보이지만 낮에 그 이상 자기 때문에 문제가 없다.

아침에 일어나자마자 스트레칭(국군도수체조)을 하고, 이후에 바로 조깅을 한다. 군부대는 보통 외지에 있어 아침 공기가 얼마나 상쾌한지 모른다. 밥은 또 어떤가? 밥이 '날아다닌다.'는 표현이 어울릴 정도로 푸석하다. 쌀을 찌기 때문이다. 그리고 반찬은 기름기를 찾아보기 힘들다. 국방부에서 국군장병의 건강을 걱정하는 마음에서 고기반찬을 줄였기 때문인 것으로 보인다(절대 돈을 아끼기 위해서가 아니다).

월급(?)은 공평하게 나오고, 시간이 지나면 자동으로 진급되므로 생각 여하에 따라 스트레스 받을 일도 없다. 이정도면 건강을 위한 모든 조건을 완벽히 갖췄다고 할 수 있다.

앞선 두 가지 방법보다는 조금 더 현실적이다. 이제 선택은 여러분에게 달렸다. 재입대 하던지, 아니면 이와 비슷한 생활 습관을 가지던지….

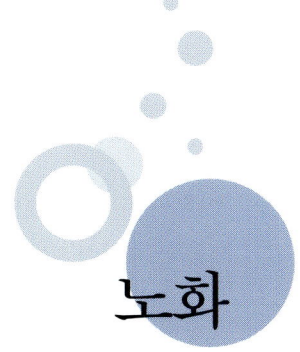

노화와 유전자

게놈 프로젝트(genome project)의 결과로부터 다양한 질병과 노화에 영향을 미치는 유전자의 실마리가 조금씩 풀리고 있다. 인체의 노화 기전(aging mechanism)에 대하여는 확실하지는 않지만 몇 가지 가설이 제기되고 있는 상황이다. 이러한 가설에는 살아있는 모든 생물은 각각 정해진 기간만큼 생존한다는 시계 생존설, 복제 및 세포분열 과정에서의 문제나 DNA 유전정보 문제에 의하여 노화가 촉진된다는 유전자설, 항산화 효소의 감소나 체내 산화의 증가로 노화가 빨라진다는 유리기설, 각종 호르몬의 합성 및 분비 저하나 면역체 생성의 약화로 노화가 진행된다는 내분비 및 면역설 등이 있다.

노화 – 가역적인 변화

수업시간에 학생들에게 "늙는다는 것은 무엇인가?"라는 질문을 던졌더니 다양한 대답이 나왔다. 그 중 기억에 남는 대답에는 "힘이 빠지고 주름지는 현상이다.", "녹이 스는 것이다.", "지방이 축적되는 과정이다.", "세포의 기능 저하 현상이다." 등이 있었다.

사전적 의미에서의 노화는 나이가 들어감에 따라 신체적 구조와 기능이 저하되고 질병에 대한 저항력이 감소되는 과정이다. 나이가 들면서 세포의 단백질 동화기능이 저하되어 근육량이 감소되고, 질병에 대한 저항력이 약해져 암, 치매, 각종 성인질환이나 노인 질환 등의 발병률은 높아지는데, 많은 학자들은 노화를 이와 같은 질병과는 무관하게 진행되는 과정이라 보고 있다.

하지만 개인적으로는 노화, 즉 늙어가는 과정을 하나의 독립된 '질병'이라 생각한다. 그렇다고 나이가 많은 사람들을 환자라고 말하려는 것은 아니다. 질병으로 생각하는 이유는 '치료', 즉 노화를 지연시키거나 어느 정도는 역행이 가능하기 때문이다. 예를 들어, 나이가 많이 들면 힘이 없어지고 거동이 불편해져 혼자서 생활할 수 없고 보호자의 도움을 필요로 하게 된다. 그 주된 원인 가운데 하나가 근력의 감소 때문으로 알려져 있다. 근육의 약화는 근육과 신경의 노화, 골 관절염 또는 다른 여러 가지 만성 질환에 의해 생길 수도 있지만, 앉아서만 생활하는 좌식 생활양식과 신체 활동의 감소 및 평소 근육을 적게 사용하는 것이 근력 약화의 중요한 요인으로 생각된다.

나이가 많은 노인에게도 근육 운동을 시키면 근력이 증가하고 보행 속도와 계단을 오르는 힘이 많이 향상된다. 즉 근력의 감소는 비가역적인 현상이 아니라 회복될 수 있고 예방할 수 있다는 것이다. 노인들에게 있어 이러한 변화는 다른 사람의 도움이 없이 혼자서 움직일 수 있는 생활반경을 넓힘으로써 삶의 질을 크게 개선시킬 수 있다.

노화 지연을 위한 세 가지

인간의 수명은 예전에 비하여 상당히 증가하였지만 이러한 자료에는 '허수'가 포함되어 있다. 영아 사망률과 전쟁, 자연재해 등에 의한 사망이 고려된다면 실제 수명은 얼마나 높아진 것일까? 일부에서는 전염병에 의한 사망률도 감안해야한다고 주장하면서 실제 수명은 전혀 늘어난 것이 아니며 오히려 감소하였다고 말한다. 즉, 사람의 질병에 대한 저항력이나 텔로미어(telomere)의 능력이 높아지는 등의 내적 변화가 아닌 의료기술 발달이나 전쟁 감소, 자연재해 대비능력 향상 등과 같은 '외적 변화에 의한' 수명 연장은 의미가 없다는 것이다.

   노화는 피부, 근육, 장기, 뇌, 신경, 내분비 기능, 면역력 등 여러 가지 측면에서의 기능 저하를 가져온다. 따라서 노화의 정도를 판단할 때에도 이러한 데이터를 사용하기도 하는데, 주로 근육량과 체지방, 성호르몬 및 성장호르몬 분비량으로 판단하기도 한다.

   노화가 진행됨에 따라 성장호르몬이나 성호르몬의 분비가 감소되면서 근육량이 적어지고 체지방 비율이 높아진다. 평균적인 체중은 30대를 전후로 하여 정점을 보이다 이후 서서히 감소하지만 체지방 비율은 높아지는 것이 특징이다. 근육량과 체지방, 호르몬 분비량이 노화의 지표라고 한다면 이를 조절하기 위한 운동과 절식, 호르몬제 투여 등은 노화를 지연시키는 가장 효율적인 수단이 될 수 있다.

호르몬 투여

   최근 60세 이상의 노인에게 성장호르몬을 투여함으로써 피부가 윤택해지고 활동성이 증가되었다는 연구결과가 보고되어, 성장호르몬이 노화에 중요한 역할을 하는 것으로 알려져 있다. 성기능 강화, 심리적인 안정, 근육량 증가 등 호르몬제의 효과는 확실히 탁월하다.

   노화는 성장호르몬 및 인슐린 유사성장 인자-I 등과 같은 여러 호르몬과 성장인자의 합성과 분비 감소에 의해 정교하게 조절되는 진행성 과정으로 받아들여지고 있으며 '성장호르몬 결핍증'으로 간주되기도 하였다. 이러한 이유로 인위적인 성장호르몬 투여를 통해 노화를 개선하고자 하는 움직임이 많아지고 있지만 효과가 좋은 주사제의 경우 가격이 많이 부담스러우며 암세포의 성장도 자극할 수 있다는 연구결과도 있어 아직까지는 개선점이 많은 것으로 알려져 있다.

절식

노화지연과 수명연장에 대한 연구 중 가장 잘 알려져 있는 것이 열량 제한(caloric restriction) 방법이다. 한마디로 적게 먹으면 노화가 뚜렷하게 지연되는데, 이는 칼로리 소비에 의한 활성산소(free radical) 생성량이 줄어들고, 잉여 에너지 축적으로 인한 비만 및 심혈관 질환에 대한 위험도가 상당히 감소하기 때문이다.

현재까지 연구된 바에 의하면 거의 모든 종류의 동물들로부터 절식으로 인한 노화지연 및 수명연장 효과가 입증되었다. 근본적인 이유는 아직 밝혀져 있지 않지만, 중요한 것은 적게 먹고 운동하는 동물들의 수명이나 질환 발생률은 대조군과 뚜렷한 차이를 보였다는 것이며, 사람들에게 있어서도 이와 유사한 효과가 나타난다는 것은 이미 여러 연구들로부터 보고된 바 있다.

운동

운동은 노화의 지표를 직접적으로 개선할 수 있는 가장 좋은 수단이다. 운동은 근육량을 증가시키면서 상대적으로 체지방 비율을 감소시킬 수 있다. 또한 성장호르몬 분비기능을 유지하는데 효과적이어서 운동만으로 노화의 세 가지 지표 모두 개선이 가능하다.

근력 운동은 근육량 증가뿐만 아니라 골밀도의 증가를 가져와 골다공증 및 골관절염을 완화시킨다. 일반적으로 5대 신체적성이라 하면 근력, 근지구력, 유연성, 심폐지구력, 체구성을 들 수 있는데, 이 중 심폐지구력과 체구성을 건강관련 신체적성이라고 한다.

하지만 중년 이상의 경우 근력 및 근지구력 역시 중요한 건강관련 요소로 인식되어져야 한다. 중년 이후에는 골밀도와 근육량이 급격하게 감소되어 골절, 골관절염, 골다공증의 위험도가 상당히 높아지고 근육량 감소는 활동량 감소로 이어져 지방 축적 현상이 가중되기 때문이다. 따라서 중년기 이후에는 적정 체중을 유지하면서 근력 운동을 하는 것이 중요하다.

뿐만 아니라 걷기나 달리기와 같은 유산소 운동은 조직으로의 영양소나 산소 전달능력을 향상시켜 각 조직이나 기관의 기능이 좋아진다. 심박출량을 늘여 안정시 심박수를 낮추고 혈중 지질 농도와 LDL 콜레스테롤의 수치를 낮추며, 혈관을 청소하는 HDL 콜레스테롤의 수치를 높여 심장의 부담을 줄인다.

이와 같은 기전이 복합적으로 영향을 미쳐 고혈압에 대한 위험도가 낮아지고 허혈성 심장질환의 발생빈도를 줄이는 등 심혈관계에 좋은 영향을 줄 수 있다. 실제로 심혈관 질환의 대부분이 운동과 절식으로 예방이 가능하다는 점으로 볼 때, 부모님 선물로 건강보조 식품이 아닌 운동화를 선물하는 것이 더욱 현명한 선택일 수 있다.

운동으로 건강하게 늙어가기

아래의 표는 인구 10만 명당 원인별 사망자 수를 보여주고 있다. 위암, 폐암, 뇌혈관 질환, 간질환, 교통사고는 2005년에 비하여 10% 이상 지속적인 감소를 보이고 있으며, 간암, 당뇨합병증, 고혈압성 질환, 허혈성심질환 등은 거의 변화가 없다. 오히려 폐렴과 자살로 인한 사망은 지속적인 증가를 보이고 있으며, 2009년도의 자살은 교통사고보다 2배 이상의 사망원인으로 기록되고 있다. 참으로 살기 좋은 세상인 것 같다.

표 1-4. 인구 10만 명당 주요 사망원인별 사망률

	2005	2006	2007	2008	2009
위 암	22.5	21.9	21.5	20.9	20.4
간 암	22.3	22.3	22.7	22.9	22.6
폐 암	24.2	23.7	22.9	20.7	19.6
당뇨합병증	115.6	114.7	117.2	112.3	109.3
고혈압성질환	9.3	9.4	11.0	9.6	9.6
허혈성심질환	27.4	29.1	29.5	25.7	26.0
뇌혈관질환	64.1	61.3	59.6	56.5	52.0
폐 렴	8.5	9.3	9.3	11.1	12.7
간질환	17.2	15.5	14.9	14.5	13.8
교통사고	16.3	15.9	15.5	14.7	14.4
고의적 자해(자살)	24.7	21.8	24.8	26.0	31.0

또 한 가지 주목할 점으로는 당뇨합병증으로 인한 사망은 위암, 간암, 폐암을 합한 것보다 훨씬 높으며, 뇌혈관 질환에 의한 사망도 두 번째로 높다는 것이다. 운동과 암에 관한 여러 연구들에서 운동이 암을 예방하는데 효과가 있다고 보고되고 있고, 심리적인 안정감과 스트레스 해소에도 도움을 주기 때문에, 운동만으로도 교통사고를 제외한 10가지 주요 사망원인을 예방하는 효과가 있다. 특히 운동은 사망원인 1,2,3위를 기록하고 있는 당뇨, 뇌혈관질환, 허혈성 심장질환의 위험도를 낮추는 효과가 탁월하다. 이쯤하면 운동을 하지 않는 것이 이상하다는 생각이 들어야 한다.

'보다 건강하게 오래' 살기 위해서 다양한 수단과 방법을 제대로 활용한다면 물리적인 시간의 흐름은 막지 못한다 하더라도 건강나이는 시간에 역행할 수 있다. 자신이 사망이나 수명과 관련된 통계자료에 포함되지 않기를 바란다면 현관에 꼭 운동화를 두기 바란다.

Chapter 2
인체의 에너지시스템

물질대사, 에너지대사

영양소와 에너지
궁극적인 에너지원-ATP
ATP-어떻게 만들어지나?
유산소와 무산소 대사
인원질과정
해당과정
유산소과정
3대 에너지원의 공통적인 대사경로; 크랩스 싸이클
3대 영양소의 에너지 전환

운동강도와 지속시간에 따른 에너지 시스템 변화

운동강도에 따른 변화(상대적)
운동을 통한 체력 증진-지방대사에 유리

쉬어가기

거동이 많이 불편해 보이는 어떤 할머니께서 횡단보도에서 신호를 기다리고 있다. 서 계시는 것도 힘든지 횡단보도 한쪽 끝에서 목욕탕 의자 같은 것을 바닥에 놓고 그 위에 앉아계신다. 그러나 신호가 바뀌는 순간…. 초스피드로 횡단보도를 건너는 것이 아닌가? 플라스틱 의자를 휘날리면서…. 도대체 이 할머니의 움직임을 가능하게 하는 힘은 어디서 오는 것일까? 건강하고 젊은 사람들과 같은 방법으로 에너지를 얻어내는 것일까? 해답은 이 장에서 확인하도록 하자.

에너지는 소멸되거나 새로 만들어지지 않으며 단지 형태가 변하거나 이동할 뿐이다. 지구상의 모든 생물은 태양으로부터 나오는 에너지를 직간접적으로 빌려서 사용하고 다시 되돌려준다. 가정용 세제의 이름인 '빌려 쓰는 지구'라는 것도 이런 의미에서 붙인 기발한 이름이 아닌가 생각된다.

생산자라 불리는 식물도 엄밀히 말해서, 빛에너지를 이용하여 동물들이 사용할 수 있는 에너지를 가진 고분자물질을 만들어내는 '에너지 변환자'일 뿐이다. 많은 학자들이 이 같은 식물의 존재가 없었다면 지금과 같은 동물의 번성은 없었을 거라 단언한다. 하지만 이 논리는 어쩌면 생물의 진화와 적응능력을 과소평가한 것일 수 있다.

식물이 없었다면 많은 동물들이 공기나 빛으로부터 에너지를 만들어낼 수 있는 능력을 가지게 되었을지도 모른다. 태양으로부터 나오는 빛이 에너지를 가지고 있다는 것은 모두 알고 있을 것이지만, 엄청난 에너지가 주먹 안의 매우 적은 양의 공기에도 있다는 것을 이해하는 사람은 드물다. 인간이 이 에너지를 이용할 수 있다면 전쟁도 없었을지 모르지만 안타깝게도 그렇게 진화되지 못하였다. 오히려 원자 속의 핵이 분열되면, 방출되는 에너지는 엄청나지만 반응시간이 순간에 불과하다는 것을 이용해 전쟁에 필요한 무기를 만들어냈다.

어쨌든 대부분의 영양소를 외부의 다른 생명체로부터 얻어내어야 하도록 진화한 현재로서는, 에너지 변환자인 식물의 고마움을 지속적으로 빌려야 할 것이다. 그렇다면 지금부터 인간이 생명을 유지하거나 일상적인 활동을 하기 위해 필요한 에너지를 어떻게 얻어내는지에 대해 알아보자.

물질대사, 에너지 대사

운동뿐만 아니라 생명을 유지하기 위해서도 에너지가 필요하다. 사람은 외부에서 음식물을 섭취함으로써 필요한 물질을 합성하기도 하고, 물질을 분해하면서 그로부터 생명 활동에 필요한 에너지를 얻는다. 또한 이런 과정에서 생긴 부산물이나 노폐물을 배출하기도 한다.

이렇게 생물체가 자신의 생명 유지를 위해 진행하는 모든 과정을 물질대사라 부른다. 물질대사는 크게 동화작용과 이화작용으로 나눌 수 있는데, 동화작용은 주위로부터 흡수한 저분자 유기물이나 무기물을 이용해 고분자 화합물을 합성하는 과정을 말하고, 이화작용은 반대로 고분자 화합물을 저분자 유기물이나 무기물로 분해하는 과정을 말한다. 생물체는 이화작용을 거치면서 활동에 필요한 에너지를 얻게 되는데, 물질대사 중 ATP를 생성하고 이용하는 반응을 총칭하는 것을 에너지대사라 부른다.

영양소와 에너지

영양소들 중에 에너지원으로 사용되는 영양소는 탄수화물, 지방, 단백질인 3대 영양소이다. 물리학의 관점에서 "질량을 가진 모든 물질은 에너지를 가지고 있다."고 말하지만 적어도 인체 내에서는 3대 영양소 이외의 물질들은 에너지로 전환될 수 없다. 따라서 3대 영양소 이외에는 에너지를 발생할 수 있는 영양소는 없다고 생각해도 무방하다.

우리가 먹는 밥이나 돼지고기를 예로 든다면, 이것들이 함유하고 있던 탄수화물, 지방, 단백질은 각각의 소화단계를 거쳐 위와 장에서 흡수되고 혈액을 통하여 간으로 전달된다. 간으로 들어온 영양소들은 다시 각각의 대사경로를 통해 간에 저장되거나 혈액을 통해 조직으로 전달된다.

대부분의 사람들은 자신의 몸에서 지방을 없애고 싶어 한다. 몸에 저장되어 있는 지방을 줄이고 싶으면, 3대 영양소 중 지방이 에너지원으로 더 많이 사용되도록 해야 하고, 음식을 적게 먹으면 된다. 또한 근육이 많아지고 싶으면 몸에서 단백질이 합성될 수 있는 여건을 만들어주면 된다. 당뇨 환자의 경우, 운동을 통해 혈중에 녹아있는 glucose(혈당)를 에너지원으로 쓰면서 인슐린의 기능을 높여주면 자연적으로 혈당이 내려간다(말로 하니까 정말 쉽군). 그럼 안 되는 것은 무엇인가? 없다. 사람들마다 체질적인 차이가 있어 반응 속도에 약간의 차이가 나겠지만, 특별한 질환이 아니고서는 이 같은 방법을 잘 이해하고 적용하면 대부분 좋은 성과를 이룰 수 있을 것이다.

내용 전개에 앞서 한 가지만 더 당부하자면, 다음 설명을 잘 이해하라. 이러한 내용들을 잘 이해해야지만 능동적으로 자기관리를 할 수 있고 효과도 극대화시킬 수 있다. 특히, 대사성 질환이 있는 사람들이나, 체중 및 체형을 관리하기 위해 음식을 가려 먹어야 하는 사람들은 반드시 이 내용을 이해하고 있어야 한다. 조금 어려운 내용이지만 되도록 쉽게 설명하려고 노력했으니 다음 몇 page만 잘 읽어가길 바란다.

궁극적인 에너지원-ATP

첫 번째 내용은 '생명유지나 활동에 필요한 궁극적인 에너지원은 무엇인가?'이다. 밥이나 고기가 영양소라고 생각하는 사람은 없을 것이라 생각된다. 그 속에 포함되어 있는 탄수화물, 지방, 단백질이 영양소이며 우리 몸에서 에너지원으로 사용된다. 하지만 이것들도 바로 이용되지 못하고 반드시 ATP(아데노신 3인산 : Adenosine Tri-Phosphate)

라고 하는 물질로 전환되어야 에너지로 사용될 수 있다. 사람의 기본적인 생명유지나 다양한 활동을 위해서는 이 ATP가 ADP로 분해되면서 발생되는 에너지를 필요로 한다.

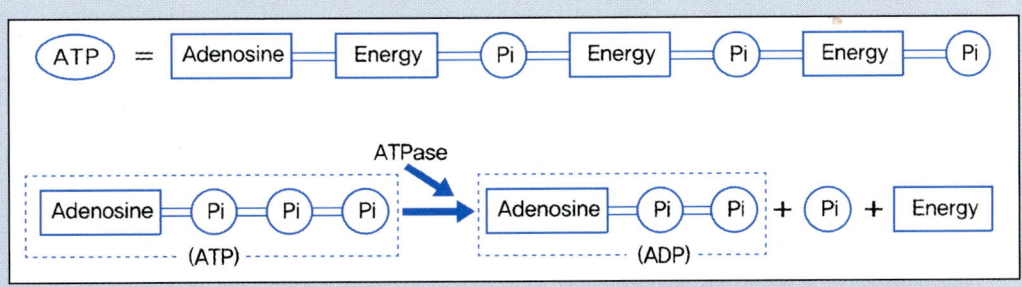

그림 2-1. 아데노신 03인산의 분해와 에너지의 발생

그렇다면 결국 3대 영양소 중 어떤 영양소에서 ATP가 만들어지는가에 따라 우리 몸에서 지방이 없어질 수도 있고 탄수화물, 단백질이 없어질 수도 있다. 이 부분은 너무 중요하다. 우리 몸에서 어떤 영양소를 많이 이용하는지에 따라 운동의 효과가 달라지기 때문이다.

"어제 운동하면서 지방을 통해 ATP를 만들어 사용했어. 얼굴이 헬쑥 해진 것 같지 않아?", "어? 나는 탄수화물을 이용해서 ATP를 만들어 사용했는데…. 혈당이 좀 내려갔을 거야…." 이런 대화가 오가는 모습을 보는 것이 필자의 작은 바램이다.

ATP-어떻게 만들어지나?

근육 내부에도 ATP가 저장되어 있긴 하지만 그 양은 극히 미미하기 때문에 그것만 가지고는 장시간 운동을 지속할 수 없으므로 3대 영양소를 통해 지속적으로 ATP를 만들어줘야 한다.

표 2-1. ATP와 에너지 기질의 저장량과 운동 지속시간(70kg, 10km/h)

ATP와 에너지 기질	저장형태	칼로리	지속시간(초)
ATP	조직	1	4.6
PCr	조직	4	18.6
탄수화물	혈액 속의 포도당	60	279.0
	간글리코겐	350	1627.9
	근글리코겐	1500	6976.7
지방	혈액 속의 유리지방산	6	27.9
	혈액 속의 중성지방	70	325.6
	근육 중성지방	1500	6976.7
	지방조직 중성지방	70000	325581.4
단백질	근육 단백질	30000	139534.9

표 2-1은 우리 몸에 저장되어 있는 ATP와 ATP를 생성할 수 있는 에너지기질들의 평균적인 저장량과, 이것을 이용하여 체중 70kg인 사람이 10km/h의 속도로 달릴 수 있는 시간(초)을 보여주고 있다. 계산은 이후에 설명할 64page의 달리기에 소비되는 에너지량을 기준으로 하였다. 보는 것과 같이 저장되어 있는 ATP의 양은 매우 적으며, PCr을 통해 에너지를 생성할 수 있는 양도 매우 적다. 10km/h의 달리기는 고강도의 운동이라 할 수 없음에도 단시간에 소진된다.

이번에는 100m 전력 달리기를 예로 들어보자. 만일 100m 기록이 12초라고 한다면, 1시간에 30km, 즉 시속 30km/h의 속도가 되고(이봉주 선수가 깜짝 놀랠만한 기록이지만, 어디까지나 가정이니까….) 1시간 동안 2173.5kcal가 소비된다. 비례식으로 풀면, 인체 저장된 ATP로는 1.66초, PCr로는 6.63초 밖에 버티지 못한다. 아무래도 이후의 에너지는 다른 것으로 만들어내야 할 것 같다.

표에서 보면 저장된 탄수화물을 이용하여 달리기를 하더라도 2시간이 넘는 시간동안 에너지를 제공할 수 있다. 하지만 탄수화물만 이용하여 에너지를 만들어내는 조직들을 위해 적정 혈당농도는 유지되어야 하기 때문에 이보다는 훨씬 적은 양의 에너지만 만들어낼 수 있고, 무산소적인 대사로 에너지를 만들어내면 젖산의 축적으로 인체가 산성화될 수 있어 사용량이 제한적이다. 하지만 단백질이나 지방에 비하여 에너지를 빠르게 생성하는 장점 때문에 운동 초기에 중요한 에너지원이라 볼 수 있다.

지방의 경우 에너지 저장고라 할 수 있을 정도로 많은 양의 에너지를 가지고 있다. 자잘한 것들은 없는 셈 치더라도, 지방조직 속의 중성지방만으로 90시간 지속이 가능하다. 여러분들은 아마 이보다 더 많은 지방을 가지고 있을 것이기 때문에 더 많은 시간 버틸 수 있다. 하지만 이처럼 많은 에너지를 가지고는 있는 지방도 고강도의 운동에서는 에너지를 거의 만들어내지 못한다는 단점이 있다.

단백질도 경우에 따라서는(근육량이 많은 사람) 지방 못지 않은 에너지를 저장하고 있지만, 분해과정에서 질소부산물을 발생시키는 단점이 있고, 인체에서 단백질을 보호하려는 특성 때문인지 에너지를 많이 만들어내지는 못한다. 공복이나 고강도의 운동을 할 때 전체 에너지량의 15% 정도를 만들어낼 뿐이다.

이처럼 인체에는 에너지 저장의 '양'으로 볼 때에는 부족함이 없는 듯하지만, 실제 사용에 있어 많은 제약을 받고 에너지를 만들어내는 과정이 복잡하다. 여기서부터 49page까지는 우리 몸의 궁극적인 에너지인 ATP를 만들어내는 과정을 아주 간단히 요약하였다. 원래는 훨씬 많은 양으로 썼다가 여러분들이 도중에 책을 덮어버릴까 걱정돼 줄이고 줄이고 또 줄였다. 이만큼 줄이기 위해 공들인 필자를 생각해서, 이해하지 못하더라도 그냥 이런 것이 있다는 정도만이라도 기억했으면 한다.

유산소와 무산소 대사

ATP를 합성하는 방법은 산소를 이용하는지 아닌지에 따라 무산소과정과 유산소과정으로 구분된다. 우리가 운동을 무산소운동과 유산소운동을 구분하는 것도 ATP 생성과정에서 무산소와 유산소과정 중 어느 시스템으로부터 더 많은 에너지를 얻어내는가를 기준으로 한다. 무산소과정은 산소를 이용하지 않고 ATP를 합성하는 과정으로 세포질

(cytoplasm) 내에서 이루어지며, 유산소과정은 산소를 이용해 ATP를 합성하는 과정으로 인체에서 화학공장과 같은 존재인 미토콘드리아(mitochondria) 내에서 이루어진다.

또한, 무산소과정은 근 내부에 저장된 크레아틴인산(PC)을 이용하는 인원질과정과 근육 속의 당(글리코겐 및 글루코스)이 젖산으로 분해되는 과정(해당과정)에서 얻어지는 에너지를 이용하여 ATP를 재합성하는 해당과정으로 구분할 수 있다.

결국, 인체에서 ATP를 생성하는 방법에는 세 가지가 있는데, 운동의 강도와 지속시간, 영양상태 등에 따라 ATP 생성방법이 결정된다.

표 2-2. ATP 생성과정

	산소 필요성에 따른 구분	필요 기질(3대영양소 기준)
인원질과정	산소가 필요 없음(무산소)	PCr
해 당 과 정	산소가 필요 없음(무산소)	glucose (탄수화물) glycogen (탄수화물)
유산소과정	산소가 필요함(유산소)	pyruvate (탄수화물) amino acid (단백질) fatty acid (지방)

해당과정에 필요한 기질에서, glucose와 glycogen은 혈액과 근육, 그리고 간에 존재하는 탄수화물로부터 얻어지는 물질이다. 또한, 유산소과정의 pyruvate는 해당과정의 부산물이고, amino acids와 fatty acids는 단백질과 지방으로부터 얻어낼 수 있다. 따라서 탄수화물은 무산소와 유산소 시스템 모두에서 ATP를 생성하여 에너지를 낼 수 있고, 지방과 단백질은 오직 유산소 시스템을 통해서만 ATP 생성이 가능하다. 각 시스템에 대하여 조금 더 세부적으로 살펴보자.

인원질과정

ATP는 아데노신 3인산, 즉 세 개의 인산을 가지고 있으며, 이 ATP가 인산을 두 개 가지는 ADP와 Pi로 분해되면서 에너지를 발생시키는데, PCr이라고 하는 것으로부터 Pi를 받아 ADP가 다시 ATP로 재합성 될 수 있다. 이것을 인원질과정이라고 하는데 PCr이 Cr과 Pi로 분해되면서 Pi를 ADP에 붙여준다.

다른 에너지 공급과정과 비교할 때 단위 시간당 공급되는 에너지의 양은 가장 많아 순간적으로 큰 힘을 내야하는 단거리 달리기나 역도, 높이뛰기 등의 종목에서는 매우 중요하다. 하지만 인체에 저장되어 있는 PCr의 양에 한계가 있기 때문에 이 과정을 통한 ATP 생성은 수초 정도밖에 지속되지 못하므로(40page 표 2-1), 다른 에너지 체계를 통한 지속적인 ATP 생성이 필요하다.

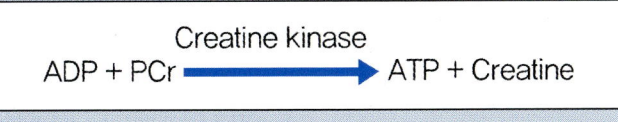

그림 2-2. 인원질과정 의한 ATP 재합성

해당과정

해당과정은 포도당(glucose)과 당원(glycogen)이 pyruvate로 분해되는 과정에서 얻어지는 에너지를 이용하여 ATP를 재합성하는 시스템인데, 이 역시 산소를 필요로 하지 않는 무산소 시스템이다.

글루코스와 글리코겐은 몇 개의 과정을 거쳐 pyruvate까지 변환되며, 그 과정에서 ATP가 생성된다. 하지만 이 시스템을 통한 ATP 생성량은 많지 않다. 글루코스 1분자가 분해되면 총 4개의 ATP가 생성되지만 이 과정에는 2개의 ATP가 사용되므로 결과적으로는 2개의 ATP가 얻어진다고 볼 수 있다. 또한 글리코겐은 ATP를 생성하는데 1개의 ATP를 사용하기 때문에 순수 ATP 생성량은 글루코스보다 하나 더 많은 3개가 된다.

하지만 이 시스템을 통하여 생성되는 2분자의 pyruvate는 다음에 다루게 될 유산소 과정을 통해 더 많은 에너지를 생산할 수 있으며, 이 때문에 해당과정을 유산소과정의 전단계로 보기도 한다.

해당과정에서의 반응이 그다지 빨리 진행되지 않아 pyruvate의 생성속도가 느릴 때 pyruvate는 미토콘드리아에 흡수되어 최종적으로 물과 이산화탄소로 분해되면서 ATP 생산에 기여한다. 하지만 pyruvate의 생성속도가 빨라서 미토콘드리아에 의한 pyruvate의 처리속도를 생성속도가 웃돌 경우에 pyruvate의 일부는 젖산으로 변환된다. 젖산은 pH를 저하시키고 피로를 유발하는 것으로 알려져 있는데, 이렇게 생성된 젖산은 해당 과정의 흐름이 느려졌을 경우 pyruvate로 다시 변환되어 미토콘드리아에 흡수될 수 있다. 약한 강도로 정리운동을 하면 젖산이 pyruvate로 전환되어 에너지원으로 사용되는 데 도움을 준다.

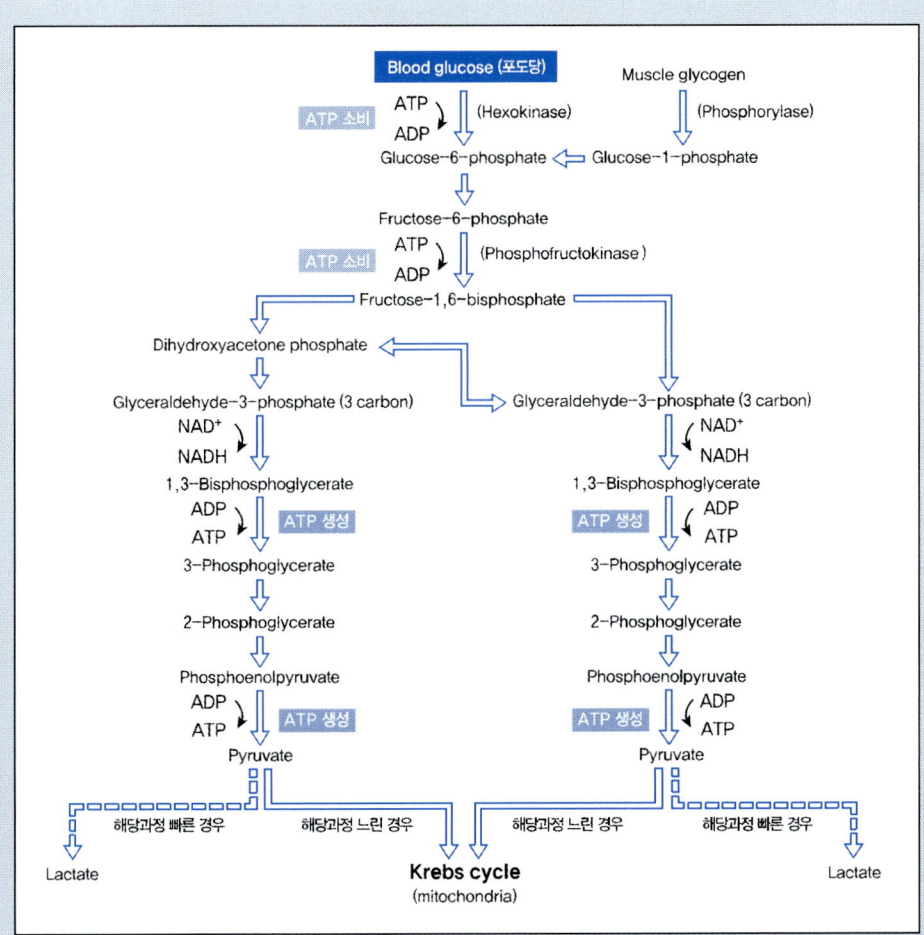

그림 2-3. 해당과정

유산소과정

유산소과정은 각각의 세포에 존재하는 미토콘드리아 내에서 산소를 사용하여 ATP를 생성한다. 탄수화물, 지방, 단백질은 각각 pyruvate, 아미노산, 지방산으로 분해되고 이로부터 생성된 아세틸조효소A는 크랩스 싸이클을 통하여 수소를 생성한다. 또한 크랩스 싸이클이 한번 진행되면 3개의 NADH와 1개의 FADH가 만들어지는데 이것이 이후의 전자전달계를 통하여 ATP를 생성한다.

전자전달계는 수소로부터 전자를 받아들여(H가 $H^+ + e^-$가 되므로, 뺏는다는 표현이 더 적절함) 몇 가지 반응 끝에 최종적으로 산소를 환원하여 물로 만들고, 그 과정에서 NADH와 FADH를 이용하여 ATP를 생성한다. 전자전달계에 의해 ATP를 재합성하는 것을 산화적 인산화라고 한다. 크랩스 싸이클에서는 ATP가 만들어지는 단계를 보여주지는 않고 있지만, 그냥 FADH는 2개의 ATP, NADH는 3개의 ATP를 만든다고 생각해버리자.

이 시스템의 에너지 공급 속도는 3가지 시스템 중에서 가장 느리다. 그러나 산소가 충분히 공급되어 체내의 당과 지질이 없어지지 않는 한 이론적으로 무한한 에너지를 지속적으로 공급할 수 있다.

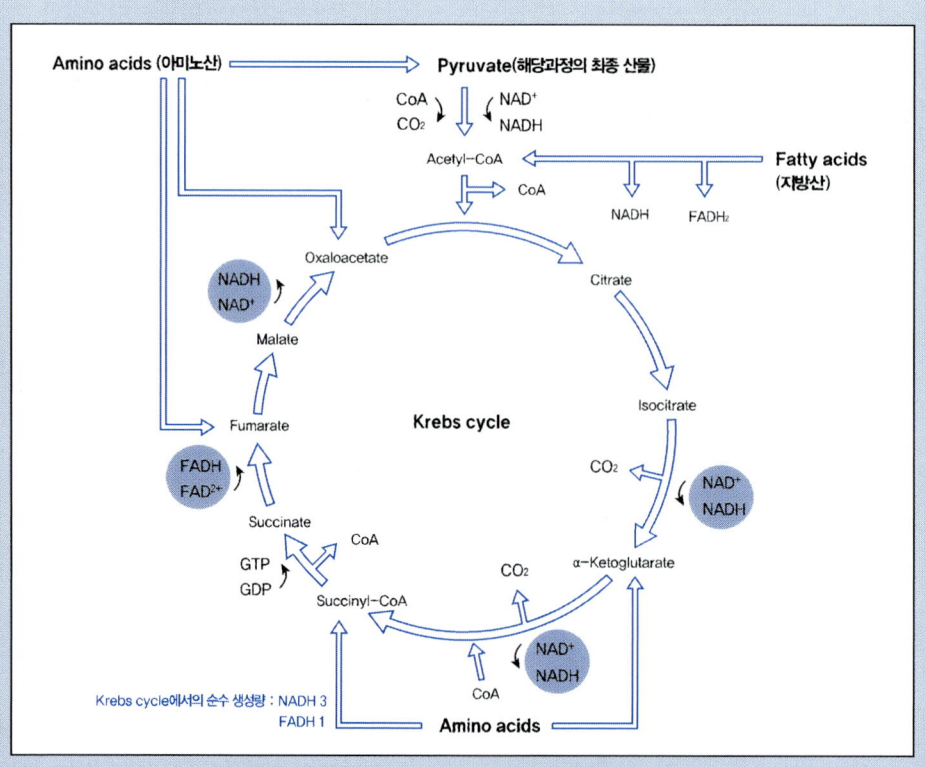

그림 2-4. NADH와 FADH가 생성되는 크랩스 싸이클

3대 에너지원의 공통적인 대사경로; 크랩스 싸이클

그림 2-5는 3대 영양소와 아세틸조효소A의 관계를 아주 간략히 도식화한 것이다.

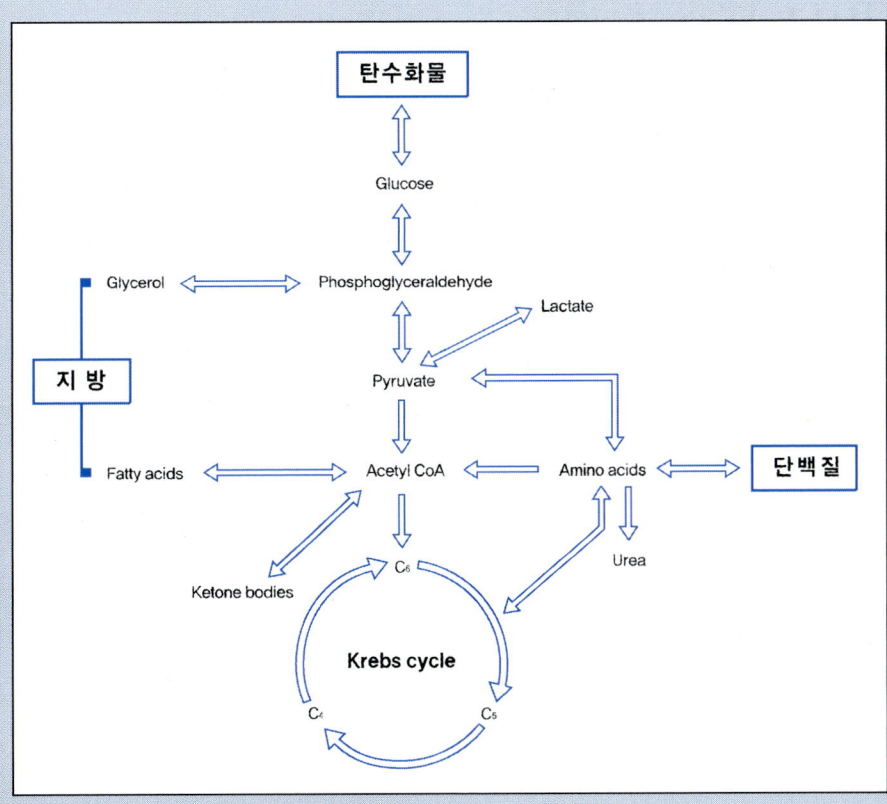

그림 2-5. 3대 영양소의 공통경로-크랩스 싸이클

그림에서처럼 탄수화물, 지방, 단백질의 세 영양소는 인체 내에서 상호전환될 뿐만 아니라, 대사과정에서 크랩스 싸이클이라는 공통된 경로를 이용한다. 크랩스 싸이클은 이들 영양소들의 상호 관련된 대사과정을 매개하는 역할을 수행하므로 에너지 대사관련 학문에 있어 매우 중요하게 다루어진다.

3대 영양소의 에너지 전환

아세틸조효소A는 크랩스 싸이클을 통해 FADH와 NADH를 만들며, 이것이 전자전달계로 전달되어 ATP가 생성된다. 3대 영양소들은 각각의 대사경로를 통해 아세틸조효소A를 만들어 크랩스 싸이클에 던져준다.

그림 2-5에서의 화살표는 물질의 전환을 나타내고 있는데, 자세히 보면 대부분의 반응이 상호적으로 나타난다는 것을 알 수 있다. 예를 들어 단백질이 아미노산으로 전환될 뿐만 아니라 아미노산이 단백질로 전환될 수 있다는 것이다. 이 때문에 근육을 만들기 위해 운동을 하는 사람들이 아미노산을 먹기도 한다. 물론 각 단계마다 화학적 반응을 돕는 효소가 다르며 상호 전환에 필요한 효소도 다를 수 있다.

그림 2-5에서 보는 것으로는 아세틸조효소A가 pyruvate와 아미노산으로만 바뀌지 않을 뿐 다른 것들은 모두 상호 전환된다. 예를 들어 탄수화물에서 단백질까지 가보자. 가장 가까운 경로를 찾아 화살표를 따라 이동해보면 glucose, phosphoglyceraldehyde, pyruvate, amino acids를 거쳐 단백질이 된다. 다른 것들도 마찬가지다. 이는 무엇을 의미할까? 바로 인체에서는 3대 영양소가 상호 전환될 수 있음을 의미한다.

물론 실제로는 전환되는 경로가 그림보다는 훨씬 복잡하고 여러 단계를 거치면서 필요한 효소들의 도움도 받아야 하기 때문에 그 전환 속도는 떨어지더라도 결국은 바뀔 수 있다. 이 때문에 닭 가슴살도 많이 먹으면 몸에서 지방으로 변하여 저장될 수 있고, 효율은 떨어지겠지만 쌀밥만 먹으면서 운동해도 근육이 생길 수 있다. 이것은 아주 중요한 부분이다.

예를 들어 탄수화물이 많이 소비되는 근력운동을 하게 되면 신체의 탄수화물 저장량이 감소할 것이고 이를 회복시켜주기 위해 간에서 단백질을 이용해 탄수화물을 만들 것이다. 물론 이 속도는 매우 느린 반응이어서 운동 중 에너지원으로 사용하기에는 부족하지만 운동 후 부족해진 탄수화물 농도를 회복시켜주는데 약간은 도움이 될 것이다. 따라서 운동 직후 낮아진 탄수화물 농도를 채워주기 위해 흡수가 잘되는 탄수화물을 소량 섭취하면 근육보호에 도움이 된다.

하지만 여기서 주목할 것은 pyruvate가 아세틸조효소A로 전환되지 않는다는 것에 주목할 필요가 있다. 중성지방은 1개의 글리세롤과 3개의 지방산으로 구성되는데 이 지방산이 아세틸조효소A로 전환되지 못한다는 것은 지방이 탄수화물을 만들 수 없음을 의미한다. 따라서 지방은 거의 무한의 에너지를 저장하고 있지만 뇌세포와 신경세포같이 탄수화물을 에너지원으로 사용하는 조직에 대해서는 지방은 에너지를 제공하지 못한다고 보아야 할 것이다.

이러한 이유로 체중조절을 위하여 저탄수화물 식이를 하면 인체에 저장된 근육 속의 단백질이 분해되어 탄수화물을 공급하게 된다. 근육량은 적어지고 근육 속의 수분까지도 같이 빠져나가기 때문에 체중은 빠른 속도로 감소될 수 있지만 이러한 변화는 요요의 위험을 급격히 증가시킨다.

정리하자면, 인체는 ATP를 궁극적인 에너지로 활용할 수 있고 ATP를 만들어내는 데는 세 가지 시스템을 통해 가능하다. 열량을 낼 수 있는 에너지원인 3대 영양소는 각각의 경로를 통해 ATP를 만들어내며 상호적인 변화도 가능하다는 것을 확인하였다.

사실 에너지 시스템은 책 한권 분량으로 설명하기에도 부족할 정도로 복잡하지만 큰 그림만 그려보는 정도로 만족하고 넘어가자. 다음 장에서는 운동 형태에 따라 에너지를 만들어내는 시스템이 달라지고, 그로인해 소비되는 에너지원 역시 달라진다는 것에 대해 알아보겠다.

운동강도와 지속시간에 따른 에너지 시스템 변화

운동시에 필요한 에너지를 만들어내기 위해 각각의 에너지원이 이용되는 비율은 일정하지 않으며, 운동강도와 지속시간에 따라 변한다.

단백질에서 공급되는 에너지는 탄수화물이나 지방보다 적어서 강도가 높은 운동에서만 소량 이용되는데, 지속적인 운동을 실시하고 있을 경우 전체의 5~10% 정도 이용된다. 공복상태에서 장시간 운동할 경우에는 단백질이 에너지원으로 사용되는 비율이 점차적으로 높아지게 되는데, 당뇨병과 같이 탄수화물 대사 이상이 생기면 그 비율이 상당히 높아진다. 하지만 일반적으로 에너지 대사를 논할 때에는 에너지원으로서의 기여도가 낮은 단백질은 무시되는 경우가 많으며, 여기서도 탄수화물과 지방에 초점을 맞추어 설명하기로 한다.

수 십초 이내에 종료되는 높은 강도의 운동에서는 앞서 설명한 인원질과정과 해당과정을 통해서 대부분의 에너지를 만들어 낸다. 횡단보도를 달리듯 건너는 할머니의 경우에도, 상대적으로 높은 강도의 운동이면서 짧은 시간에 길을 건넜기 때문에 무산소과정을 이용하여 에너지를 만들었을 것이다. 따라서 유산소과정을 통해서만 에너지를 만들어내는 지방은 거의 소비되지 않는다. 반면에, 운동강도가 낮고 운동지속시간이 길어지면 에너지원으로서의 지방의 역할이 증가하는데, 지방만 동원되는 경우는 없으며, 적은 양일지라도 탄수화물도 함께 소비된다.

운동강도에 따른 변화(상대적)

동일한 강도로 운동할 때에도 훈련된 사람은 훈련되지 않은 사람보다 더 많은 지방을 사용할 수 있어, 탄수화물을 절약할 수 있다. 예를 들어, 박지성 선수와 필자가 똑같이 10km/h의 속도로 달리기 운동을 한다고 가정하자.

박지성 선수에게 10km/h는 너무 싱거운 속도일 것이며, 이 경우에는 지방이 에너지원으로 사용되는 비율이 높을 것이다. 하지만 같은 속도임에도 불구하고 잘생기고 성격이 좋기만 한 필자에게 있어 10km/h는 힘든 속도가 되어 탄수화물이 에너지원으로 동원되는 비율이 높기 때문에, 지방을 많이 이용하기 위해서는 속도를 조금 낮출 필요가 있다.

하지만 지방의 사용 비율을 높이기 위해 달리기 속도를 낮추게 되면, 전체적인 에너지 소비량도 적어지기 때문에 얼마나 낮출 지에 대해 고민해야한다. 즉 [사용되는 총 지방량 = 걷기에 필요한 에너지소비량 × 지방이 에너지원으로 동원되는 비율(%)]이기 때문에 무작정 비율만 높인다고 능사는 아니라는 것이다.

이 부분에 대해서는 뒷부분에서 다시 다루기로 하고, 여기서는 같은 강도로 운동하더라도 사람의 체력수준에 따라 동일한 운동강도에서도 사용되는 에너지원이 다르다는 것만 기억하자.

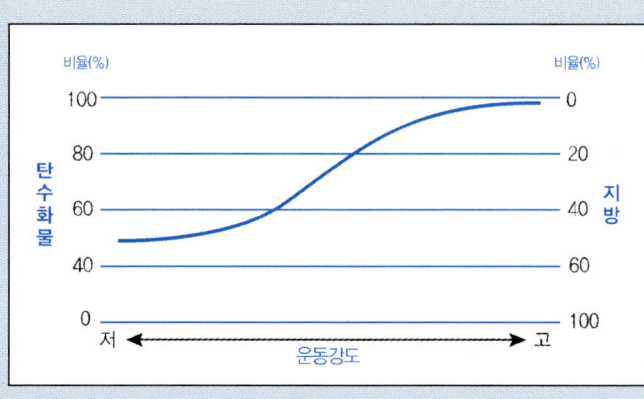

그림 2-6.
운동강도에 따른 에너지원의 이용비율 변화

한편, 동일한 운동강도라고 하더라도, 운동시간에 따라 탄수화물과 지방의 이용률이 변화한다. 예를 들어, 일정한 강도로 지속되는 걷기 운동시 운동개시 직후에는 탄수화물의 이용이 많지만, 운동이 계속될수록 지방 사용률이 높아진다.

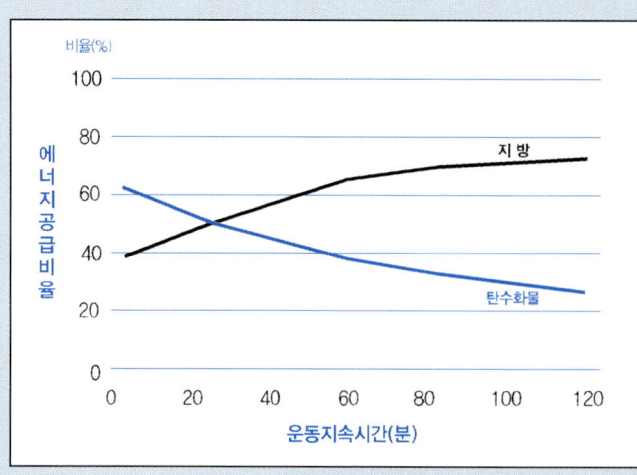

그림 2-7.
운동지속시간에 따른 에너지원의 이용비율 변화

이것은 인체가 일정량의 탄수화물을 보존하기 위한 것으로, 그 이유는 탄수화물은 인체의 뇌 및 신경세포가 사용하는 유일한 에너지원이기 때문이다. 즉, 뇌·신경세포는 글루코스, 지방산, 젖산 등을 연료로 사용하는 인체의 다른 조직세포와는 달리 혈중 글루코스, 즉 혈당만을 에너지원으로 사용한다. 그러므로 혈당 수준이 어느 수준 이하로 저하되면, 인체는 대체연료로서 지방의 이용비율을 증가시켜 혈당을 보존하려는 반응을 보이게 된다.

이러한 이유로 나이가 많은 사람, 고혈압 환자, 기타 근육이나 관절에 통증이 있는 사람이 아닌 경우, 근력운동을 통해 탄수화물을 어느 정도 소비시킨 후 유산소운동을 하게 되면 지방이 동원되는 시점이 좀 더 빨라질 것이라 보고 있다.

운동을 통한 체력 증진 – 지방대사에 유리

운동은 호흡 순환기계의 기능을 향상시키고, 근육세포 내에서 산소를 이용하여 에너지를 얻어내는 대사기능을 발달시킨다. 근세포 내에서 산소를 이용하여 ATP를 합성하는 미토콘드리아의 수와 크기가 증가하고, 유산소 시스템으로 에너지를 만들어내는 과정을 촉매하는 효소의 활성도가 증가하게 된다.

따라서 지속적인 운동을 통해 체력수준이 향상되면 체내 산소수송체계의 발달과 산소이용능력의 개선을 통해 동일한 운동강도를 보다 유산소적으로 수행할 수 있는 능력을 갖게 된다. 즉 신체가 운동을 통해 유산소과정을 보다 효율적으로 사용할 여건이 만들어진다는 것이다. 결과적으로 훈련된 사람은 최대하의 운동을 보다 유산소적으로 수행함으로써, 탄수화물 대사과정에서 발생되는 젖산의 축적률을 감소시키고 지방의 이용비율을 높일 수 있다.

또한 체력수준이 높아지면, 동일한 강도의 운동을 상대적으로 낮게 받아들일 수 있다. 예를 들어 체력수준이 낮은 사람과 높은 사람이 같은 속도로 달리기를 한다면, 절대적인 강도인 속도가 같다 하더라도, 체력수준이 높은 사람은 달리기를 덜 힘들게 수행할 것이다. 결국 체력수준이 높은 사람은 강도를 상대적으로 낮게 받아들이게 되고 그림 2-6에서 볼 수 있는 것처럼 지방의 이용 비율이 증가될 것이다.

이러한 체력수준의 변화로 인해 일상생활의 모든 활동에 대한 강도까지 낮게 받아들이게 되므로 운동을 할 경우뿐만 아니라 일상생활에서도 지방을 에너지원으로 사용하는 비율이 높아지게 된다.

탄수화물의 체내 저장량은 매우 적기 때문에 탄수화물이 많이 소비되면 다른 에너지 기질을 이용하여 적정 혈당농도를 유지해야 한다. 하지만 여러 가지 이유로 이것마저 제대로 되지 않는다면 혈당이 감소될 수 있고, 탄수화물이 소비되면서 축적될 수 있는 젖산과 수소이온은 pH를 낮추어 피로를 유발할 수 있다.

따라서 운동을 통해 지방을 에너지원으로 이용할 수 있는 능력이 향상되면 탄수화물 저하 또는 젖산의 축적으로 발생할 수 있는 피로를 방지할 수 있으며, 체지방량을 보다 효율적으로 줄일 수 있는 이점이 생기게 된다. 이것을 탄수화물 절약효과라고 한다. 참으로 공평하게도 평소에 운동을 통하여 체력관리를 해 놓으면 모든 점에서 유리하다는 것이다.

정리하자면, 인체는 대부분의 동작에서 비율적인 차이는 있겠지만 유·무산소적 에너지 시스템을 동시에 사용한다. 하지만 걷기와 달리기, 웨이트트레이닝과 같은 특정 운동에 대하여 굳이 유산소운동과 무산소운동을 구분하는 것은, 그 운동을 할 때 필요한 에너지를 어느 시스템으로부터 '더 많이' 얻어내는가에 따라 붙이는 이름일 뿐이다.

또한 같은 속도로 달린다 하더라도 운동하는 사람의 체력수준에 따라 사용되는 에너지 시스템이 다르며, 그 지속시간에 따라서도 달라진다. 이러한 이유로 유산소운동은 한 번에 좀 더 오랫동안 하는 것이 유리할 것이다.

한 가지 더 기억해야하는 것은 유산소운동이라 하더라도 지방만 소비하는 것이 아니라는 것이다. 탄수화물 역시 산소를 이용하여 에너지를 만들어낼 수 있기 때문에 경우에 따라서는 유산소운동이라도 탄수화물이 더 많이 소비될 수 있다.

인체에서 어떤 에너지시스템을 이용하는지, 그리고 어떤 에너지원을 이용하는지는, 첫째 그 사람의 체력수준에 따른 '상대적인' 운동강도, 둘째 운동 지속시간, 셋째 영양상태, 그리고 넷째 에너지 대사에 관여하는 여러 조절작용을 하는 호르몬, 효소, 조효소들에 따라 달라진다.

결국 체질도 중요하다는 것이다. 운동을 해도 지방이 잘 없어지지 않거나, 다른 사람과 비교하여 식사량이나 종류에는 차이가 없는데도 불구하고 살이 잘 찌는 사람들은 체질적으로 좀 더 불리한 경우도 있다. 하지만 병적인 상황만 아니면 이러한 차이는 노력으로도 충분히 극복할 수 있다. 아니 솔직히 말하면 그러기를 바랄 뿐이다.

운동관련 책에서 "유산소운동과 무산소운동을 동시에 하는 운동"이라면서 자신만의 독자적인 운동방법인 것 마냥 소개하는 경우를 본 적이 있을 것이다. 앞서 설명한 내용을 이해한다면 이것이 얼마나 '강아지 같은' 소린지 알 수 있을 것이다.

물론, 일상적인 활동에는 유·무산소 에너지 대사가 함께 이루어지므로 "동시에 한다."고 말할 수 있다. 하지만 효율은 상당히 떨어질 것이다. 어떤 학생이 이어폰 속의 노래를 따라 부르면서 공부를 한다고 생각해보자. 과연 그 학생은 스트레스도 해소하면서 공부를 하고 있는 것일까?

Chapter 3
에너지 소비량 계산

에너지 소비량 측정원리 및 방법

밀폐된 공간을 활용해보자!
문제는 산소다. 산소량만 측정할 수 있다면….
1L 산소를 이용하여 발생되는 에너지

에너지 소비량 계산하기

안정시 대사량(기초대사량)
운동에 필요한 에너지량-걷기
운동에 필요한 에너지량-달리기
동일한 거리를 두고, 걷는 것과 두 배의 속도로 달릴 경우의 비교
동일한 속도로 걸을 때와 달릴 때의 에너지 소비량 비교
걷기와 달리기에 소비되는 에너지량 표
지방이 소비되는 '양'과 '비율'을 구분하라
운동 후에도 추가적으로 소비되는 에너지를 주목하라!

운동으로 소비되는 에너지원 (탄수화물, 지방)

호흡상(RQ, Respiratory Quotient)
체력이 좋아지면 지방을 더욱 효율적으로 줄일 수 있다.

쉬어가기

까마귀 날자 배 떨어진다는 속담이 있다. 만일 까마귀 한 마리가 날면 배가 하나만 떨어진다고 가정하자. 그리고 배는 까마귀가 날 때에만 떨어진다고 한다면, 배와 까마귀는 일대일 대응관계에 있는 것이다. 만일 여러분들이 과수원이 아닌 다른 곳에 있다하더라도 날아가는 까마귀만 셀 수 있다면 몇 개의 배가 떨어지는지 실시간으로 알 수 있다.

생리학에 있어서 이러한 상관관계는 매우 중요하다. 많은 생리적인 현상은 직접 관찰하기가 불가능하거나 어려운 것들이 너무 많은데, 체지방 비율, 피로나 탈수 정도, 그리고 여기서 다루게 될 에너지 소비량 등이 대표적인 예라고 할 수 있다. 하지만 체지방 비율과 전기저항, 피로와 혈중 피로지표 농도, 에너지 소비량과 산소 섭취량은 반드시 일대일 대응관계에 있는 것은 아니기 때문에 오차가 생기기 마련이다. 까마귀가 10마리 날았지만, 떨어지는 배의 수는 9개일 수도, 혹은 11개일 경우도 있다는 것이다. 그래도 이러한 지표는 유용하게 사용되며, 지속적으로 오차를 줄이기 위한 연구가 계속되고 있다.

실제로 우리 몸에서 얼마나 많은 에너지가 소비되는지를 알기 위해서는, 각 조직을 이루고 있는 세포 속에서 얼마나 많은 에너지를 만들어내고 있는지 관찰할 필요가 있다. 하지만 이 역시 불가능하기 때문에, 상관관계에 있는 다른 무언가를 이용해야 한다. 3장 에너지 소비량 계산에서는, 에너지 소비량과 산소 섭취량의 관계, 그리고 산소 섭취량을 관찰하기 어려운 경우에 활용할 수 있는 계산방법 등에 대하여 알아보자.

에너지 소비량 측정원리 및 방법

　탄수화물, 지방, 단백질은 각기 다양한 대사경로를 거쳐 필요한 에너지를 제공해 준다. 여러분들은 이미 앞선 2장에서는 이들 영양소가 어떤 경로를 통해 에너지를 만들어 내는지에 대하여 알아보았다. 아니 정확히 말하면 에너지를 만들어내는 과정이 '얼마나 복잡한지'에 대해 알아보았다. 이전의 내용을 이해하지 못하더라도 좋다. 여기서는 보다 실용적인 접근을 통해, 걷기와 달리기에 소비되는 에너지량을 계산하는 방법에 대해 확인해보자.

밀폐된 공간을 활용해보자!

　많은 사람들, 특히 체중조절을 위해 운동하는 사람들이 관심을 가지는 것은 운동을 통해 얼마만큼의 에너지가 소비되는가이다. 이것을 측정하기 위한 방법으로 가장 먼저 떠올려 볼 수 있는 것은 식품의 열량을 측정하는데 사용되는 열량계(bomb calorimeter) 의 원리다. 밀폐된 공간을 만들어 놓고 그 안에서 특정 동작을 실시하여 인체에서 나오는 발열량을 측정하는 방법이다. 오호~ 그럴 듯하다. 밀폐된 공간에 운동기구를 놓고 동일한 산소농도를 유지하기 위한 장치를 설치한 다음, 실내의 온도와 벽면 내부공간의 온도를 측정하면 어느 정도 알 수 있을 것이다.

물론 이외에도 다양한 변인(장비 발생 열, 건축 재료의 열 관류율, 전열기 발생 열, 태양에너지 및 외부로부터 유입되는 에너지)들이 있겠지만 아무리 많아도 계산만 해주면 된다. 장비 발생 열은 장비이용자의 체중에 따라 달라질 수 있으니 우선 다양한 체중들로부터 그 값을 표준화하고, 외부의 각 방향마다 되도록 많은 수의 온도계를 설치하고, 각 벽체를 이루고 있는 재료들에 대한 열 관류율을 고려하면 계산이 가능하다.

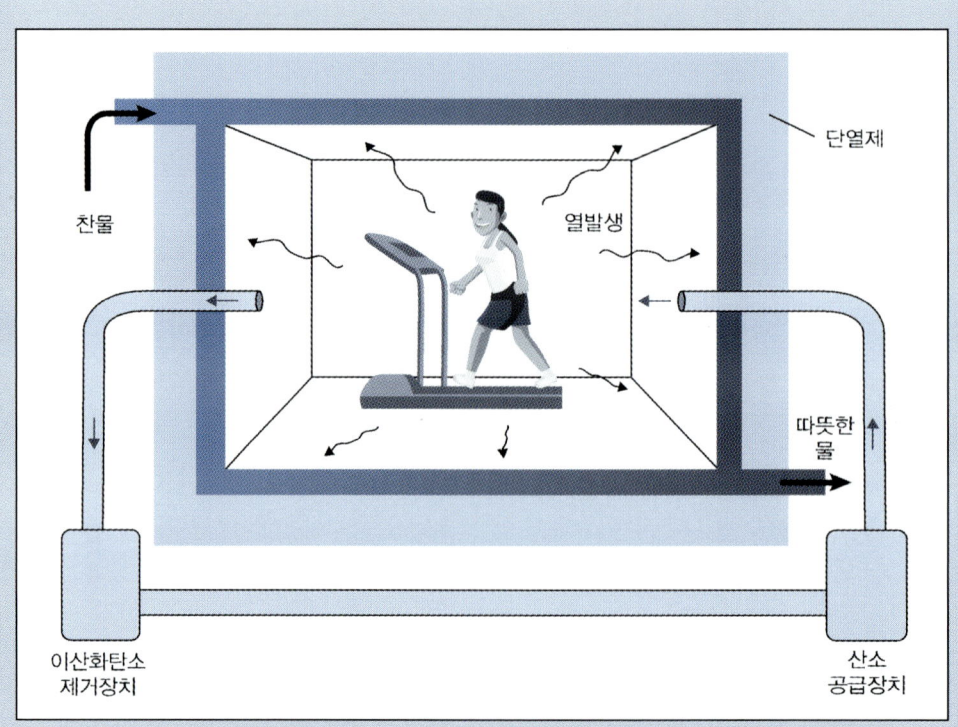

그림 3-1. 가장 정확한 에너지 소비량 측정 방법

측정의 정확도를 위해서는 그림의 방법과 같이 직접 발생되는 열량을 측정하는 것이 좋겠지만, 비용이나 방법적인 면에서 한계가 있어 보인다. 다시 열량계로 돌아가 보자.

문제는 산소다. 산소량만 측정할 수 있다면….

학창시절 3대 영양소가 가지는 열량에 대해 공부한 기억이 있을 것이다. 일반적으로 특정 물질이 가지는 열량을 측정할 때 열량계(bomb calorimeter)라는 장치를 이용하는데, 연소시켜 발생될 때의 에너지를 측정하여 그 물질이 가지는 열량으로 평가한다.

실제로 3대 영양소가 발생시킬 수 있는 에너지는 우리가 알고 있는 것 보다 조금 더 많은 탄수화물 4.30kcal, 지방 9.45kcal, 단백질 5.65kcal인데 그냥 4kcal, 9kcal, 4kcal라고 말하는 것은 각 영양소들이 소화되어 흡수되는 비율이 90%를 조금 상회하기 때문이다.

또한 인체에 흡수된 단백질은 에너지를 발생시킬 때 완전하게 산화하지 못하고 질소 부산물을 발생시켜 소변을 통해 배출시키므로, 실제의 에너지와 인체에서의 에너지는 더욱 큰 차이를 보이는 것이다. 따라서 인체에서 3대 영양소가 가지는 에너지량은 4kcal, 9kcal, 4kcal로 알고 있으면 되겠다.

하지만 생각을 조금 달리하여 산소를 제한적으로 공급해보면 어떨까? 그렇게 한다면 단위산소 당 각 영양소들로부터 발생되는 열량을 알 수 있고, 우리 몸이 산소를 얼만큼 소비하는지만 측정할 수 있다면 에너지 소비량을 구할 수 있다.

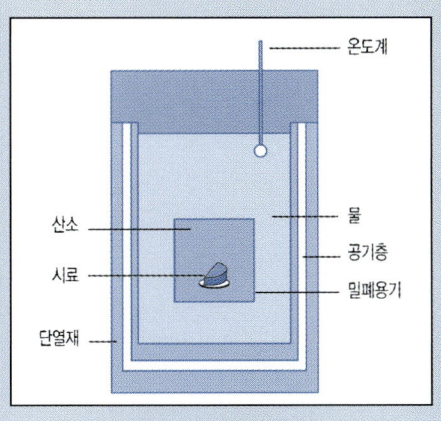

그림 3-2.
칼로리를 측정하는 열량계

1L 산소를 이용하여 발생되는 에너지

실제로 그림 3-2처럼 열량계에 산소를 1L씩 넣고 탄수화물, 지방, 단백질을 연소시키면, 각각 5.1kcal, 4.7kcal, 4.5kcal의 열이 발생된다.

표 3-1. 3대 영양소의 1L 산소에 대한 열량

	탄수화물	지 방	단백질
영양소가 가지는 고유 에너지(kcal/g)	4.3	9.45	5.65
인체에서 영양소가 가지는 에너지(kcal/g)	4	9	4
1L 산소 당 발생되는 에너지(kcal/1LO2)	5.1	4.7	4.5

비록 정확한 수치는 아니지만 1L의 산소가 소비 될 때 우리 몸속에 저장된 영양소들로부터 평균적으로 약 5kcal의 에너지가 발생된다는 것이다.

칼로리 단위 제대로 알기

칼로리는 열량을 표시하는 단위이다. 흔히 Cal, C, kcal, kc를 칼로리 또는 킬로칼로리로 읽는데 이는 cal와 구분되어야 한다. Cal, C, kcal, kc 모두 1000cal를 의미하는데 몇몇 책에서는 이를 잘못 사용한 경우도 있다. 이 책에서는 명확한 구분을 위하여 kcal와 cal만 사용하였다.

에너지 소비량 계산하기

정리하면 운동할 때 우리가 소비하는 산소량만 측정하면 인체에서 얼마나 많은 양의 에너지를 소비하고 있는지 알 수 있다는 것인데, 이 원리를 적용한 것이 바로 가스 분석기이다.

예전에 월드컵 대표선수들이 체육과학연구원에서 이 장비를 이용하여 체력을 평가하는 장면이 뉴스를 통해 소개된 적이 있는데, 필자의 경쟁상대인 박지성 선수가 1위를 기록하였다. 이용목적은 달랐지만 가스분석을 통하여 특정 동작에서의 에너지 소비량도 계산할 수 있다.

하지만 이 역시 검사장비가 비싸고 매우 민감하여 전문가가 아니면 다루기 불가능하다고 보아야하므로, 좀 더 실용적인 방법이 필요하다. 다행스럽게도 많은 연구자들이 산소 소비량과 운동 형태, 강도, 체중 사이의 상관관계를 잘 정리한 덕분에 우리는 가스 분석기가 없어도 공식을 이용하여 에너지 소비량을 알 수 있게 되었다. 여기서는 국민운동인 걷기와 달리기에 대한 에너지를 계산해보자.

어떤 운동을 할 때 소비되는 에너지량은 운동에 필요한 순수 에너지 소비량에 그 사람의 생명유지에 필요한 에너지 소비량(안정시대사량)을 더한 값이 된다.

> **운동시 에너지 소비량**
> = 운동에 필요한 순수 에너지량 + 3.5ml/kg/min(안정시대사량)

안정시대사량(기초대사량)

안정시대사량이란 세상에서 가장 편안한 자세로 아무생각 없이 멍~하게 있을 경우(생각하는 것만으로도 우리의 뇌는 많은 양의 탄수화물을 소비하기 때문)의 에너지 소비량이다. 일반적으로 안정시 소비량은 3.5ml/kg/min의 에너지, 즉 우리 체중 1kg당 1분에 3.5ml의 산소를 소비하는 정도다.

앞선 내용에서, 산소 1L당 5kcal의 에너지를 발생시킨다는 것을 떠올려보자. 체중 70kg인 사람이 24시간 동안 소비하는 안정시대사량을 우리가 흔히 알고 있는 단위인 kcal로 계산해보면,

$3.5ml/kg/min \times 70kg \times 24h \times 60min/h \times 5kcal/1000mlO_2 = 1764kcal$

가만히 앉아있어도 1764kcal가 소비된다면 체중감량에 관심을 가지는 사람들에게는 꽤 희망적인 수치가 아닌가 하는 생각이 들 정도로 높은 편이다. 하지만 이 값은 대상자의 체질에 따라 차이가 나타나는데, 일반적으로 근육이 많은 사람들이 더욱 많은 안정시대사량을 소비하고 있다.

종종 근육이 많은 여성들은 근육 때문에 체중이 많이 나간다고 푸념한다. 하지만 지금 가지고 있는 그 근육이 없었더라면, 현재의 모습보다 더 뚱뚱해졌을 것이라고는 생각하지 못하는 것 같다. 많은 근육이 그나마 매 순간 에너지를 더 많이 소비해 주었기 때문에 지금의 체중이 유지되었던 것이다. 물론 지나치게 많은 근육은 적당하게 줄여줄 필요가 있다. 이때는 요요가 발생될 수 있으니 체중감량 후 식사량을 조절해야하는 부담이 있다.

운동에 필요한 에너지량-걷기

이제 운동에 필요한 순수 에너지량에 대해서 알아보자. 걷기 동작에서 소비되는 산소의 양은 속도(m/min)에 비례하여 증가하는데, 1m/min의 단위속도당 0.1ml/kg/min의 산소를 소비하는 것으로 알려져 있다.

하지만 경사가 있는 길을 걷거나 러닝머신에서 경사를 적용하는 경우 수직성분의 속도까지 계산해주어야 하는데 수직방향의 단위속도당 산소 소비량은 1.8ml/kg/min이므로 다음과 같은 식이 성립된다.

걷기에 필요한 에너지량

$$= \frac{0.1\text{ml/kg/min}}{\text{m/min}} \times 수평속도 + \frac{1.8\text{ml/kg/min}}{\text{m/min}} \times 수직속도 + 3.5\text{ml/kg/min}$$

러닝머신에서는 경사도가 각도가 아닌 tan값으로 표시되기 때문에 수직성분 속도를 계산하는데 있어 문제가 없다.

경사도에 대한 해석

일반적으로 러닝머신의 경사도는 각도가 아닌 tan값에 %를 취한 것이다. 예를 들어 경사도가 10%라면 수평(앞)으로 100m 걸을 때 수직(위)으로 10m 올라가는 경사도다.

예를 들어, 어떤 사람이 5%의 경사도, 6.0km/h의 속도로 러닝머신에서 걷기 운동을 하고 있다면

걷기에 필요한 에너지량

$$= \frac{0.1\text{ml/kg/min}}{\text{m/min}} \times 6.0\text{km/h} \times 1000\text{m/1km} \times 1\text{h/60min} + \frac{1.8\text{ml/kg/min}}{\text{m/min}} \times 6.0\text{km/h}$$

$$\times 0.05 \times 1000\text{m/1km} \times 1\text{h/60min} + 3.5\text{ml/kg/min}$$

$$= 10\text{ml/kg/min} + 9\text{ml/kg/min} + 3.5\text{ml/kg/min}$$

$$= 22.5\text{ml/kg/min}$$

즉, 체중 1kg당 1분에 22.5ml의 산소를 소비하므로, 이 사람의 체중이 70kg이고 걷기를 1시간 동안 하였다면 22.5ml/kg/min × 70kg × 60min = 94500ml의 산소를 소비하게

된다. 산소 1L당 5kcal의 에너지가 소비된 것으로 본다면 472.5kcal의 에너지가 걷기를 통해 소비된 것으로 볼 수 있다. 이 값은 이후의 표 3-2의 값보다는 높은데, 이는 약간의 경사도 조절만으로도 에너지 소비량에 미치는 영향은 매우 크다는 것을 의미한다.

운동에 필요한 에너지량-달리기

달리기 역시 다수의 사람들을 대상으로 측정한 결과 달리기는 걷기에 비해 수평방향으로 진행할 때 두 배 정도의 에너지가 소비되고 수직방향은 오히려 절반 수준으로 에너지 소비가 감소되는 것을 확인하였다. 따라서 달리기에 필요한 에너지 소비량은 다음과 같은 공식이 만들어진다.

달리기에 필요한 에너지량

$$= \frac{0.2 ml/kg/min}{m/min} \times 수평속도 + \frac{0.9 ml/kg/min}{m/min} \times 수직속도 + 3.5 ml/kg/min$$

달리기에 필요한 에너지량을 구하는 예시는 걷기를 참고하면 될 것이므로 반복하지는 않겠다. 하지만 다음의 두 가지만 비교해 보자.

동일한 거리를 두고, 걷는 것과 두 배의 속도로 달릴 경우의 비교

운동을 할 때 고민되는 것은 시간에 대한 운동효율이다. 워낙 바쁜 일상에서 틈을 내어 운동하다보니 '속도를 높여 짧게 운동해버릴까'하는 고민은 누구나 해봤을 것이다. 여기서는 동일한 거리를 두고, 걷는 것과 두 배의 속도로 달릴 경우의 에너지 소비량 차이를 확인해보자.

거리를 y (km)라 두고, 걷는 속도를 x (km/h)라 둔다면 달리는 속도는 $2x$, 시간은 각각 y/x와 $y/2x$가 될 것이다. 라고 두면 여러분들이 헷갈릴 것이므로, 그냥 예를 들어보자.

총 운동하는 거리가 6km, 걷기 속도를 6km/h로 두면 달리기 속도는 12km/h가 된다. 운동하는데 걸리는 시간은 걷기는 1시간, 달리기는 30분이 소요될 것이다.

우선 걷기를 계산해보면

$$\frac{0.1\text{ml/kg/min}}{\text{m/min}} \times 6\text{km/h} \times 1000\text{m/1km} \times 1\text{h/60min} + 3.5\text{ml/kg/min} = 13.5\text{ml/kg/min}$$

달리기는

$$\frac{0.2\text{ml/kg/min}}{\text{m/min}} \times 12\text{km/h} \times 1000\text{m/1km} \times 1\text{h/60min} + 3.5\text{ml/kg/min} = 43.5\text{ml/kg/min}$$

이것만 본다면 걷기에 비하여 두 배의 속도로 달리는 것은 3배 이상의 산소를 소비하는 것처럼 보인다. 하지만 여기서 하나 빠뜨린 것은, 거리가 같기 때문에 달리기의 경우 운동하는 시간이 절반으로 줄어든다는 것이다. 결국 1시간 동안의 걷기에 소비되는 산소량은 13.5ml/kg/min × 60min = 810ml/kg이 되고, 30분 동안의 달리기에 소비되는 산소량은 43.5ml/kg/min × 30min = 1305ml/kg이 된다.

여기서 또 하나 생각해야할 것이 있다. 정확히 비교하려면, 달리기의 경우 30분 동안만 운동을 하더라도 나머지 30분에 대한 안정시 소비량은 생각해줘야 공평하다고 할 수 있다. 따라서 3.5ml/kg/min × 30min = 105ml/kg을 더하면 1410ml/kg. 이것을 kcal로 환산해보자. 체중 70kg인 사람이 1시간 동안 걸으면 283.5kcal, 30분 동안 달리고 나머지 30분 동안 쉬면 493.5kcal가 된다. 약 1.7배인 셈이다.

에너지 소비량 계산

동일한 속도로 걸을 때와 달릴 때의 에너지 소비량 비교

이제는 동일한 속도로 걸을 때와 달릴 때의 에너지 소비량 비교를 위해 속도를 편의상 x로 두자.

우선 걷기를 계산해보면

$$\frac{0.1\text{ml/kg/min}}{\text{m/min}} \times x\,\text{km/h} \times 1000\text{m/1km} \times 1\text{h/60min} + 3.5\text{ml/kg/min}$$

$$= (1.67x + 3.5)\text{ml/kg/min}$$

달리기는

$$\frac{0.2\text{ml/kg/min}}{\text{m/min}} \times x\,\text{km/h} \times 1000\text{m/1km} \times 1\text{h/60min} + 3.5\text{ml/kg/min}$$

$$= (3.33x + 3.5)\text{ml/kg/min}$$

여기에 속도를 7km/h라 가정한다면, 계산결과 7km/h의 속도로 걸을 때는 15.17 ml/kg/min의 에너지가 소비되며, 같은 속도로 달릴 때는 26.83ml/kg/min의 약 1.77배의 에너지가 소비된다. 속도가 무한대로 커지면 두 배정도의 차이로 수렴한다.

물론 일반적으로 운동할 때 걷기와 달리기의 속도에는 차이가 있다. 달리기의 속도를 걷기에 비해 1km/h만 더 빠른 8km/h의 속도로 가정할 경우에도 거의 두 배에 가까운 (약 1.99배) 30.17ml/kg/min의 에너지가 소비된다.

걷기와 달리기에 소비되는 에너지량 표

앞선 공식을 이용하여 다양한 체중과 속도에서 걷기와 달리기에 소비되는 에너지량을 kcal로 환산하여 표로 정리해보았다. 경사가 있는 경우에는 미지수가 세 개가 되어

2차원 표로 제시하지 못하므로, 경사가 없다고 가정한 에너지 소비량은 다음과 같다.

우선 걷기와 달리기 중 운동유형을 선택하고 가로줄에서 속도를, 세로줄에서 체중을 찾은 후 만나는 점이 1시간 동안 운동시 소비되는 칼로리이다.

표 3-2. 걷기에 소비되는 칼로리

속도 체중	5.0	5.2	5.4	5.6	5.8	6.0	6.2	6.4	6.6	6.8	7.0	7.2	7.4	7.6	7.8	8.0
50	178	182	188	192	198	202	208	212	218	222	228	232	238	242	248	252
52	184	190	196	200	206	210	216	222	226	232	236	242	248	252	258	264
54	192	198	202	208	214	220	224	230	236	240	246	252	256	262	268	274
56	200	204	210	216	222	228	232	238	244	250	256	260	266	272	278	284
58	206	212	218	224	230	236	242	246	252	258	264	270	276	282	288	294
60	214	220	226	232	238	244	250	256	262	268	274	280	286	292	298	304
62	220	226	232	240	246	252	258	264	270	276	282	288	294	302	308	314
64	228	234	240	246	254	260	266	272	278	286	292	298	304	310	318	324
66	234	242	248	254	262	268	274	280	288	294	300	308	314	320	328	334
68	242	248	256	262	268	276	282	290	296	304	310	316	324	330	338	344
70	248	256	262	270	276	284	290	298	304	312	318	326	334	340	348	354
72	256	264	270	278	284	292	300	306	314	320	328	336	342	350	356	364
74	264	270	278	286	292	300	308	314	322	330	338	344	352	360	366	374
76	270	278	286	294	300	308	316	324	332	338	346	354	362	370	376	384
78	278	286	292	300	308	316	324	332	340	348	356	364	372	378	386	394
80	284	292	300	308	316	324	332	340	348	356	364	372	380	388	396	404
82	292	300	308	316	324	332	340	350	358	366	374	382	390	398	406	414
84	298	308	316	324	332	340	350	358	366	374	382	392	400	408	416	424
86	306	314	322	332	340	348	358	366	374	384	392	400	410	418	426	434
88	312	322	330	340	348	356	366	374	384	392	402	410	418	428	436	446
90	320	328	338	348	356	366	374	384	392	402	410	420	428	438	446	456
92	328	336	346	354	364	374	382	392	400	410	420	428	438	446	456	466
94	334	344	354	362	372	382	390	400	410	418	428	438	448	456	466	476
96	342	350	360	370	380	390	398	408	418	428	438	448	456	466	476	486
98	348	358	368	378	388	398	408	418	426	436	446	456	466	476	486	496
100	356	366	376	386	396	406	416	426	436	446	456	466	476	486	496	506
102	362	372	384	394	404	414	424	434	444	454	464	476	486	496	506	516
104	370	380	390	400	412	422	432	442	454	464	474	484	494	506	516	526
106	376	388	398	408	420	430	440	452	462	472	484	494	504	514	526	536
108	384	394	406	416	428	438	448	460	470	482	492	502	514	524	536	546
110	392	402	414	424	436	446	458	468	480	490	502	512	524	534	546	556

표 3-3. 달리기에 소비되는 칼로리

속도 체중	7.0	7.2	7.4	7.6	7.8	8.0	8.2	8.4	8.6	8.8	9.0	9.2	9.4	9.6	9.8	10.0
50	404	414	424	434	444	454	464	474	484	494	504	514	524	534	544	554
52	420	430	440	450	462	472	482	492	502	514	524	534	544	554	566	576
54	436	446	458	468	478	490	500	512	522	532	544	554	566	576	586	598
56	452	462	474	486	496	508	518	530	542	552	564	576	586	598	608	620
58	468	480	490	502	514	526	538	550	560	572	584	596	608	618	630	642
60	484	496	508	520	532	544	556	568	580	592	604	616	628	640	652	664
62	500	512	524	538	550	562	574	586	600	612	624	636	650	662	674	686
64	516	528	542	554	568	580	594	606	618	632	644	658	670	682	696	708
66	532	546	558	572	586	598	612	624	638	652	664	678	690	704	718	730
68	548	562	576	590	602	616	630	644	658	670	684	698	712	726	740	752
70	564	578	592	606	620	634	648	662	676	690	704	718	732	746	760	774
72	580	596	610	624	638	652	668	682	696	710	724	740	754	768	782	798
74	596	612	626	642	656	670	686	700	716	730	746	760	774	790	804	820
76	612	628	644	658	674	690	704	720	734	750	766	780	796	810	826	842
78	628	644	660	676	692	708	722	738	754	770	786	800	816	832	848	864
80	646	662	678	694	710	726	742	758	774	790	806	822	838	854	870	886
82	662	678	694	710	726	744	760	776	792	810	826	842	858	874	892	908
84	678	694	712	728	744	762	778	796	812	828	846	862	880	896	914	930
86	694	710	728	746	762	780	796	814	832	848	866	884	900	918	934	952
88	710	728	744	762	780	798	816	834	850	868	886	904	922	938	956	974
90	726	744	762	780	798	816	834	852	870	888	906	924	942	960	978	996
92	742	760	778	798	816	834	852	870	890	908	926	944	964	982	1000	1018
94	758	776	796	814	834	852	872	890	908	928	946	966	984	1002	1022	1040
96	774	794	812	832	852	870	890	908	928	948	966	986	1006	1024	1044	1062
98	790	810	830	850	868	888	908	928	948	968	986	1006	1026	1046	1066	1084
100	806	826	846	866	886	906	926	946	966	986	1006	1026	1046	1066	1086	1108
102	822	842	864	884	904	924	946	966	986	1006	1026	1048	1068	1088	1108	1130
104	838	860	880	902	922	942	964	984	1006	1026	1048	1068	1088	1110	1130	1152
106	854	876	898	918	940	960	982	1004	1024	1046	1068	1088	1110	1130	1152	1174
108	870	892	914	936	958	980	1000	1022	1044	1066	1088	1108	1130	1152	1174	1196
110	888	910	932	954	976	998	1020	1042	1064	1086	1108	1130	1152	1174	1196	1218

표에서도 확인할 수 있는 것처럼, 걷기에 비하여 달리기는 훨씬 더 많은 에너지를 소비한다. 그런데 왜 체중감량을 위한 운동에는 달리기보다 걷기가 더 좋다는 말이 나오는 것일까? 이 말은 진실일까? 이런 사람들에게 해주고 싶은 말이 있다(다음 page에서).

지방이 소비되는 '양'과 '비율'을 구분하라

앞서 언급하였지만 '지방이 소비되는 양'이라고 하는 것은 '에너지 소비량 × 지방이 에너지원으로 동원되는 비율'이다.

다시 말해 비율과 에너지 소비량이 적절히 균형을 맞추어야 한다. 비율로 따진다면 잠을 자거나 멍하게 앉아있을 때가 지방이 가장 많은 '비율'로 사용될 것이다. 하지만 소비되는 칼로리 자체가 적기 때문에 우리는 운동을 통해 더욱 많은 에너지를 소비하려 한다. 하지만 운동 강도가 너무 높아져버리면 지방이 사용되는 비율이 낮아져 지방이 소비되는 양이 오히려 적어진다. 그래도 비율이 더 중요하다고 생각되면 그냥 잠이나 자도 된다. 지방이 아주 높은 '비율'로 사용될 테니….

운동 후에도 추가적으로 소비되는 에너지를 주목하라!

걷기와 달리기에 사용되는 에너지 소비량은 별로 크지 않다고 생각될 수 있다. 특히 성질 급한 한국 사람들의 경우, 일단 살을 뺀다고 결심을 했으면 적어도 한달에 5~10kg 정도씩은 빠져줘야 운동을 했다고 말할 수 있다. 그런데 체중 70kg인 사람이 6.0km/h의 속도로 한 시간 동안 걸어도 고작 284kcal, 한 달동안 계속하면 8520kcal가 되고 지방으로 환산하면 1kg이 조금 못된다. 너무 적지 않은가? 그리고 아무리 속도를 적절히 조절하더라도 지방만 소비된다고 할 수도 없는 상황이다.

하지만 실제로는 이보다 적은 운동량으로도 더 많은 지방이 감소되기도 한다. 이유는 운동이 끝난 후에도 평상시 보다 더 많은 에너지가 소비되기 때문이다. 이것을 초과산소섭취량(EPOC)이라 하는데 자세한 내용은 199page에서 다시 보기로 하고, 여기서는 운동뿐만 아니라 운동 이후에도 지속적인 에너지가 추가로 소비된다는 것만 알아두자.

운동 후 추가적인 에너지가 사용되는 시간은 운동 강도가 높을수록 길어지고(48~72시간), 낮은 강도의 운동은 아주 적은 양의 에너지만 추가적으로 사용할 수 있다. 또한 이 시간 동안에는 탄수화물 보다 지방이 더 많이 사용될 수 있기 때문에, 어느 정도 높은 강도로 운동하는 것이 결과적으로 더 많은 지방을 소비하는데 도움이 될 것이다.

운동으로 소비되는 에너지원
(탄수화물, 지방)

일반적으로 '체중을 줄인다.'라고 하면 단순히 '몸무게' 만을 줄이는 것을 의미하지는 않을 것이다. 신체의 많은 부분을 차지하는 근육, 지방, 뼈 중에서 지방을 효율적으로 제거하는 것이 '건강하게' 체중을 감량하는 것이므로 체중감량을 체지방 감소로 보고 고민해보자.

사람의 운동에 필요한 에너지를 제공하는 영양소에는 탄수화물 지방 단백질의 세 가지가 있으며 이들 중 근육의 구성성분인 단백질은 장시간의 공복상태나 장시간의 고강도 운동이 아니고서는 에너지원으로 동원되는 비율이 아주 낮다.

따라서 정상적인 상황에서 운동을 할 때 사용되는 에너지원은 탄수화물과 지방 두 가지로 보아도 되며, 이 영양소들이 각각 어떤 비율로 사용되는지를 아는 것이 필요하다.

호흡상(RQ, Respiratory Quotient)

호흡상은 세포들이 에너지를 생산할 때 산소를 얼마나 소비하고 이산화탄소를 얼마나 발생시키는가를 의미하며, 산소 소비량에 대한 이산화탄소 생성량의 비율로 나타낸다. 이것을 통해 에너지를 생산하기 위해 어떤 에너지원이 사용되고 있는지를 알 수 있다.

실제로는 에너지 생성을 위한 이상의 화학반응들은 세포 수준에서 나타나지만 그 관찰이 어려우므로, 폐포 수준에서 일어나는 호흡교환비율(RER, Respiratory Exchange Ratio)을 통해 호흡상을 예측할 수 있다. 따라서 RQ와 RER을 특별히 구분하지 않아도 된다.

> RQ = 이산화탄소 생성량 / 산소 소비량

탄수화물이 에너지원으로 사용되는 형태인 glucose 1분자는 6개의 산소분자를 이용하여 에너지를 만들어내고, 그 대사의 결과로 6개의 이산화탄소가 발생된다. 따라서 산소 소비량 분의 이산화탄소 생성량은 1이 된다.

지방의 대표적인 에너지기질인 palmitic acid 1분자는 23분자의 산소를 이용해 에너지를 만들고 16개의 이산화탄소가 발생된다. 따라서 산소 소비량분의 이산화탄소 생성량은 16/23이 된다.

표 3-4. 에너지기질에 대한 반응식

에너지기질	반응식	RQ
$C_6H_{12}O_6$(Glucose)	$C_6H_{12}O_6 + 6O_2 = 6CO_2 + 6H_2O$	1
$C_{16}H_{32}O_2$(Palmitic acid)	$C_{16}H_{32}O_2 + 23O_2 = 16CO_2 + 16H_2O$	16/23

결국, 가스 분석기를 통해 RQ값을 평가하여 어떠한 에너지기질이 사용되는가를 알 수 있는데, 다음 표는 RQ값에 따른 탄수화물과 지방의 사용량을 산소 1L에 대한 값으로 나타내고 있다.

표 3-5. 탄수화물과 지방에 대한 RQ

비단백질 RQ	1L의 산소를 소비하였을 때 이용되는 에너지기질		
	탄수화물	지 방	칼로리
0.707*	0.000	0.502	4.686
0.71	0.016	0.497	4.690
0.72	0.055	0.482	4.702
0.73	0.094	0.465	4.714
0.74	0.134	0.450	4.727
0.75	0.173	0.433	4.739
0.76	0.213	0.417	4.751
0.77	0.254	0.400	4.764
0.78	0.294	0.384	4.776
0.79	0.334	0.368	4.788
0.80	0.375	0.350	4.801
0.81	0.415	0.334	4.813
0.82	0.456	0.317	4.825
0.83	0.498	0.301	4.830
0.84	0.539	0.284	4.850
0.85	0.580	0.267	4.862
0.86	0.622	0.249	4.875
0.87	0.666	0.232	4.887
0.88	0.708	0.215	4.899
0.89	0.741	0.197	4.911
0.90	0.793	0.180	4.924
0.91	0.836	0.162	4.936
0.92	0.878	0.145	4.948
0.93	0.922	0.127	4.961
0.94	0.966	0.109	4.973
0.95	1.010	0.091	4.985
0.96	1.053	0.073	4.998
0.97	1.098	0.055	5.010
0.98	1.142	0.036	5.022
0.99	1.185	0.018	5.035
1.00**	1.232	0.000	5.047

* 호흡교환비가 0.707인 경우 지방이 100% 사용되고 있다.
** 호흡교환비가 1인 경우 탄수화물이 100% 사용되고 있다.

위의 표에서 알 수 있는 것처럼 비단백질 RQ값이 0.707일 때의 칼로리는 4.686, 1.00일 때의 칼로리는 5.047로 단위 산소 1L를 이용할 때 탄수화물만 사용된다면 지방보다 더 많은 에너지를 얻을 수 있다. 하지만 여기서 확인하고자 하는 것은 칼로리 소비가 아니라 어떤 RQ값을 보일 때 지방이 가장 '많은 양'이 없어지는가이다.

한 가지 확실히 해야 하는 것은 '많은 비율'이 아니라 '많은 양'이다. 비율적으로는 당연히 0.707의 RQ값을 보일 때가 가장 많은 비율이 사용된다. 하지만 이 값을 보일 때는 아주 편안히 아무 생각 없이 누워있을 경우에나 가능하지만(잠들지 않고 아무 생각 없이 누워있는 것이 가장 어렵다) 움직임이 시작되면서부터 RQ값은 증가하게 된다.

간단히 말해 운동 강도에 따라 RQ값이 증가하는 것이다. 강도가 낮으면 RQ값이 낮아져 지방의 사용비율이 증가하지만 소비되는 에너지는 적을 수밖에 없고, 강도가 높으면 RQ값이 높아져 지방의 사용비율은 낮아지지만 총 에너지 소비량은 증가한다.

따라서 지방의 최대 사용량은 중간 어디쯤에 있을 것이지만 정확히 어느 지점이라고는 검사를 하지 않는 한 알기 어렵다. 하지만 한 가지 확실한 것은 동일한 강도에서 운동 할 때 개인적인 체력수준에 따라 RQ값이 낮아진다면 지방 사용량은 증가한다는 것이다.

체력이 좋아지면 지방을 더욱 효율적으로 줄일 수 있다.

운동을 하면 체력이 좋아지고, 체력이 좋아지면 동일한 속도로 운동을 하더라도 더욱 많은 지방을 소비할 수 있다.

이해를 돕기 위해 예를 들어보자. 우리는 걷기 또는 달리기의 속도와 체중만 알면 단위 시간에 대한 산소 소비량을 구할 수 있다. 체중 70kg인 사람이 평지에서 시속 10.0km/h의 속도로 달리고 있다고 가정해보자.

$$\frac{0.2\text{ml/kg/min}}{\text{m/min}} \times 10\text{km/h} \times 1000\text{m/1km} \times 1\text{h/60min} + 3.5\text{ml/kg/min}$$
$$= (33.3 + 3.5)\text{ml/kg/min} = 36.8\text{ml/kg/min}$$

이것은 체중 1kg당 1분에 36.8ml의 산소를 소비한다는 의미이므로 여기에 체중을 곱하면 2,576ml/min이 되고 60분 동안 운동했다면 154,560ml의 산소를 소비한 것이 된다. 즉, 154.56L의 산소를 소비한 셈이다.

이 사람이 달리는 동안 RQ값이 0.9였다면 비례식을 통해 지방과 탄수화물의 사용량을 각각 구할 수 있다.

탄수화물 사용량
$1 : 0.793 = 154.56 : x$
$x = 122.57\text{g}$

지방 사용량
$1 : 0.180 = 154.56 : y$
$y = 27.82$

RQ값이 0.9를 보였다는 것은 이 사람의 체력수준에 비하여 상당히 높은 강도라는 것을 의미하는데 이렇게 열심히 1시간 동안 운동해도 지방이 사용되는 양은 고작 28g이 채 못 되었다. 이는 강도가 높아질수록 지방이 에너지원으로 사용되는 비율이 낮아지기 때문이다.

하지만 이 사람이 운동을 열심히 해서 심폐기능이 좋아지고 최대산소섭취량도 증가한다면 같은 10km/h의 속도로 운동한다 하더라도 RQ값은 점점 내려갈 것이다. 만일 같은 속도에서 RQ값이 0.80이라면 지방 사용량이 54.1g으로 이전의 두 배 정도가 된다. 즉 같은 속도로 운동한다 하더라도 체력 수준이 높은 사람들이 오히려 지방을 감소시키는데 유리하다는 것이다(하루 54.1g의 지방은 결코 적은 양이 아니다. 한 달 동안 지속한다면 1.623kg이 되고, 지방은 수분함량이 적어 밀도가 낮으므로 상당한 부피가 감소된다).

쉬어가기

'땀을 많이 흘린다는 것은 지방이 더 많이 소비되고 있다는 증거다'라는 말을 들어본 적이 있는가? 많은 헬스클럽에서는 이런 방법으로 회원들을 독려한다. 땀을 흘리면 수분손실로 인해 체중은 많이 줄어든다. 하지만 정말 지방이 많이 없어지고 있는 것일까?

체내에서 에너지원으로 동원되는 탄수화물과 지방의 대표적 분자인 glucose와 palmitic acid는 각각 30개와 106개의 ATP를 만들어 낸다. 즉 효율면에서 15:53이므로 같은 에너지를 내기 위해서는 탄수화물이 지방보다 53/15배 더 많이 소비되어야 할 것이다. 따라서 위의 탄수화물 반응식의 좌우에 53/15을 곱하면 21.2개의 산소를 소비하고 21.2개의 물 분자를 만들어 낸다. 즉 같은 양의 에너지를 만들기 위해 지방이 없어지는 경우의 16개 보다 더 많은 수치다. 이래도 땀을 많이 흘리는 것이 지방이 더 많이 소비되는 증거라고 할 수 있을까?

한 발 더 나가보자. glucose와 palmitic acid의 분자량을 살펴보면

$C_6H_{12}O_6$ $12 \times 6 + 1 \times 12 + 16 \times 6 = 180$
$C_{16}H_{32}O_2$ $12 \times 16 + 1 \times 32 + 16 \times 2 = 256$

따라서 분자량 256을 가진 palmitic acid와 동일한 양의 에너지(ATP)를 유산소과정을 통해 만들어 내기 위해서는 $180 \times 53/15 = 636$의 glucose 분자량이 소비되어야 한다. 즉 glucose는 palmitic acid를 소비할 때보다 분자량을 기준으로 약 2.5배 정도 더 많이 소비된다.

정리하자면 유산소과정만 이용하여 같은 양의 에너지를 얻어낸다고 가정하더라도 탄수화물이 소비되면 지방보다 약 1.3배 더 많은 물(땀)이 형성되고, 체중은 2.5배 더 많이 줄어든다. 하지만 말 그대로 지방이 아닌 탄수화물이 소비된다.

사실 이상의 내용은 필자의 이론이다. 그냥 이 부분을 정리하다가 생각나서 몇 자 긁적였는데, 이 분야에서 공부하는 동안 이런 내용의 수업을 받은 적도, 누군가가 이런 계산을 하는 것도 본 적이 없다. 단지 '땀을 많이 흘린다는 것은 지방이 더 많이 소비되고 있다는 증거'라고 주장하려면 적어도 어떤 근거를 가지고 하라고 충고해 주고 싶은 생각이 들어서다.

다시 한 번 말하지만 이 책에서 이 부분 만큼은 헛소리일 수 있으니 그냥 읽고 지나치시길…(하지만 앞으로 누군가 이것을 정리한다면 필자의 이름을 따서 Juno's low라고 이름을 붙여주시면 감사하겠다).

에너지원으로서의 3대 영양소

Chapter 4

탄수화물
탄수화물의 구조
에너지원으로서의 탄수화물
당지수와 당부하

지방
중성지방의 구조
지방산의 종류와 구조
도토리 키 재기, 트랜스지방과 포화지방 비교
지방의 주요 급원
무한한 에너지 저장고로서의 의미
어떻게 제한할 것인가?

단백질
아미노산의 구조
읽을 수가 없다!
에너지원으로서의 단백질
얼마나 먹을까?
생물가
고단백질 식이, 이대로 좋은가?

쉬어가기

생물체에서 가장 많은 원소는 수소, 탄소, 질소, 산소이다. 인체에서는 이 네 가지 원소가 차지하는 비율이 96%나 된다. 이 중에서 질소는 네 가지 주요 원소들 중, 가장 적은 분포를 보이지만 다른 미량 원소들과 비교하면 월등히 많은 양이다.

수소와 산소는 물의 형태만으로도 65% 정도 차지하는데 이것만 보더라도 우리 몸에서 산소가 차지하는 비율은 최소 50% 이상이다(수소와 산소의 질량비는 1:8, 결합 비는 2:1이기 때문에 65%×8/10 = 52%). 뿐만 아니라, 몸을 구성하고 있는 근육과 지방에도 수소와 산소가 포함되어 있다. 결국, 탤런트 이영애가 '산소 같은 여자'라는 말은 사실이었다.

다른 중요한 원소는 탄소이다. 원소의 화학적 성질은 그 원자의 최외각에 있는 전자에 의해 결정되는데, 탄소는 8개의 전자를 가질 수 있는 최외각에 4개의 전자만 가지고 있다. 따라서 4개의 공유결합을 통해 전자를 공유하여 최외각을 완성하려 한다.

세포에서 만들어지는 대부분의 분자는 탄소를 기초로 한 유기화합물이다. 하나의 탄소원자는 다른 탄소원자 또는 다른 원소의 원자와 결합하여 고분자 물질을 만들어내는 능력이 탁월하다. 탄소를 포함한 대표적인 고분자 물질에는 탄수화물과, 지방, 단백질이 있는데, 이 물질들의 중심에는 탄소가 결합의 축을 담당하고 있어 유기화합물이라 한다.

여기서는 고분자 유기화합물질이면서, 몸을 구성하고, 에너지까지 제공해주는 영양소인 3대 영양소들에 대해 다뤄보기로 하자.

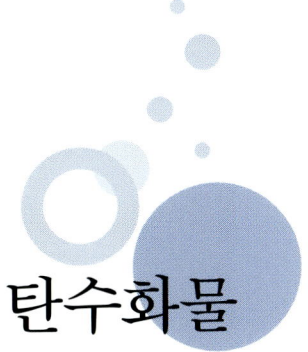

탄수화물

탄수화물은 오랫동안 한국 사람들에게 있어 큰 비중을 차지하는 에너지 공급원이었다. 육식을 주로 하는 서양 사람들은 이처럼 탄수화물 비율이 높은 한식을 부러워하였다. 하지만 지금은 식단 자체도 많이 서구화되어 탄수화물 비중이 점차 낮아지고 있으며, 체중조절을 위해 식이요법을 할 경우에는 멀리해야할 영양소로 전락해버렸다.

우리 몸에서 탄수화물은 중요한 에너지원으로서의 역할을 하는데, 특히 뇌에서는 탄수화물만 에너지원으로 이용할 수 있으므로 '밥을 안 먹으면 머리가 나빠진다.'는 말은 일리가 있어 보인다.

탄수화물의 구조

탄수화물은 탄소, 수소, 산소로 이루어져 있으며, 분자식은 $(CH_2O)n$이다. 여기서 n은 자연수이다. 즉, 탄소와 물의 결합이라 볼 수 있는데, 단당류는 $(CH_2O)6$이고 ($C_5H_{10}O_5$의 분자식을 가지는 리보오스와 같은 5탄당도 있다), 단당류 두 개가 결합한 이당류는 $(CH_2O)12$가 된다. 이보다 더 많은 결합을 가지는 복합 탄수화물을 다당류라고 한다.

풀어서 쓰면 단당류의 기본 분자식은 $C_6H_{12}O_6$가 되는데, 배열에서의 차이로 인해 포도당과 과당, 그리고 갈락토오스로 구분된다. 단당류는 십이지장과 회장에서 쉽게 흡수되는데 흡수속도는 갈락토오스가 가장 빠르며, 다음으로는 포도당, 과당 순이다. 흡수된 갈락토오스와 과당은 간에서 포도당으로 전환되어 에너지원으로 사용될 준비를 한다.

이당류에는 맥아당(포도당+포도당)과 설탕(포도당+과당), 유당(포도당+갈락토오스)이 있는데 이들은 모두 단당류 두 개가 결합한 형태이다. 이당류는 장에서 흡수되기 쉬운 단당류로 분해되어야 하는데 말타아제와 수크라아제는 맥아당과 설탕의 분해를 돕는 효소이다. 유당을 분해하는 효소인 락타아제는 유년기부터 생성이 감소하여 대부분의 성인들은 이를 소화하지 못하는 경우가 많다. 낙농업이 발달된 나라에서는 성인들도 지속적으로 락타아제를 생성하기도 하지만 한국의 성인 대부분은 이 효소가 결핍되어 있으므로 우유를 먹고 속이 안 좋다 하더라도 별로 걱정할 필요는 없다.

이당류보다 더 많은 결합을 하는 다당류는 단당류가 길게 연결된 고분자 물질이다. 여기에는 녹말, 글리코겐, 섬유소가 있다. 침 속의 아밀라아제는 녹말을 맥아당으로 소화시킬 수 있지만 위로 넘어가서 위산이 분비되면 활성이 떨어진다. 따라서 밥 먹은 후 껌을 씹어봤자 소화에 별로 도움이 되지 않는다는 것이다. 글리코겐은 포도당의 농축저장형태라 생각하면 되겠다. 인체에서는 적정수준의 혈당을 유지하기 위하여 포도당을 글리코겐의 형태로 저장하거나 글리코겐을 포도당으로 분해한다. 마지막으로 섬유소는 인체에서 분해되지 않고 소화기관을 통과하여 배출되는데, 대장의 운동을 자극하고, 콜레스테롤의 흡수를 억제하는 등의 기능을 한다.

에너지원으로서의 탄수화물

탄수화물은 해당과정에서 무산소 에너지 대사에 사용되는 유일한 에너지원일 뿐만 아니라 유산소성 시스템에서도 가장 효율적인 에너지 연료이다. 일반적으로 탄수화물(g당 4kcal)과 지방(g당 9kcal)이 인체에서 가지는 에너지를 비교한다면 지방이 더 많은 에너지를 낸다고 생각할 수 있다. 하지만 우리 인체는 최대산소섭취량(VO2max)이라는 심폐지구력 요소에 의해 운동시 공급할 수 있는 산소량이 제한적이므로, 산소 1L당 얼어낼 수 있는 에너지를 비교한다면 지방보다 탄수화물이 약 7% 정도 더 효율적인 에너지원이다.

뿐만 아니라 대사과정에 있어서도 유·무산소적인 대사과정 모두에서 탄수화물이 더욱 빠른 대사과정을 보인다. 즉 더욱 빨리 에너지원으로 동원이 가능하다는 것이다.

탄수화물의 대부분은 글리코겐 형태로 근육과 간에 저장되어 있으며, 소량의 탄수화물은 글루코스 형태로 혈액 속에 녹아있다. 이렇게 활동근에 의해 사용이 가능한 탄수화물은 400~500g 정도가 있는데, 운동이 진행됨에 따라 더 많은 글루코스가 간에서 혈액으로 들어가고 이는 근육에 의해 흡수되어 사용된다.

당지수와 당부하

적정량의 탄수화물을 섭취하기 위해 음식물이 갖는 탄수화물의 함유량뿐만 아니라 당지수(Glycemic Index)와 당부하(Glycemic Load)를 같이 고려해야 한다.

당지수는 특정 탄수화물을 먹었을 때 포도당으로 전환되는 속도를 나타내는 것으로 이것이 높으면 비교적 빠르게 에너지를 생성할 수 있으나 오랫동안 지속할 수 없게 된다. 따라서 운동을 앞두고 시간적 여유가 많을 때에는 당지수가 낮은 곡류 중심으로 식단을 구성하는 것이 좋으며 운동 직전 또는 운동 중에는 비교적 당지수가 높은 음식을 먹는 것이 좋다.

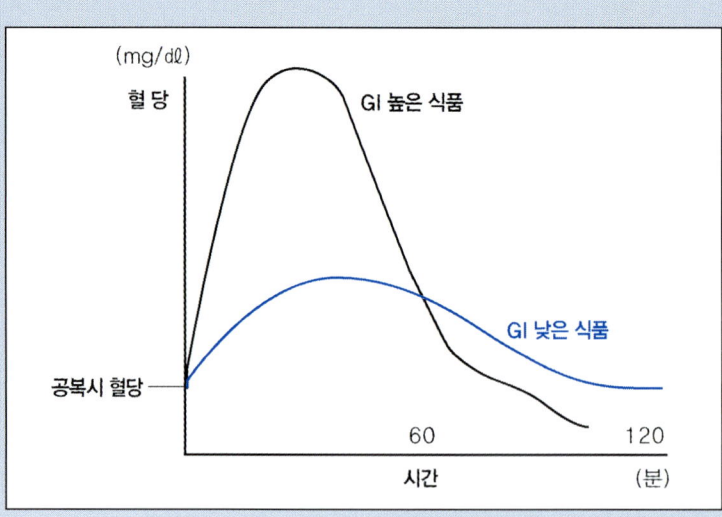

그림 4-1. 당지수(GI)에 따른 혈당 변화

하지만 당지수가 높은 음식을 섭취한 후 운동을 하지 않으면 어떻게 될까? 빠른 속도로 증가하는 혈당을 내려주기 위해 몸에서는 많은 양의 인슐린이 분비되는데, 이런 습관이 계속 반복된다면 만성적으로 높아진 인슐린은 인슐린 저항성을 증가(인슐린 민감성 감소)시켜 제 2형 당뇨를 유발할 수 있다. 또한 높아진 혈당을 빠른 속도로 처리하기 위해 지방으로 저장되는 비율이 높아져 비만의 원인이 되기도 한다.

이런 이유로 비만이나 당뇨환자에게 있어 당지수는 필수적으로 확인해야 할 사항이다. 하지만 당지수가 높다 하더라도 적은 양을 먹으면 별로 문제가 되지 않을 것이고, 이와는 반대로 당지수는 낮지만 아주 많은 양을 먹게 되면 부담이 될 것이다. 결국 당지수와 먹는 양을 동시에 반영할 수 있는 지표가 필요한데, 이것이 당부하이다. 당부하는 당지수에다 탄수화물 함량까지 고려한 개념이라 생각하면 된다.

$$당부하 = \frac{당지수 \times 탄수화물함량}{100}$$

예를 들어, 삶은 당근의 당지수는 49, 옥수수콘의 당지수는 55로 큰 차이는 나지 않지만 탄수화물 함량은 1회 분량 기준으로 삶은 당근과 옥수수콘이 각각 16:39로 결국 당부하는 삶은 당근 8, 옥수수콘 21의 큰 차이가 나타난다. 결국 당부하라는 것은 먹는 '양'에 따라 결정되는 것이므로 양을 결정할 때에는 당부하를 기준으로 계산하는 것이 필요하다.

다음 표는 일반적인 탄수화물 급원에 대한 탄수화물 함량, 당지수, 당부하를 표로 나타낸 것이다. 특히 당뇨질환이 있거나 비만한 사람들은 당지수 뿐만 아니라 당부하까지도 함께 고려해야 한다.

표 4-1. 식품종류별 GI, NGIC(NeoNutra Glycemic Index Center), 2008

급 원	GI(포도당=100)	1회 분량(g)	탄수화물(g)	GL
탈지우유	32	250	13	4
치즈피자	60	100	27	16
파인애플	66	120	10	6
배	38	120	11	4
땅콩, 구운 것으로 조미된 것	14	50	6	1
복숭아	42	120	11	5
패스츄리	59	57	26	15
스위트 콘	46	150	28	13
연어초밥	48	100	36	17
스파게티, 5분 동안 삶은 흰 면	38	180	48	18
조리된 감자	85	150	20	17
쌀국수	40	180	39	15
초콜릿 푸딩	40	100	16	6
케이크	54	53	28	15
포테이토칩	57	50	18	10
구운 감자	85	150	30	26
햄버거 빵	61	30	15	9
우유(저지방, 초코릿, 가당)	34	250	26	9
망고	51	120	15	8

식품				
키위	58	120	12	7
딸기잼	51	30	20	10
소시지, 기름에 튀긴 것	28	100	3	1
수박	78	25	18	14
와플	76	35	13	10
고구마	44	150	25	11
유당(lactose)	46	10	10	5
아이스크림	61	50	13	8
바나나	52	120	24	12
사과주스, 무가당	40	250	29	12
사과	38	120	15	6
보리	25	150	42	11
쌀(백미)	86	150	43	37
설탕(sucrose)	68	10	10	7
맥아당(maltose)	105	10	10	11
현미(brown rice)	66	150	33	21
결정 과당(fructose)	19	10	10	2
자일리톨(xylitol)	8	10	10	1
크로아상	67	57	26	17
꿀	55	25	18	10
포도주스, 무가당	48	250	20	9
포도	25	120	11	3
과일칵테일통조림	55	120	16	9
바게트	95	30	15	15
콜라	68	250	26	18
초콜릿무스	31	50	11	3
당근(껍질벗겨 데친것)	41	80	5	2

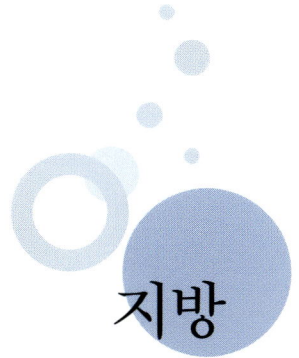

지방

지방은 대부분의 사람들에게 미움을 받는 가장 불쌍한 영양소이다. 다양한 질병의 주요 원인이 될 수 있고 외모에도 지장을 준다. 특히 '가슴에만 붙어있을 것이지 허벅지와 팔뚝에는 왜 이리 많은거야~!'라고 심난해하는 여성들도 있다.

하지만 지방도 몸에서는 아주 중요한 역할을 한다. 인체의 세포벽을 구성하고 일상적인 활동이나 운동에 필요한 에너지원으로 사용되며, 신체보호와 절연체 역할을 하고 부상회복에 있어서도 중요한 역할을 하므로 극단적인 식이 제한은 건강을 해칠 뿐만 아니라 스트레스를 가중시킬 수 있으므로 주의를 요한다.

그리고 지방은 지용성 비타민(A, D, E, K)을 운반하는 역할도 하므로, 지방이 너무 부족하면 비타민 결핍증이 나타날 수 있으며 총 열량의 약 5% 미만의 지방 섭취는 필수지방산의 결핍을 초래할 수 있다는 것을 알아야 하겠다.

중성지방의 구조

중성지방은 우리 몸에서 가장 큰 비율(약 95%)을 차지하는 지질의 형태이다. 중성지방은 1개의 글리세롤과 세 개의 지방산으로 되어있는데, 그림은 포화지방산이 결합된 포화지방을 보여주고 있다.

지방산은 탄소 수에 따라 긴 사슬(11개 이상), 중간 사슬(6~10개), 짧은 사슬(6개 미만)로 구분되는데, 긴 사슬 지방산은 분해가 잘 되지 않아 림프계를 통해 이동되고, 짧은 사슬과 중간 사슬은 빠른 속도로 분해되어 혈관을 통해 이동한다. 아래의 그림에서는 탄소수가 6개인 중간 사슬 지방산이 결합하고 있다.

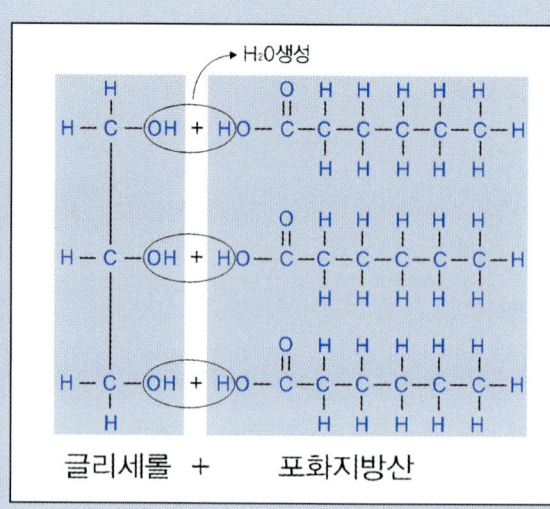

그림 4-2.
포화지방의 기본구조

지방산의 종류와 구조

일반적으로 지방을 구분할 때에는, 탄소 수보다 글리세롤에 결합되는 지방산의 포화 정도를 기준으로 한다. 포화지방산이란 완전 포화된 alkyl기(지방산족 탄화수소에서 수소원자 하나를 상실한 기) 사슬로 이루어진 지방산을 말한다. 즉, 단일결합으로만 연결되어 있어 불포화지방산보다 안정한 구조를 띄고 있다.

반면에 불포화지방산은 포화지방산보다 불안정한 구조를 가지고 있는데 이는 이중 결합을 이루고 있어 수소를 만나면 결합하려고 하는 성질 때문이다. 즉 구조적으로 불안정하다는 것은 분해가 더 용이하다는 것을 의미하는데, 이것이 포화지방산보다는 불포화지방산 섭취를 권장하는 이유이다.

포화지방산은 그림에서처럼 탄소(C)끼리 단일 결합을 이루면서 수소를 두 개씩 가지고 있는 구조이다. 포화지방산은 주로 동물성 지방산을 말하는데 생선 종류는 제외된다.

이에 반해 trans형 지방산은 탄소가 이중결합에서 같은 원자나 치환기가 이중결합을 사이에 두고 대각선 방향으로 놓인 구조이며, Cis형은 치환기가 대칭적인 위치에 놓인 것이다.

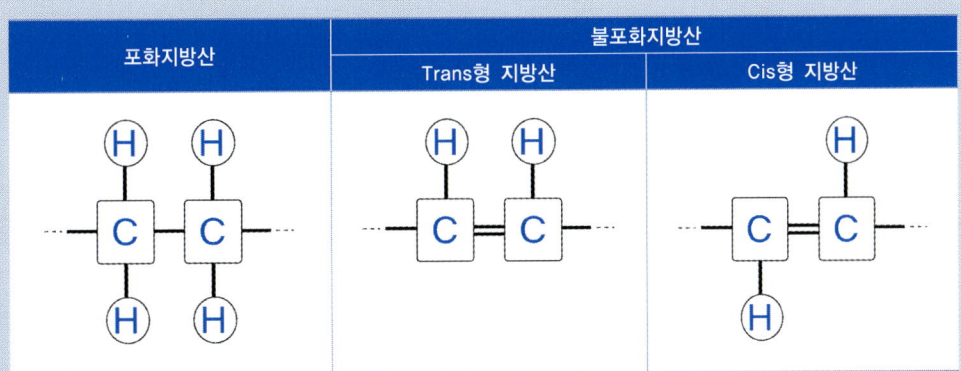

그림 4-3. 포화지방산과 불포화지방산

구조적인 차이로 불포화지방산은 다른 형태로의 전환이 용이한 반면에 포화지방산은 안정화되어 있기 때문에 분해 또는 전환이 어렵다. 또한 포화지방산의 다량 섭취는 혈중 콜레스테롤 수치를 높이기 때문에 적절하게 조절하는 것이 좋다.

다음은 지방산의 주요 급원과 인체에서의 역할, 그리고 상온에서의 상태를 보여주고 있다.

표 4-2. 지방산의 급원과 인체에서의 역할

지방산의 종류 (이중결합 수)	인체에 미치는 영향	상태(상온)	급 원
포화지방산			
긴 사슬 (0)	혈중 콜레스테롤 증가	고체	육류
중간 사슬 (0)	혈중 콜레스테롤 증가	액체, 반고체	유지방, 팜유
불포화지방산			
단일불포화 (1)	혈중 콜레스테롤 감소	액체	올리브유, 카놀라유
다가불포화 (2 이상)	혈중 콜레스테롤 감소	액체	해바라기유, 생선유
필수지방산			
오메가3 (3)	혈장 중성지방 감소, 혈액응고, 염증반응	액체	참기름, 콩기름
오메가6 (2)	혈압조절, 혈액응고	액체~고체	소고기, 가금류, 해바라기유
트랜스지방 (1 이상)	혈중 콜레스테롤 증가	반고체~고체	마가린, 쇼트닝

표를 통해 알 수 있는 것처럼 인체에서 필수적으로 요구되는 지방산도 있으며, 동물성 지방에서 얻어내야 하는 지용성 비타민까지 생각한다면 육류 섭취를 지나치게 제한하는 것도 바람직하지 못하다. 또한 지방 섭취량을 줄이는 경우 탄수화물 섭취로 필요 열량을 얻는 경우가 많아 혈중 중성지방 농도나 혈당의 상승 요인으로 작용할 수 있다.

도토리 키 재기, 트랜스지방과 포화지방 비교

요즘 과자의 영양성분표시를 확인해보면 trans 지방 함량이 약속이나 한 듯 모두 '0g'이다. 하도 trans 지방이 몸에 나쁘다는 것이 알려지다 보니, 오히려 포화지방의 함량이 늘어나고 있는 제품들도 많다. 포화지방도 나쁜데 어찌 보면 trans 지방 때문에 반사이익을 보는 것 같다.

Trans 지방산은 불포화지방산이지만 체외로 잘 배출되지 않아 심혈관 질환 발병률을 높이는데 이는 심장에 이로운 고밀도 지단백(HDL)을 낮추고 심장에 해로운 저밀도 지단백을 높이기 때문이다.

Trans형 지방산은 액체 상태의 기름(Cis형)을 마가린, 쇼트닝, 마요네즈등과 같이 반고체 상태로 가공할 때 산패를 억제할 목적으로 수소를 첨가하는 과정에서 만들어진다. 따라서 견과류나 땅콩 등 식물에서 얻어내는 Cis형 불포화지방산도 식품의 가공과정을 통해 트랜스지방으로 변할 수 있다.

많이 함유된 음식에는 감자튀김, 닭튀김, 스낵, 팝콘, 라면 등이며 이들 음식으로 심장이나 뇌의 혈관이 좁아지고 당뇨의 위험도 증가될 수 있다. 예전에는 포화지방산이면 나쁜 것, 불포화지방산이면 좋은 것으로 알려졌지만 최근에는 포화지방산보다 trans형 지방산이 더 나쁜 것으로 알려지고 있다.

그렇다고 동물성 지방산이 좋다는 것은 아니다. trans형 지방산은 심혈관 질환의 위험률을 높인다는 측면에서 더 나쁘다는 것이지, 체내 지방산 축적의 기준에서는 두 가지 모두 좋지 않은 것으로 보아야 한다.

같은 식품군인 버터와 마가린 중 선택해야 하는 경우도 있는데, 포화지방산이 적은 마가린을 선택하게 되면 trans형 지방산이 많아지고 trans형 지방산이 적은 버터를 선택하면 포화지방산이 많아지는 선택의 딜레마에 빠질 수 있다. 식품을 고를 때에는 칼로리 표만 보지 말고 반드시 영양분석표를 확인하여 포화지방산(동물성)과 trans 지방산의 함량을 분석하는 것이 중요하다.

지방의 주요 급원

일반적으로 육류와 우유 종류와 같은 동물성 식품에는 지방, 특히 포화지방이 다량 함유되어 있으며 채소, 과일, 콩류, 그리고 자연산 곡물에는 소량의 불포화지방이 존재한다. 콜레스테롤은 동물성에만 존재하며 과일, 채소, 견과류, 곡류 등의 비동물성에는 없다.

다음은 급원에 함유된 총 식이지방, 포화지방, 콜레스테롤을 줄이기 위한 식품 선택에 관한 것으로 미국 국립보건연구소에서 채택한 보고서를 요약한 것이다.

표 4-3. 식이지방, 포화지방, 콜레스테롤을 줄이기 위한 식품 선택

급 원	선택할 것	피해야할 것
육류, 가금류, 생선	기름기를 제거한 고기의 육질 부분	간, 콩팥, 소의 곱창, 동물의 골, 캐비어, 베이컨, 소시지, 햄
유기농 제품	탈지우유, 1% 탈지우유, 저지방 버터우유, 저지방 또는 무지방 우유	전지우유, 크림치즈, 사우어크림, 아이스크림
지방과 기름	불포화 식용기름 : 옥수수, 올리브, 땅콩, 카놀라유 등	버터, 코코넛 기름, 팜유, 베이컨 지방
빵, 시리얼 면, 쌀	베이글, 잉글리쉬 머핀, 쌀 케이크, 대부분의 마른 시리얼, 국수, 마카로니, 곡물, 건조 견과류	콘브래드, 크로아상, 버터롤, 스위트롤, 도넛, 대부분의 간식용 크래커, 기타 크림, 버터, 치즈소스로 만든 면(파스타류)
과일과 채소	신선한 과일이나 과일통조림	버터 또는 크림소스로 조리된 채소
계란	흰자	노른자

무한한 에너지 저장고로서의 의미

지방의 에너지원으로서의 장점은 체내 저장량이 풍부하여 비교적 안정적인 에너지

공급원이라 할 수 있으며 단위 g당 가장 높은 에너지를 생성할 수 있다는 것이다. 지방은 거의 무한한 에너지 저장고로서의 역할을 한다. "나는 체지방이 적고 날씬한데 왜 지방이 무한하다는 거죠?"라고 의아해하는 사람들도 있을 것이다. 탄수화물과 비교해보면(단백질은 되도록 에너지원으로 사용하지 않는 것이 좋다), 우리 몸에 저장되어 있는 탄수화물의 양은 앞서 소개했듯이 고작 400g 정도이고 이것도 잘못 사용되면(해당과정만을 통해 사용되면) 몸에 피로물질이 쌓여 더 이상 운동을 지속할 수 없게 된다. 이것을 견뎌낸다 하더라도 혈중 농도가 너무 떨어지게 되어 저혈당 증상이 나타날 수도 있다.

하지만 지방은 일단 단위부터 다르다. 아무리 적어도 kg 단위이며 효율이 좋아서 한 분자 당(산소에 대한 기준이 아님) 에너지 생성량이 탄수화물에 비해 두 배 이상이고, 분해되어도 물과 이산화탄소만 남겨 몸에도 별 무리를 주지 않는다.

일반적으로 장시간 운동시 운동 중단의 원인은 탄수화물 저장 농도의 감소 또는 피로물질 축적이지 지방이 부족해서 운동을 지속하지 못한다는 것은 있을 수 없는 일이다. 그래도 혹시 "지방이 다 떨어져서 운동을 더 이상 못하겠어요."라고 말할 수 있는 사람은 연락 주시오. 어디 구경 좀 합시다.

하지만 지방은 지방세포에 저장되어 있고 운동하는 근육에는 상대적으로 아주 적은 양이 저장되어 있어 운동시 초기에 빠르게 에너지원으로 기여하는 양은 탄수화물에 비하여 상대적으로 적은 단점이 있다. 그리고 단위 산소 1L당 생성되는 에너지량은 탄수화물에 비하여 적고 중강도의 지속적인 운동이 아닌 고강도의 운동에서는 탄수화물에 비해 중요한 에너지원으로 작용한다고 볼 수는 없다. 결국 무한하다는 것도 별 의미가 없어 보인다.

어떻게 제한할 것인가?

지방은 너무 풍부하기 때문에 소중함을 인정받지 못하는 공기와 같은 존재다. 그래서 지방을 논의할 때에는 최소 체지방 비율(남성 : 3~5%, 여성 : 9~12%) 이상만 된다면 '어떻게 제한할 것인가' 위주로 논의되고 있다.

많은 연구자들은 총 칼로리 섭취량의 30% 이내로 지방 섭취를 제한하고 있으며 특히 포화지방을 10% 이내로 하는 것이 중요하다고 지적하고 있다.

표 4-4. 지방 섭취량 제한 기준

총지방량	총 칼로리 섭취량 기준 30% 미만
포화지방	총 칼로리 섭취량 기준 8~10%
다가 불포화지방	총 칼로리 섭취량 기준 10% 이상
단일 불포화지방	총 칼로리 섭취량 기준 15% 이상
트랜스지방	가능한 적게, 1% 미만
오메가 3	4~8%, 10g 미만
오메가 6	0.5~1.0%, 1.8~2.1g
콜레스테롤	하루 300mg 미만
총 칼로리	바람직한 체중을 유지할 수 있을 정도

단백질

단백질은 인체를 구성하는 주성분이며, 체내 대사 조절에도 결정적인 역할을 수행한다. 호르몬과 효소를 합성하고, 신경전달물질을 형성한다. 체액의 균형을 유지하고 산·염기를 조절하는 완충제의 역할도 하고 있다. 이외에도 혈액의 응고과정 조절, 감염의 방지, 그리고 면역에도 관여한다. 또한 혈액에서 유리지방산, 지단백질과 같은 영양소의 운반체 역할을 담당하고 세포내로 영양소를 운반시키는 것을 돕는다.

아미노산의 구조

단백질은 아미노산들의 펩타이드 결합으로 구성되고, 이 구조는 생물 분자들 중에서 가장 복잡하고 다양하며, 또한 정교하다. 이러한 이유로 단백질의 구조를 탄수화물이나 지방처럼 표현하기는 어렵다. 그래서 이 부분의 소제목을 '단백질의 구조'라 하지 않고 '아미노산의 구조'라 붙였다. 그렇다면 얼마나 다양한지 한번 살펴보자.

읽을 수가 없다!

단백질을 구성하는 아미노산은 20가지로 이들이 연결되는 순서에 따라 단백질의 종류가 결정된다. 그렇다면 아미노산이 20가지이니까 순열로 계산해볼 수도 있겠다.

$20 \times 19 \times 18 \times 17 \times \cdots\cdots \times 4 \times 3 \times 2 \times 1 = 20!$ (←느낌표가 아니다. 팩토리얼이다.)

뭐 이쯤이야 충분히 계산되는데….라고 생각하면 오산이다. 뭐 이왕 이렇게 된 거 확인이나 해보자. 20!을 공학용 계산기로 두들겨보니 멋진 숫자가 나왔다. 2,432,902,008,176,640,000 말로만 듣던 '경' 단위를 볼 수 있다.

하지만 실제로는, 20가지 아미노산은 중복되어 사용될 수 있다. 그리고 대부분의 결합은 100개 이상, 몇몇은 1000개가 넘는다. 조금 불길해진다. 그렇다면 20개의 아미노산을 이용하여 1000개의 결합에 대한 경우의 수를 계산해보면 중복순열인 $_{20}\Pi_{1000}$, 즉 20^{1000}이 된다. 여기서 1000은 오타가 아니다. 1000승이라는 뜻. 필자의 공학용 계산기에서도 'Infinity' 즉, 계산 불가라고 뜬다. 참고로 20^{16} 만으로도 655,360,000,000,000,000,000이고, 이것의 네제곱인 20^{64}은 72자리수인 천만무량대수를 가볍게 넘긴다(수는커녕 그냥 자리수를 세는 수준까지 와버렸다). 이쯤하면, 인내와 끈기로 계산을 해낸다 하더라도 읽을 수가 없다고 볼 수 있다.

이것으로 끝난 것이 아니다. 방금 계산한 것은 1000개의 결합에 대한 가지수이고 999, 998, 997, 996…개의 결합을 가지는 단백질도 있으니 이것까지 더해줘야 한다. 그리고 자연계에는 300여 가지의 아미노산이 존재한다. 만일 모든 단백질이 이러한 원리로 조합되어 존재한다면, 지구상의 전 인구가 생물학자가 되어 한 사람당 죽을 때까지 1조 개씩 발견한다 하더라도 모든 단백질을 밝혀내지 못할 것이다. 이쯤하면 지구상의 모래알보다 많다고 한들 누가 반박이라도 할 수 있을까? 어차피 세지도 못하는데….

하지만 다행히 단백질이 모든 아미노산의 조합을 필요로 하지 않기 때문에 인체에서는 고작(?) 8만 가지 정도의 단백질을 가지고 있는 것으로 추산되고 있다.

이렇게 단백질에 따라 아미노산의 비율이나 조합이 다르기 때문에 97page의 생물가라는 개념이 있기 마련이다. 단백질의 구조를 소개하기는 불가능하지만 아미노산의 기본구조만이라도 알아보자.

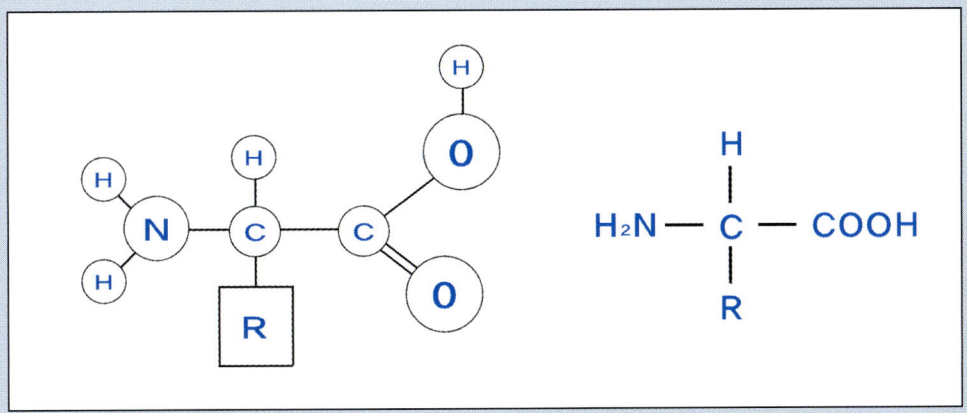

그림 4-4. 아미노산의 기본구조

위의 그림은 아미노산의 기본구조를 보여주고 있다. R은 작용기로서 20가지 아미노산의 구조와 성질을 결정한다. 루이신의 경우 작용기는 탄소와 수소의 결합으로 전형적인 비극성을 나타내기 때문에 물에 녹지 않는 소수성이다. 이와는 다르게 세린은 극성을 띠는 OH기를, 아스파르트산은 이온화부위(O^-)를 가지고 있어 친수성이다. 이처럼 극성부위나 이온화부위를 가지는 친수성 분자구조는 물에 녹을 수 있다.

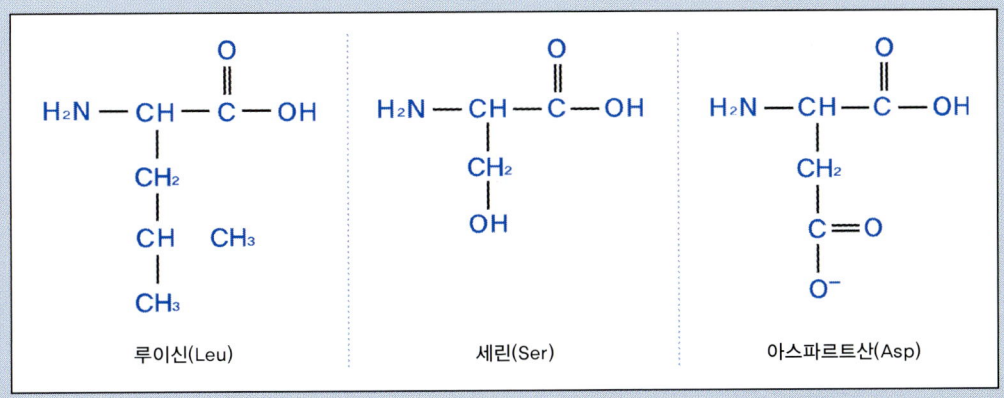

그림 4-5. 작용기에 따른 아미노산의 특성

에너지원으로서의 단백질

단백질은 안정시의 주 에너지원은 아니지만 장시간의 운동으로 탄수화물 저장량이 감소하여 지방이 에너지원으로 동원될 때 당신생합성과정을 통해 간이나 신장에서 glucose(탄수화물)로 전환되고 혈액을 통해 근육으로 전달되어 운동지속에 필요한 에너지원으로 작용할 수 있다.

하지만 근육이 잘 발달된 사람의 경우에도, 단백질 저장량은 탄수화물과 비교할 수 없을 정도로 많지만 에너지원으로서의 기여는 탄수화물보다 적다.

탄수화물과 지방의 경우 완전 연소되어 물과 이산화탄소로 분해되지만(71page), 단백질이 가지고 있는 질소는 불완전 연소물인 요소로 배출되는데 이 과정에서 추가적인 에너지가 소비되므로 비효율적이다.

단백질은 지방과 같이 대사과정에서 산소를 요구하며, 단위 산소 당(1L) 에너지 생성량은 지방보다는 많지만 탄수화물 보다는 적고, 분해 과정에서 생긴 암모니아가 피로물질로 작용할 수도 있다.

얼마나 먹을까?

근육량을 증가시키려는 사람들에 대한 단백질 최소 권장량은 체중 1kg당 0.8~1.0g 정도이지만 일반적으로 이보다 더 많은 양을 권하고 있다. 미국스포츠의학회, 미국영양사협회, 캐나다영양사협회에서는 체중 1kg당 일일 1.6~1.7g 정도 섭취하라고 권장한다. 한꺼번에 많이 먹는 것 보다 하루 3~5회 적당한 간격을 두고 나눠 섭취하는 것이 좋다.

표 4-5. 단백질 급원별 함유량

	Food	Serving Size	Protein(g)
동물성	참치	85g	22
	칠면조 고기	110g	9
	생선	85g	17
	햄버거	110g	30
	달걀	큰것 1개	6
	굴	80g	9.3
	육류, 살코기	120g	26
	닭고기 살코기	100g	20
	쇠고기 갈비	200g	38
	돼지고기 갈비	200g	37
	장어	70g	13.7
유제품	저지방 요구르트	230g	11
	치즈	28g	8
	우유	200g	5.8
식물성	말린 콩 2큰술	20g	7.1
	두부 1모	400g	33.5
	강낭콩	20g	3.1
	완두콩	20g	1.3
	된장	10g	1.2

생물가

단백질은 섭취량의 20% 이상이 완전단백질로 구성되어야 한다. 완전 단백질은 주로 동물성 급원에서 얻을 수 있으며, 식물성 단백질은 필수 아미노산을 모두 함유하고 있지 못한 경우가 많다.

단백질 급원을 선택할 때 단백질 함량과 함께 유용한 지표로 사용될 수 있는 것이 생물가(단백가)이다. 생물가는 섭취한 단백질이 얼마나 신체를 구성하는 단백질로 전환되는지를 나타내는 중요한 지표이다.

단백질은 종류에 따라 단백질을 구성하고 있는 아미노산의 비율이 다른데, 인체는 20가지의 아미노산을 필요로 한다. 성인의 경우 12가지의 아미노산은 체내에서 합성 가능하지만 8가지의 아미노산을 반드시 음식으로부터 섭취해야만 하는데 이를 필수 아미노산이라 한다.

결국 음식으로 섭취한 단백질로부터 근육을 효율적으로 만들기 위해서는 아미노산의 비율이 근육과 비슷할수록 유리하다. 예를 들어 사람 100명이 가정을 이룬다고 하자. 남자 50명과 여자 50명이 있으면 50가정을 만들 수 있다. 하지만 남자 1명과 여자 99명이 있으면 결국 1가정 밖에 만들지 못한다. 뭐? 99가정을 만들 수 있다고? 에라이~.

근육을 구성하는 단백질도 마찬가지다. 필수 아미노산 중 하나만 없어도 섭취한 단백질로부터 근육을 만들어내지 못하기 때문에 단백질을 섭취할 때에 반드시 생물가도 따져봐야 한다.

모유는 단백질 구성에 필요한 아미노산 비율이 좋고, 소화 흡수가 용이하며 면역력을 높여준다는 이유로 다시 모유수유가 인기를 끌고 있다. 생물가에 있어서는 모유가 으뜸이지만 성인들은 먹지 못하기 때문에 생물가를 제시할 때 계란을 100으로 놓고 다른 식품을 비교한다.

따라서 계란이 생물가가 가장 높고, 육류나 우유 등의 동물성 단백질의 생물가도 높지만, 식물성 단백질의 생물가는 낮다. 하지만 생물가 위주로 식품을 선택할 경우 동물성 지방 함량이 높아질 수 있으므로 주의를 요한다.

표 4-6. 단백질 급원별 아미노산 함량비율 및 생물가

식 품	Ile	Leu	Val	Thr	Met+Cys	Trp	Lys	Phe+Thr	His*	생물가
달 걀	1.0	1.0	1.0	1.0	1.0	1.0	1.0	1.0	1.0	100
우 유	1.1	1.3	1.0	0.9	0.7	1.3	1.3	0.9	1.1	90
쇠고기	0.8	0.9	0.7	0.9	0.9	0.9	1.4	0.7	1.6	76
쌀	0.8	0.9	0.9	0.8	0.9	1.2	0.5	1.2	0.8	75
콩	1.0	0.9	0.8	0.8	0.6	1.3	1.1	1.0	1.4	75
감 자	0.6	1.1	0.8	1.3	0.6	1.9	1.4	0.8	1.1	67

밀	**0.6**	0.8	**0.6**	**0.7**	0.8	1.1	**0.4**	0.8	1.0	65
옥수수	1.0	1.7	0.8	**0.7**	1.1	**0.5**	**0.4**	1.0	1.0	60

* 성인의 경우 비필수 아미노산임(굵은 글씨는 해당 아미노산이 부족하므로 보충해 주어야 함).

또 한 가지 단백질 섭취 전략에 있어 중요한 것은 탄수화물과 함께 섭취해야 하며 운동 후 1~3시간 이내에 섭취하는 것이 더욱 효과적이라는 것이다. 탄수화물도 운동 후 단백질 합성에 일부분 영향을 미치며, 단백질 분해를 조장하는 호르몬인 코티졸의 분비를 감소시킨다. 또한 식이 탄수화물에 대한 인슐린 반응이 운동 후에 이미 증가된 단백질 합성률을 더욱 높이는 것을 입증한 연구도 있다. 따라서 근육합성을 증가시키고 근육이 분해되어 에너지원으로 동원되는 것을 막아주기 위해서는 단백질과 함께 소량의 탄수화물도 섭취해줄 필요가 있다.

단백질 보충과 운동에 관한 연구들에서는 운동 후 아미노산을 섭취함으로써 근육으로 아미노산이 유입되는 결과를 가져와 근육의 단백질 합성이 자극되고 이러한 자극효과는 안정 시보다 운동 후 훨씬 더 크게 나타났다고 보고되고 있다. 근육으로의 혈류 증가가 일어나는 동안 아미노산이 더 효과적으로 공급되어 즉각적인 회복이 가능한 것이다.

고단백질 식이, 이대로 좋은가?

가히 닭가슴살 열풍의 시대라 해도 좋을 만큼 수요가 폭증했다. 필자가 보기에는 우리나라의 기본 식단은 이미 한식이 아닌 것 같다. 영부인께서는 미국에서만 '한식 세계화'를 외칠게 아니라 우리나라에서도 홍보 좀 하셔야겠다.

많은 사람들이 체중조절을 위해 닭가슴살 샐러드에 의존하고 있고, 남성 보디빌더의 경우 기본적으로 닭가슴살을 하루 500g 이상 먹는다. 이외에도 단백질 보충제를 추가적으로 섭취하여 나름대로 생각하는 '부족한 양'을 채운다. 보디빌더들은 순수한 단백질을 기준으로 하루 200g 이상 섭취하는 경우가 많은데, 이렇게 많은 양의 단백질 섭취는 어떤 문제를 가져올 수 있을까?

우선, 적정량 이상의 단백질 섭취로부터 얻을 수 있는 부가적인 이점은 없다. 근력운동을 아주 심하게 하는 보디빌더의 경우에도 체중 1kg당 2g의 단백질을 초과하여 섭취하더라도 더 많은 근육이 생기지는 않는다는 것이다.

몸에서 필요로 하는 양을 초과하는 단백질이나 아미노산은 대사과정을 거쳐 에너지를 발생시키고 간에서 탈아미노화 과정을 거쳐 요소로 전환되어 몸을 빠져나간다. 이 과정에서 간과 신장에 과도한 부담을 줄 수 있다. 또한 고단백질 식이를 장기간 지속하면 칼슘이 소변으로 빠져나갈 수 있는데, 이것은 신장결석의 원인이 된다.

다른 약물이나 보충제들을 추가적으로 많이 섭취하고 있다면, 이미 신장이나 간에 손상이 있을 수 있는데 여기다 단백질까지 과다하게 섭취하면 신장과 관련된 질환의 발생 위험이 높다. 특히 아미노산 보충제 섭취 시 메티오닌, 히스티딘, 시스틴 등은 독성을 가지고 있어 주의해야 한다.

그리고 비교적 지방함량이 적은 닭가슴살이라 하더라도 하루 섭취량이 많을 경우 포화지방과 콜레스테롤 섭취도 증가할 수 있어 심장질환 위험이 증가한다.

Chapter 5

운동과 비에너지 영양소

무기질
주요급원 및 결핍과 과다증상

비타민
주요급원 및 결핍과 과다증상

수분
마셔야할 물의 양
탈수 방어기전-갈증
운동과 수분섭취
  수분섭취 요령
  저나트륨 혈증

쉬어가기

4장에서는 우리 몸에서 에너지원으로 작용하는 3대 영양소에 대하여 알아보았는데 이들 에너지의 이용 및 전달, 저장은 조절영양소인 무기질과 비타민, 그리고 수분의 도움이 있어야 가능하다.

예를 들어 무기질에 해당하는 철분은 영양소들의 효율적인 에너지 생성을 위해 필요한 산소를 운반하는데 도움을 주고, 아연, 마그네슘, 칼슘 등은 에너지 저장과 근수축의 다양한 과정에서 작용한다.

비타민 역시 에너지 생성시스템의 각 단계에서 필수적인 역할을 하며, 수분은 영양소들의 가수분해와 전이과정에 활용된다.

일반적으로 식단조절을 통한 체중감량에서 나타나는 대부분의 결핍증상은 이들 조절영양소의 결핍과 관련이 있다고 볼 수 있는데, 여기서는 무기질, 비타민, 수분에 대해 알아보고, 식단 조절로 인하여 나타날 수 있는 문제점들에 대하여 한번쯤 고민해 보자.

무기질

 최근까지 알려진 116가지의 원소 중 인체를 구성하고 있는 원소는 25가지 이상으로 알려져 있다. 인체에서 존재하는 다른 원소들의 경우 결핍이나 과잉에 따른 증상이 거의 없고 다른 원소로 대체 가능하다는 이유로, 현재는 인체에서 4% 정도를 차지하는 20여 가지의 무기질 원소와 96%를 차지하는 탄소, 수소, 산소, 질소, 황의 5가지 원소만 중요하게 다루고 있다.

 또한, 20여 가지의 무기질 원소들 중 칼슘이 체중의 약 2% 정도를 차지하며 뼈를 구성하고 있어 나머지 원소들은 체내에 미량으로 존재한다고 볼 수 있다. 하지만 낮은 비율이라 할지라도 인체에서는 꼭 필요한 원소들이며, 땀이나 대소변으로 빠져나가기 때문에 매일 적정량을 음식물을 통해 섭취해야 한다.

 무기질은 성장과 생존에 필수적인 화학요소들이다. 헤모글로빈 내에 철분이 부족하면 산소운반을 제대로 할 수 없고, ATP에서 인이 어떤 역할을 하는지도 이미 살펴보았다. 또한 신경 세포들은 나트륨과 칼륨이 없으면 제 기능을 수행하지 못하고 칼슘이 뼈의 구성성분이라는 것은 이미 잘 알고 있는 사실일 것이다. 이외에도 무기질은 근육수축, 효소활성, 면역기능, 항산화 활성, 혈액의 pH조절, 수분평형 등의 기능을 담당한다.

 이처럼 무기질은 화학적인 에너지원으로서의 가치는 없으나 비타민과 함께 인체의 조절작용에서 중요한 역할을 하고 있으며, 어느 하나라도 부족하게 되면 심각한 문제를 일으킬 수 있다. 특정 무기질의 결핍은 구토, 빈혈, 고혈압, 탈수, 당뇨, 암, 부정맥, 충치, 골다공증 등과 같은 질병의 위험을 높이기도 한다.

주요급원 및 결핍과 과다증상

무기질은 주로 토양에 풍부하게 존재하는데, 식물은 토양으로부터 무기질을 얻고, 인간은 식물이나 식물을 먹는 동물을 섭취함으로써 무기질을 얻어낸다. 특정 무기질들은 물에도 존재하므로 물을 마시는 것도 무기질을 얻을 수 있는 수단이 된다.

무기질은 1일 요구량을 기준으로 주요무기질과(100mg 이상) 미량원소(20mg 미만)로 구분한다. 주요무기질은 세포와 체액의 구성요소이며 미량 무기질은 화학반응 촉매, 물질운반, 호르몬의 구성성분으로서의 기능을 담당한다.

다음은 무기질의 주요 급원과 기능, 결핍 및 과다에 따른 증상을 요약한 것이다.

주요 무기질에 대한 기준은 학자들마다 조금씩 차이가 있으며 여기서는 코발트, 불소, 몰리브덴, 크로뮴, 바나듐, 보론 등의 무기질은 생략하였다.

표 5-1. 무기질의 급원과 기능, 결핍 및 과다 증상

무기질	식품원	기 능	증 세	
			결핍증	과다증
주요 무기질(1일 요구량 100mg 이상)				
칼슘 (Ca^{2+})	유제품, 암녹색 채소, 마른 콩류	뼈, 치아의 형성, 혈액응고, 신경전도, 근 수축	발육부진, 골다공증	다른 미네랄의 흡수 방해, 신장결석의 위험 증가
인 (PO_4^{3-})	육류, 유제품, 가금류, 식품 첨가제	뼈, 연조직 생장, 치아, 핵산, ATP, 인지질의 구성성분	근육약화, 혼동, 뼈와 관절통증	뼈 안으로의 미네랄 흡수 이상

칼륨 (K$^+$)	겨, 과일과 채소	신경전도, 근 수축, 단백질 합성, 체내 산-염기 균형	근육 약화, 마비, 불규칙한 심장박동	근육약화, 심장마비, 구토
황 (S^{2-})	육류, 유제품, 콩류	단백질의 구성성분, 독성 물질의 중화	보고된 바 없음	보고된 바 없음
나트륨 (Na$^+$)	소금	pH와 수분 균형, 신경전도	근육 경련, 식욕부진, 혼수	고혈압 위험 증가, 부종
염소 (Cl$^-$)	소금	위산형성, pH와 수분균형	근육 경련, 성장 장애, 식욕부진	구토, 탈수
마그네슘 (Mg^{2+})	녹색 잎채소, 정미되지 않은 곡물, 견과류, 유제품	ATP-ADP 회로의 조효소로 작용, 단백질 합성을 위한 효소생성, 신경전도, 근 수축	근육 약화와 통증, 신경기능의 이상, 혼동	신경기능의 이상, 설사
미량 무기질(1일 요구량 20mg 미만)				
아연 (Zn^{2+})	정미되지 않은 곡물, 육류, 콩류	단백질 합성, 소화효소들의 성분, 정상적인 성장, 상처회복, 면역기능	성장 저해, 야맹증, 설사, 상처회복지연	메스꺼움, 구토, 설사, 빈혈, 면역기능 이상
철 (Fe^{2+})	녹색 잎채소, 견과류, 달걀, 살코기, 조개류, 정미되지 않은 곡물	헤모글로빈과 시토크롬의 생성	철 결핍성 빈혈, 면역기능 이상	간 손상, 쇼크, 심장이상
구리 (Cu^{2+})	땅콩, 콩류, 해물, 식수, 육류	멜라닌, 헤모글로빈, 전자전달계 구성원의 생성	빈혈, 성장 부진	메스꺼움, 간 손상
요오드 (I$^-$)	생선, 조개류, 요오드 식염	갑상샘 호르몬의 생성	갑상선 비대증과 대사 이상	중독성 갑상선종 불안
셀레늄 (SeO$_4^{2-}$)	육류, 해산물, 달걀	항산화 효소 구성요소	혈관위축, 암 발생 가능성 증가	피부퇴색, 탈모
망간 (Mn^{2+})	녹색 채소, 콩, 견과류	효소의 구성요소	근육약화, 혼동	혼동, 혼수, 사망

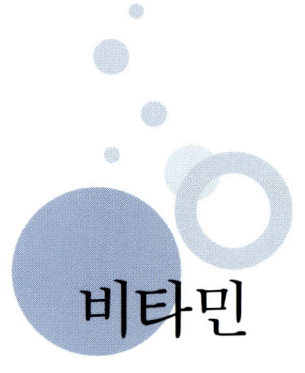

비타민

비타민은 인체의 거의 모든 대사과정에서 필요한 복합 유기화합물질이다. 일일 요구량은 매우 적어 미량영양소로 분류되지만 부족하면 2~4주 이내에 결핍증상이 발현되며, 이것이 장기적으로 지속되면 심각한 결핍증을 유발할 수도 있는 중요한 영양소라 할 수 있다.

정상적인 식단으로도 공급이 가능하지만, 잦은 외식이나 체중감량을 위하여 식사량을 줄이거나 편식을 할 경우 여러 가지 비타민의 결핍에 노출될 수 있어, 추가적인 보충에 신경을 써야 한다.

비타민은 발견된 순서대로 알파벳을 붙여 ABCD 등으로 명명하는데, 현재 13종(콜린 제외)이 몸에 꼭 필요한 비타민으로 비타민을 녹일 수 있는 물질에 따라 수용성과 지용성으로 구분한다.

인체에서 비타민의 역할은 조효소 기능, 항산화제 기능, 호르몬 기능 등이 있으며 에너지를 가지지 않고 조직을 구성하지도 않는다.

인체에는 다양한 효소들이 자신은 변화되지 않으면서 다른 물질들의 변화를 유도하는데, 효소 단독으로는 이러한 기능을 수행하기 어려워 다른 조효소와 짝을 이루어 작용한다. 비타민 B 복합체가 이러한 조효소의 역할을 하고 있어 정상적인 효소의 기능을 유지하기 위해서는 음식을 통해 지속적으로 공급받아야 한다.

또한 우리 몸을 구성하는 세포는 대사환경에 따라 안정적이지 못한 분자인 자유라디칼을 생성한다. 일반적인 자유라디칼에는 O_2^-(슈퍼옥사이드)와 OH^-(수산화물)이 있는데, 이 분자들은 우리 몸을 구성하고 있는 단백질이나 지방조직에 전자를 던져줌으로써 안정해지려는 성질을 가지고 있어 이 과정에서 세포가 손상 받게 된다. 이를 막아주는 역할을 하는 것이 한번쯤 부모님을 위해 산 경험이 있을지도 모르는 항산화제이며, 비타민 C, E 등은 과일이나 야채에 풍부한 대표적인 항산화물이다.

신장에서 생성된 비타민 D는 인체에서 몇 단계의 전환과정을 거쳐 호르몬으로서 작용하고, 비타민 C는 에피네프린의 생성에 중요한 역할을 하지만 호르몬으로 분류되지는 않고 있다.

주요급원 및 결핍과 과다증상

정상적인 기능 유지를 위하여 인체는 13종의 비타민을 음식을 통해 섭취해야 하는데, A, D, E, K와 같은 지용성 비타민은 식품 중 지방으로부터 얻어낼 수 있으며, 다른 수용성 비타민은 여러 종류의 식품군에 함유되어 있다. 이런 이유로 음식은 항상 '골고루' 먹어야 한다.

또한 수용성 비타민은 열에 약하기 때문에 조리 시 파괴될 수 있고, 일일 요구량을 초과하더라도 체내에서 대사되어 소변을 통해 빠져나가므로 너무 지나치지만 않으면 과다증상은 잘 나타나지 않는다.

다음은 각 비타민의 기능과 식품 급원, 결핍과 과잉섭취에 따른 증상이다.

표 5-2. 비타민의 기능과 결핍 증상

비타민	식품원	기 능	증 세	
			결핍증	과다증
지 용 성				
A	간, 우유, 치즈	피부와 점막의 상피조직 유지, 성장 촉진, 야맹증 예방	야맹증, 장염, 성장부진, 안구건조증	두통, 피로, 탈모, 뼈 통증
D	생선기름, 자외선, 연어	칼슘과 나트륨 흡수 촉진	구루병, 골연화증	식욕감퇴, 피로, 성장부진
E	식물성 기름, 녹색채소, 달걀노른자, 과일	항산화 작용	적혈구 용혈, 신경파괴	두통, 피로, 설사
K	녹색채소, 간, 인체 장내의 세균	혈액응고, 골대사	출혈	빈혈, 황달
수 용 성				
B1	돼지고기, 해바라기씨, 두류, 정제되기 않은 곡물	탄수화물 대사에 필요한 조효소, 중추신경계 기능 유지	식욕감퇴, 각기병, 우울증, 운동장애, 심장쇠약	-
B2	우유, 버섯, 간, 도정되지 않은 곡물, 녹색채소	탄수화물과 지방 대사에 관여하는 조효소, 건강한 피부 유지	피부염, 각막손상, 구강 염증	-
니아신	살코기, 어류, 가금류, 두류, 곡류 등 대부분의 음식	탄수화물 대사에 관여하는 조효소, 지방 합성	식욕감퇴, 피부염, 위장 장애	두통, 구토, 피부가려움, 간손상
B6	동물성 단백질, 녹색채소, 감자, 바나나	탄수화물과 단백질 대사에 관여하는 조효소, 혈색소 및 적혈구 생성	두통, 신경과민, 빈혈, 피부염	신경손상, 보행이상
B12	동물성 식품	DNA 형성, 적혈구 발달 및 신경조직에 관여하는 조효소	악성빈혈, 신경쇠약	-
엽산	간, 녹색채소, 견과류, 두류	DNA 형성	위장장애, 피로, 빈혈, 성장부진	-

바이오틴	치즈, 계란 노른자, 버터, 대부분의 채소	에너지 대사에 관여하는 조효소	빈혈, 피로, 구토	-
판토텐산	버섯, 간, 살코기, 계란 노른자, 대부분의 채소	에너지 대사에 관여하는 조효소 A의 일부로서 기능	피로, 구토, 식욕감퇴, 두통	-
C	신 과일, 녹색채소	콜라겐 형성, 항산화 작용, 철분흡수, 에피네프린 형성	괴혈병, 잇몸출혈	설사, 신장 결석

　많은 운동선수들은 체급조절이나 수행력 향상을 위해 체중을 줄이기 위하여 절식하는 경우가 있어 이러한 경우 비타민 결핍이 우려된다. 하지만 균형 잡힌 식사를 하는 정상인이라면 운동을 한다고 해서 추가적인 비타민 섭취를 할 필요는 없는 것으로 알려져 있다.

　또한 비타민 C, E가 운동에 의한 산화적인 손상으로부터 근육을 보호한다고 알려져 있으나 아직까지 그 효용에 대하여는 지속적인 연구가 필요한 상황이다.

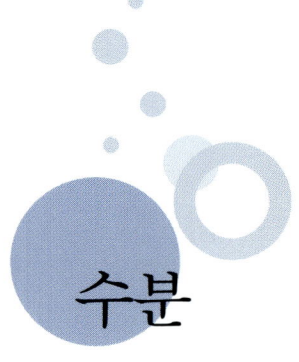
수분

쉬어가기

생명체 안에서 가장 강한 결합은 공유결합으로, 원자들을 묶어 각 세포들을 형성한다. 하지만 이들 세포들이 구조적으로 변화하거나 기능을 발휘하기 위해서는 분자 내, 또는 분자 간의 약한 결합이 더욱 중요한 역할을 한다.

물 역시 산소와 수소 간에 전자를 공유하는 공유결합을 하고 있는데, 두 개의 수소 원자는 공유된 전자에 동일한 인력을 작용한다. 하지만 이것만으로는 인체 내에서 물의 역할을 설명할 수 없다.

인체에서의 물은 여러 물질의 운반을 돕는다. 영양소를 운반하고, 노폐물을 제거하며, 체온을 유지하는데 있어서도 중요한 역할을 한다. 인체뿐만 아니라, 여러 동물이나 식물에서도 마찬가지이다. 식물들은 토양의 다양한 양분을 물에 녹인 상태로 흡수하는데 물의 응집력은 모세관 현상을 통해 식물의 높은 부위까지 물과 영양소를 전달할 수 있도록 한다.

이러한 이유로 많은 천문학자들이 우주생명체의 흔적을 확인하기 위하여 가장 먼저 찾는 것이 물의 흔적이다.

그렇다면 왜 물이어야 하는 것일까? 단지 지구상에 존재하는 '가장 흔한' 액체이기 때문일까?

물은 극성 공유결합을 하면서 다른 물 분자에 대하여 수소결합을 한다. 수소결합은 결합력이 약하기 때문에 쉽게 끊어지고 전기음성도가 큰 다른 원자들이 주변에 있을 때 인력을 작용한다.

극성을 띠고 있는 물 분자의 산소원자는 다른 물 분자의 수소원자를 끌어당긴다. 이 결합은 매우 약한 결합으로 아무런 변화 없이 고요한 물속에서도 끊임없이 결합하고 떨어지고를 반복하고 있다. 이러한 특성은 물이 다른 물질을 녹이는 용매로서의 역할을 하는데도 도움을 준다.

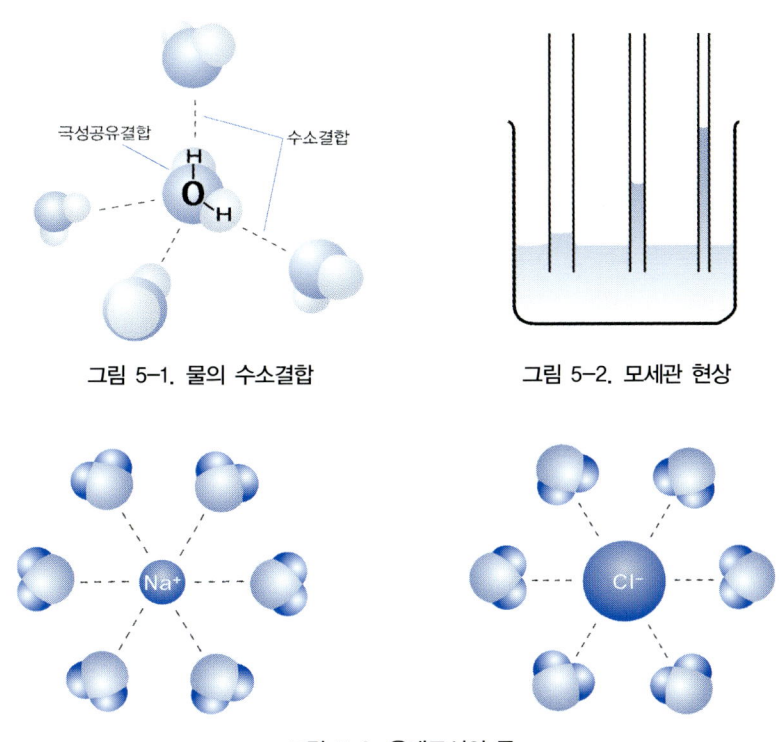

그림 5-1. 물의 수소결합　　　　그림 5-2. 모세관 현상

그림 5-3. 용매로서의 물

그림에서처럼 소금의 염화이온과 나트륨이온을 물 분자의 수소부위와 산소부위가 둘러싸면서 소금물을 형성하고, 물을 증발시키면 물 분자의 산소나 수소의 양이 적

어져 염소와 나트륨이 다시 소금결정을 이루게 된다. 이처럼 물은 이온화부위나 극성부위가 있는 물질이면 녹일 수 있다.

물은 분자 간에 다른 극성부위를 끌어당김으로써 응집력을 발생시킨다. 그림 5-2는 응집력을 가진 물이 중력에 대항하여 얇은 관을 타고 위로 올라가는 모세관 현상을 보여주고 있다. 관이 얇을수록 물은 더욱 높이 올라가고 이러한 모세관 현상은 식물이 물을 빨아들이는 원리이다.

또한 수소결합의 형성과 깨짐은 열을 방출 또는 흡수하면서 내·외부 환경에 따른 온도변화에 대응한다. 지구상의 물이 태양으로부터 전해지는 열을 흡수 또는 방출하면서 기온이 큰 차이로 변화되는 것을 막아주고, 피부에서 땀이 증발됨으로써 체온을 내려주는 것도 물의 수소결합 때문이다.

이제 질문을 바꿔보자. 과연 물 이외의 어떤 물질이 이런 역할을 대신할 수 있을까?

정상적인 경우 인체의 60% 이상이 수분으로 이루어져 있고 체지방 비율이 높을수록 수분함량은 감소한다. 근육세포와 지방세포의 큰 차이점 중 하나가 수분함량인데 근육세포는 70~75% 정도이고 지방은 25%도 못 미친다. 이러한 차이는 전기를 통과시키는 저항값에 영향을 미치고, 이것을 이용하여 생체전기저항법으로 체지방을 분석해낼 수 있다.

예전에 SBS 스타킹(2010.10.02)에 휘트니스 국가대표 여자선수가 출연해 "지방은 70%가 수분으로 되어있다"고 말해 실소를 자아냈다. 갈빗집에서 살코기와 지방을 구워보기만 해도 알 수 있는 것을, 운동선수는 그렇다 하더라도 방송 전에 내용에 관한 심의를 제대로 하지 않는 것 또한 문제다.

어쨌든 이 수분은 삼투작용으로 삼투질 농도에 따라 세포 안팎을 이동하면서 여러 대사에 관여한다.

물을 적절히 마셔야 건강을 유지할 수 있으며, 사람의 체중에 따라 마셔야 할 물의 양이 각기 다르다. 물을 충분히 마시지 않았을 때 나타날 수 있는 문제로는 우선 피로가 쌓이게 되며, 입이 마른다는 점이다. 또한 혀가 갈라지고 손톱이 갈라지는 증상도 생길 수 있다. 더불어 피부가 건조하며 탄력이 떨어지게 된다. 따라서 고운 피부를 얻기 위해서는 평소 물을 자주 섭취하는 것이 중요하다.

피부나 위생을 위하여 몸을 씻는 것과 같이 수분을 섭취함으로써 몸속을 씻어주는 것은 건강에도 도움이 된다. 물을 많이 섭취하면서 땀으로 배출시켜주면 몸속이 청결해지는데 이때 땀을 배출시키는 수단에 따라 효과가 다르게 나타난다.

사우나 또는 찜질방에서 흘리는 땀은 외부적 온도 변화에 의한 수동적 배출인데 이때에는 몸에 유익한 미네랄 성분도 같이 빠져나가게 되므로 유의해야 한다. 꼭 필요하다면, 반신욕을 하는 것은 혈액순환에 도움이 되지만 사우나는 인체 부위별 온도 차이를 유도하지 못해 혈액 순환이 저하되고 심장에 많은 부담을 주게 된다. 이후 202page에서 다시 확인하도록 하자.

마셔야 할 물의 양

그렇다면 하루에 마셔야 할 물의 양은 어느 정도나 될까? 이는 개인의 체중에 따라 각기 다르며 다음의 방법으로 계산해 볼 수 있다. 우선 자신의 몸무게(kg)에서 2.2를 곱한다. 그러면 자신의 몸무게가 파운드로 환산된다. 파운드를 2로 나누면 마셔야 할 물의 온스가 계산된다. 물의 비중으로 봤을 때 1온스는 약 30ml로 환산되므로 30을 곱하면 하루에 마셔야 할 물의 양이 나온다.

체중 × 2.2 ÷ 2 × 30 = 마셔야 할 물(ml)

탈수 방어기전-갈증

우리 인간은 항온 동물이기 때문에 체온을 언제나 36.5℃로 유지해주지 못하면 정상적인 생체기능을 발휘할 수 없게 되어있다. 따라서 체온이나 혈액량 조절과, 혈액이나 조직의 전해질 농도를 유지하기 위해서는 적절한 '시기'에, 적절한 '종류'의 수분을 적절한 '양'만큼 섭취해야 한다.

땀을 배출시킬 때는 체내로부터 상당량의 수분을 체외로 배출시키기 때문에 체내에는 최소한 유지되어야 하는 일정량의 수분이 모자라게 되며, 이렇게 되면 대뇌에서는 이러한 현상을 빨리 감지하여 '갈증'이라는 것을 느끼도록 함으로써 체외로부터 수분을 공급받도록 명령을 하달하게 되어있다. 이때 수분을 섭취하지 않으면, 체온이 상승하고 혈액량이 줄어들 뿐만 아니라 혈액의 점성도 떨어져 산소 공급이나 에너지 발생, 노폐물 등을 수거할 때 평소보다 많은 시간을 필요로 하게 된다.

인체에서 수분이 부족한 경우 소변의 색으로도 예측이 가능하다. 탈수로 인한 소변 상태는 색깔이 진하고 양이 적은 경우가 많으며, 이는 대사 노폐물의 농축 상황을 말해 주는 신호이다.

하지만 일반적으로 우리 인간은 자기 체중의 약 1% 정도에 해당하는 수분 손실을 가져오게 되면 생리적으로 갈증이라는 신호를 보내주므로 갈증을 느낄 때마다 물을 마셔주기만 해도 늦지는 않다.

운동과 수분섭취

힘든 운동 중, 근육은 휴식을 취할 때에 비해 20배 이상 열을 발생시킬 수 있다. 이 열은 땀을 통해 체외로 방출되고, 땀이 증발하면서 피부, 혈액, 체내를 식힌다. 땀을 흘리지 않는다면 목숨을 잃을 수 있다. 체온이 41.1℃ 이상이 되면 세포가 손상되며, 42℃에서는 세포단백질의 변성이 나타나고 세포는 죽는다.

땀의 발산으로 인한 열을 감소시키는 능력은 운동을 통하여 증가될 수도 있으므로, 운동을 규칙적으로 한 사람은 그렇지 않은 사람보다 체온조절이 기능이 뛰어나다고 할 수 있다.

어떤 사람은 땀을 훨씬 많이 흘린다. 여성은 남성에 비해 훨씬 효율적으로 땀을 흘리는 경향이 있지만, 남성과 여성 모두 땀으로 손실된 수분을 보충하기 위해 주의를 기울여야 한다.

운동 전후 자신의 체중을 측정해 땀 흘린 정도를 알아본다. 손실된 체중에 대하여 약 80~100% 정도의 수분을 빠르게 회복시켜주는 것이 중요하다.

갈증을 느끼는 즉시 물을 마시는 것도 안전하겠지만 땀을 흘릴 때에는 이미 혈액에서 수분이 유의하게 손실되고 있다는 것이므로, 경험을 통해 갈증을 느끼기 전에 미리 물을 마셔준다면 더욱 좋다.

갈증 신호를 느낄 때에는 체중의 1% 정도가 손실된 것이며, 이로 인해 심박수가 부가적으로 3~5bpm 정도 높아지게 된다. 체중의 3% 손실은 운동수행 능력을 유의하게 감소시키고, 체내 항상성 유지가 상당히 어려워지므로 즉시 운동을 중단해야 한다.

수분섭취 요령

장기간의 운동을 할 때 적절한 수분 섭취가 이루어지지 않으면 땀의 증가로 인해 체액이 감소하게 되고, 이로 인해 피부로의 혈류량이 줄어들게 된다. 이것은 곧 땀 분비를 감소시켜 근수축을 통해 생성된 체열을 적절히 발산시키지 못하여 건강상 심각한 문제를 일으키게 된다.

손상의 정도는 운동강도와 환경적인 온도에 따라 다소의 차이는 있으나 운동을 통해 유발된 탈수의 결과로서 체중의 1%가 감소될 때마다 체온이 0.1~0.4℃씩 증가될 수 있다. 따라서 운동을 통한 탈수시 가능한 빠른 시간 내에 수분을 보충해 주는 것이 중요하다. 이 때 수분의 필요량은 탈수의 정도, 개인의 특성, 운동강도나 시간, 환경적인 조건 등에 따라 상당한 차이가 있으며, 공급된 수분의 흡수는 위 배출율과 밀접한 관계가 있다.

그러면 이때 섭취해야 할 물의 온도와 양은 어느 정도가 적합한가? 지금까지 알려진 바에 의하면 약 4℃~8℃ 정도의 약간 찬 물이 보다 효과적인 것으로 알려지고 있다. 이것은 아마 흡수율과 체온조절의 두 가지를 동시에 고려했을 때의 적정 온도일 것이다.

따라서 운동으로 인해 땀을 많이 흘리게 될 것으로 예상이 될 때에는, 적어도 운동 시작 20분~30분 전에 최소한 200ml~300ml(1회용 종이컵이 보통 180ml 정도임) 내외의 수분을 섭취하는 것이 바람직하며, 운동 중에는 땀을 흘린 정도나 운동강도에 따라 다르기는 하지만 15분~25분 정도의 일정한 간격을 두고 소량의 수분(80~120ml)을 섭취하는 것이 필요하다.

그렇다고 갈증을 느끼고 나서 충분한 양의 수분을 섭취했다고 하였을 때 모든 문제가 완전하게 해결된 것은 아니다. 심리적으로는 갈증이 해소된 것처럼 느껴지지만 실제로 섭취한 수분이 말단 세포까지 흡수되어 정상적인 기능을 발휘하게 될 때까지는 음료수의 종류에 따라 약간의 차이는 있지만, 최소한 20분~25분 정도, 길게는 약 30분 내외의 시간을 필요로 한다.

섭취해도 좋은 음료수의 종류로는 스포츠 드링크 류(이온음료)나 순수한 물 혹은 보리차, 천연과즙(수박, 토마토 등) 또는 100%의 천연 쥬스 류 등이 바람직하며, 사이다, 콜라, 다당류의 음료수나, 지방질을 함유하고 있는 우유(탈지우유 포함) 등의 섭취는 절대로 피해야 한다.

왜냐하면 스포츠 드링크류나 순수한 물, 보리차, 단당류 등은 비교적 체내에 즉시 흡수가 가능하지만, 다당류나 지방이 포함되어 있는 음료수의 경우에는 체내에 들어갔을 때 직접 흡수되지 않고, "소화"라는 과정을 거쳐야만 흡수될 수 있기 때문이다. 이로 인하여 물을 흡수하는 데 더 많은 시간이 요구되고, 소량의 혈액이 소화과정에 동원되어 운동을 하는데 지장을 초래한다.

저 나트륨 혈증

땀을 많이 흘리는 운동 중에는 땀을 통해 염분 등 미네랄 성분이 많이 빠져나가 체내의 염분 농도가 현저히 낮아진다. 이러한 상태에서 갑자기 많은 양의 물을 마시면 혈중 염분 농도가 갑자기 떨어져 생명까지 위협할 수 있는 '저 나트륨 혈증(hyponatremia)'이 발생할 수 있다. 실제로 마라톤 현장에서 가끔 발생하는 사망사고의 많은 비율을 차지하고 있다. 따라서 운동으로 인해 다량의 땀이 배출될 것이라면 전해질 균형을 맞춰주기 위해 농도가 낮은 소금물이나 전해질이 함유된 이온음료를 준비하는 것이 필요하다.

Chapter 6 식품라벨 읽는 법

영양성분표시

영양성분
영양소 기준치

열량
탄수화물 함량
지방 함량
단백질 함량
염분
콜레스테롤
식이섬유
비타민과 미네랄
주원료명과 원산지

영양소 이외의 첨가물
영양성분표시 확인 시 주의사항

영양강조 표시
무설탕&무가당
유기농&친환경
식품에서 추출한 식품 첨가물
무지방

체중조절 식단에 대한 올바른 판단

쉬어가기

식료품을 구입할 때 포장지에서 볼 수 있는 영양분석표는 그 제품이 가지고 있는 칼로리와 제품에 함유되어 있는 여러 가지 영양소들에 대한 정보를 알려준다. 하지만 우리는 얼마나 꼼꼼히 확인하고 구입하는가?

영양 표시 제도는 식품위생법에 근거하며, 표시 방법은 크게 영양성분표시와 영양강조표시로 분류할 수 있다. 영양성분표시는 제품의 일정량에 들어 있는 영양소의 함량을 표시하는 것이고, 영양강조표시는 제품에 포함된 영양소의 함유 사실 또는 함유 정도를 표시(무, 저, 고, 강화, 첨가 등)하는 것이다.

식품관련 제조사들은 나름대로의 규정에 따라 성분들에 대하여 표시하고 있지만 우리는 이를 확인하는 경우가 거의 없다. 그나마 관심을 가지고 보는 것은 제조일이나 칼로리 정도일 것이다. 제품에서 칼로리를 구성하는 영양소는 무엇인지, 그리고 그 영양소의 세부적인 종류가 무엇인지를 아는 것도 중요할 뿐만 아니라, 비타민과 무기질이 일일권장량 기준 몇 %가 함유되어 있는지도 확인할 필요가 있다. 추가적으로 제품의 생산과 유통과정에서 불가피하게 들어가는 식품첨가물의 종류도 파악해야지만 식품의 유해성을 판단할 수 있을 것이다.

특정 식품을 얼마나 먹을지, 어떤 용도로 먹을지, 어느 시기에 먹을지 등을 고민하기 위해서는 우선적으로 포장지의 표기내용을 꼭 확인해야 한다. 과자 한 봉지를 혼자서 다 먹을 것인가? 씨리얼과 우유로 하루 세 끼를 때울 것인가? 무설탕, 무가당, 무지방을 어떻게 해석할 것인가? 이제부터라도 고민을 하면서 식품을 고르는 습관을 가지자. 다른 것도 아닌 우리 몸속으로 들어오는 식품에 이 정도의 관심은 반드시 필요하다.

영양성분표시

영양성분표시는 상품에 포함된 영양소의 목록과 함량을 보여준다. 일반적으로 1회 분량 또는 100g, 100ml 등 특정 단위에 따른 각 영양소의 비율 또는 칼로리를 보여주며, 1일 권장량에 대한 비율도 함께 제시해주기 때문에 아주 유용하다. 또한 식품의 맛과 향, 모양, 보관 등을 위하여 첨가한 성분들에 대한 내용도 포함되어 있다. 따라서 음식을 선정할 때 영양성분표시를 확인하는 습관을 가지는 것은 매우 중요하다. 다음은 일반적인 식품의 영양성분표시에서 확인할 수 있는 내용들을 정리해보았다.

영양성분

1회 제공량 및 총 분량

섭취할 음식의 양을 보여주는 것으로 사람에 따라 약간의 차이가 나타날 수 있다. 특히 콜라나 과자, 냉동식품과 같이 건강에 별로 유익하지 않은 제품일수록 더욱 주의하면서 확인해야 한다. 예를 들어, 이후의 목록에서 제시되는 열량 및 영양소별 함량은 모두 1회 분량 또는 특정 단위에 따라 정리되어 있는 경우가 많다. 즉 우유 100ml가 60kcal면 200ml의 우유 한 팩은 120kcal이며 지방, 단백질, 칼륨 모두가 두 배이다.

영양소 기준치

1일 권장량에 대하여 해당 음식이 공급하는 영양소의 비율을 보여준다. 비타민과 미네랄 등의 함량을 꼼꼼히 따지는 습관이 필요하다. 이 역시 1회 분량의 비율이다.

열량

1회 분량의 제품이 제공하는 총 에너지를 보여준다. 현재의 체중과 목표체중을 고려하여 섭취량을 결정할 때 유용한 자료로 사용된다.

탄수화물 함량

음식에 든 당분, 전분, 섬유소 등의 탄수화물 함량을 표시한 것이다. 총함량뿐 아니라 탄수화물의 종류가 더욱 중요하다. 81page의 GI를 참고하라.

지방 함량

포화, 다가 불포화, 단일 불포화, trans 지방 등 지방 성분의 총량을 보여준다. 특히 총 지방량 아래에 있는 포화 지방 숫자는 꼭 확인해야 한다. 100kcal당 지방 함유량이 3g 이상이거나, 지방 3g에 대하여 포화 지방이 1g 이상이면 피하는 것이 좋다.

단백질 함량

근육, 소화기관, 심장 등의 중요한 구성성분인 단백질 함량을 보여준다. 특히 근육을 만들거나 다이어트 중이라면 양질의 단백질을 섭취해야 하므로 이 역시 97page의 생물가와 함께 고민해볼 필요가 있다.

염분

소금과 같은 미네랄 성분을 보여주는 것으로 고혈압이나 부종이 있다면 주의할 필요가 있다. 시합전과 같이 염분이 필요한 시기가 아니라면 제한하는 것이 좋다.

콜레스테롤

1회 분량에 함유된 콜레스테롤 양을 보여주는데, 이 역시 '영양소 기준치'에 대하여 비교하는 것이 좋다. 콜레스테롤이 많이 함유되어 있는 음식은 버터, 쇠기름, 계란 노른자, 명란젓, 가재, 새우 등이다.

식이섬유

섬유소에는 수용성과 불용성의 두 가지 종류가 있는데, 두 가지 모두 식이요법에 있어 필수적인 성분이다. 불용성 섬유소는 포만감을 느끼게 하고 체내에는 섬유소를 소화할 수 있는 효소가 없으므로, 섬유소가 체외로 배출될 때 다른 잉여 영양소들과 함께 배출된다.

수용성 섬유소는 콜레스테롤이 혈관에 붙는 것을 방지하는데 사과 껍질에 많다. 불용성 섬유소는 곡물, 콩 등에 많은데 밥을 백미 대신 현미로 바꾸면 쉽게 보충할 수 있다. 쌀겨에 있는 불용성 식이섬유는 변의 양을 크게 만들어 변비를 예방하고 장을 부드럽게 해준다.

비타민과 미네랄

결핍증을 방지하기 위해 필요한 영양분의 최소량에 대한 비율을 표시한 것이다. 당연히 영양소 권장 섭취량 비율이 높은 음식일수록 좋겠지만 종합 비타민이나 미네랄 보충제를 먹는다면 부족할 우려가 없다. 하지만 비타민이나 미네랄이 과다섭취될 경우 부작용이 있을 수 있으니 주의해야 한다.

주원료명과 원산지

각 성분의 원산지를 표시해 주는 것으로서 함량 비중이 높은 순서대로 표기되어 있다.

다음은 실제 체중조절용 시리얼의 영양성분표이다. 그림 6-1의 제품 1회 제공량은 40g, 152kcal이며, 200ml의 우유와 함께 먹었을 때에는 234kcal의 열량을 얻을 수 있다. 이것으로 하루 세 끼를 대신한다면, 칼로리가 너무 부족해진다.

영양성분표		
1회 제공량 40g 총 12회 제공량 480g	1회 제공량 당 함량	저지방 우유 200ml + 40g 제품
열량(kcal)	152	234
탄수화물(g)	31.6(10%)	41.6(13%)
당류(g)	8	18
단백질(g)	6(10%)	12(20%)
지방(g)	0.2(0.4%)	2.2(4%)
포화지방산(g)	0(0%)	1.2(8%)
트랜스지방(g)	0	0
콜레스테롤(mg)	0(0%)	9(3%)
나트륨(g)	280(14%)	386(19%)
비 타 민		
비타민 A1(μgRE)	175(25%)	195(28%)
비타민 B1(mg)	0.25(25%)	0.33(33%)
비타민 B2(mg)	0.3(25%)	0.42(35%)
나이아신(mgNE)	3.25(25%)	4.85(37%)

비타민 B6(mg)	0.38(25%)	0.46(31%)
비타민 C(mg)	25(25%)	25(25%)
비타민 D3(μg)	1.25(25%)	1.25(25%)
비타민 E(mgα-TE)	2.5(25%)	2.5(25%)
엽산(μg)	62.5(25%)	62.5(25%)
무 기 질		
철분(mg)	1.5(10%)	1.5(10%)
아연(mg)	1.2(10%)	2.0(17%)
칼슘(mg)	70(10%)	332(47%)

* ( ) 1일 영양소 기준치에 대한 비율

식품의 유형 : -
유 통 기 한 : -
내 용 량 : 480g
제조업소명 : -
원재료명 및 함량 : 쌀(미국산), 설탕, 정제소금(국내산), 맥아엿, 영양강화제, 밀가루(밀, 미국산, 캐나다산), ….

그림 6-1. 영양성분표시의 예

    탄수화물의 함량은 그리 많지 않은 것을 알 수 있는데, GI를 확인하기 위하여 맨 아래 원재료명 및 함량을 보니 쌀, 밀가루, 설탕으로 되어있지만 몇 %인지는 알 수 없다. 따라서 GI예측이 불가능하다. 제품의 단백질 함량도 부족하여 우유와 함께 먹더라도 이것으로 세 끼 식사를 대신한다면 60%의 단백질 밖에 얻지 못한다. 지방의 함량은 아주 낮고 저지방식의 문제점으로 지적받을 수 있는 지용성 비타민의 결핍이 우려되지만 이 역시 우유와 함께 먹으면 어느 정도 보충해줄 수 있다. 대부분의 비타민의 경우 우유와 함께 먹는다면 크게 부족하지는 않지만 무기질 중 철분과 아연이 부족함을 알 수 있다.

    이 제품의 영양성분표에서 아쉬운 점은 원재료의 함량이 표기되어있지 않아 GI확인이 어려웠다는 점이다. 그리고 철분과 아연의 결핍될 수 있고, 전체 칼로리는 턱없이 부족하여 이후에 요요현상이 발생될 우려가 있으므로, 하루 한 끼의 식사를 대체하는 정도로 이용하는 것이 좋겠다.

영양소 이외의 첨가물

식품영양표시는 사람들에게 필요한 영양소에 대하여 1일 권장량을 기준으로 표시되고 있다. 따라서 이상의 내용은 영양균형을 위하여 꼭 확인해야 할 사항 정도로 생각하면 된다. 하지만 가공식품의 대부분은 식품의 맛과 향, 색, 모양, 부패 방지 등을 위하여 영양소 이외에 첨가하는 물질들이 있다. 흔히 '알고 나면 못 먹는다.'고 하는 식품첨가물에는 어떤 것이 있는지 알아보자.

표 6-1. 영양소 이외의 첨가물

구분	설명
보존료	방부제와 같은 의미로, 식품의 신선도를 오랫동안 유지하도록 부패를 지연시킨다.
유화제	지질이나 지용성 비타민과 같은 소수성(물에 녹지 않는 성질) 성분을 물에 녹일 필요가 있을 때 사용한다.
산화방지제	식품이 산화되지 않게 하는 것으로 보존 기간이 길어진다. 마요네즈, 햄, 껌, 과자 등에 들어 있다.
산성 물질	미생물이 번식하는 것을 억제하고, 신 맛을 낸다. 아세트산과 젖산 등이 있다.
향미 증강	천연 식품의 맛을 모방하기 위하여 사용되며, 과일을 비롯한 다양한 향을 낼 수 있도록 한다.
인공감미료	사카린, 아스파탐 등이 있으며, 설탕이나 꿀과 같은 천연 감미료를 대신하여 설탕보다 적은 양으로도 단맛을 낼 수 있다. 과자, 청량음료, 과일주스 등에 들어간다.
인공조미료	음식의 감칠맛을 높여주며, 나트륨 성분이 함유되어있어 혈압이 높은 사람은 섭취량을 줄이는 게 좋다.
산도 조절제	식품의 pH를 조절하는 역할을 하며 라면과 햄에 많다. 구연산나트륨이 주로 사용된다.
색 첨가제	식용이 가능한 색소로서 예쁘고 화려한 색을 낼 수 있어 사탕, 초콜릿, 아이스크림 등에 원하는 색을 내기 위해 사용된다.

아이들과 노인들의 경우 식품첨가물 섭취에 따른 민감도가 높은 계층이기 때문에 식품 첨가물의 위험성에 대하여 확인하는 것이 필요하다. 성인의 경우 하루 10g 정도의 식품첨가제를 섭취하는데, 외식을 자주하거나 인스턴트식품을 많이 이용한다면 이보다 더 많은 양을 먹고 있는 셈이다. 특히 가공식품의 보존료, 타르 색소, 아질산나트륨(발색제-발암 유발) 등은 위험성이 높은 식품첨가물로 볼 수 있으므로 이들에 대해 꼼꼼히 확인할 필요가 있다.

이들 첨가물 중에는 인체에 별 영향을 미치지 않는 성분도 있지만, 독성이 강해 사용 기준이 엄격하게 관리되는 성분도 있다. 따라서 관리기준을 통과한 제품이라 하더라도, 많은 양을 먹거나 첨가물을 포함한 다른 제품으로부터 추가적으로 섭취한다면 위험도가 높아진다. 하지만 제조사 입장에서 이런 첨가물의 사용은 소비자의 '무관심에서 비롯된 요구'라 할 수 있다. 우리는 맛있거나 맛있어 보이는 식품을 찾을 뿐, 그 속에 무엇이 들어있는지 관심을 가지지 않는다. 제조사들은 그저 소비자의 요구를 따라갈 뿐이다. 수많은 식품첨가물의 종류와 유해성에 대하여 다 알기란 어려우므로, 되도록 인근에서 수확·생산된 식품을 이용하고 가공 식품은 피하는 것이 좋겠다.

영양성분표시 확인 시 주의사항

'심심풀이 ○○○ 땅콩'이라는 과자를 먹어본 적이 있을 것이다. 문어 비슷하게 생겼지만 다리는 두 개 더 많은 동물하고 땅콩이 섞여있는 과잔데 표현할 방법이 없네…. 총 중량 98g, 정확히 말하면 3.5인분으로 표기되어 있다. 개수를 세어보니(나도 뭐하는 짓인가 하는 생각이 들었다) 50개. 이 정도면 그냥 'g'으로 표기하지 말고 '약 50개'라고 하는 것도 괜찮을 것 같다.

영양성분표시를 보니 1일 권장량 기준으로 지방 12% 중 포화지방 9%, 트랜스지방 0%, 열량 155kcal로 표기되어 있다. 3.5인분인 한 봉지를 먹으면 지방은 42%, 포화지방은 31.5%가 들어와 버린다. 과자 한 봉지를 통해 이미 많은 지방을 먹었기 때문에 다른 식사의 메뉴가 아주 제한될 것이다. 열량은 542.5kcal, 이정도면 빠른 속도로 한 시간 걷는다 하더라도 다 소비하지 못한다. 3.5인분이라는 것이 이해가 되는 시점이다. 포장지에 '주의 : 정량을 준수할 것!'이라고 크게 표기해 두는 정도의 배려가 필요하다.

영양성분표를 확인할 때 가장 먼저 살펴보아야 할 것은 '기준'이다. 즉 이러한 영양성분들이 제품의 몇 g속에 함유되어 있는가를 확인해야 한다. 라면의 경우 누구나 1봉지가 1회 제공량인 것을 알기 때문에 영양성분도 1봉지에 대하여 표시된다.

하지만 시리얼, 과자, 사탕 등은 1회 제공량이 애매한 경우가 많아 표시함에 있어 꼼수가 있는 경우가 많다. 즉 1회 제공량을 줄여 칼로리를 낮게 표시하는 경우다.

많은 시리얼의 경우 간단한 식사대용뿐만 아니라 체중조절을 위한 식품으로 활용되기도 한다. 때문에 어떻게든 칼로리가 낮게 표기하기 위해 1회 제공량을 최소화 한다. '먹고는 싶은데 살이 찌지 않을까?'하고 걱정되는 식품들은 대부분 이 꼼수를 사용하는 경우가 많다. 물론 표시된 1회 제공량 만큼만 먹는다면 상관없지만 그보다 더 많은 양을 필요로 한다면 1회 섭취시 제공되는 칼로리를 다시 계산해볼 필요가 있다.

대부분의 과자도 마찬가지다. 적은 봉지의 경우에도 1회 제공량은 약속이나 한 듯 1/3로 표기되어 있고, 중량 기준으로는 대부분 30g 정도로 맞춰져 있다. 질소를 사면 끼워주는 과자를 세 명이서 나눠먹으라고? 물론 과자를 먹는 연령대가 아동이 많기 때문에 그럴 수 있다고 하자. 그러면 영양성분표에서도 1일 권장량을 아동의 수치로 바꿔야하지 않을까? 아동의 기준으로 본다면, 과자를 1/3만 먹어도 상당량의 나트륨과 지방을 섭취하게 되는 것이다. 과자의 양을 절제하지 못하는 아이에게 조용히 과자나 먹고 있으라고 한 봉지 던져주는 것은 매우 위험한 일이었다.

하지만 이런 꼼수들은 단지 소비자들이 꼼꼼히 살펴보아야 할 '숙제'일 뿐 거짓이라 보기는 어렵다.

영양강조 표시

영양강조 표시는 제품의 장점을 강조하기 위하여 식품의 포장재에 표기하는 것이다. 하지만 여기에도 다음과 같은 주의가 필요하다.

무설탕&무가당

무설탕은 말 그대로 설탕이 없을 뿐이다. 하지만 단맛을 내기 위해 감미료나 과당, 액상 과당이 포함된 경우가 많다. 또한 무가당 역시 당을 '인위적으로 첨가'하지 않았다는 것이다. 당분이 높은 과일주스에 주로 이러한 표기가 많이 사용되는데 원래 당 성분이 많아도 당을 첨가하는 과정만 없으면 무가당 표시를 할 수 있는 것이다.

유기농&친환경

친환경은 농산물 인증 명칭으로 유기농까지 포괄하는 개념이다. 유기농, 전환기, 무농약 인증이 있는데, 유기농과 무농약에는 농약을 뿌리지 않는다. 유기농은 토지에도 잔류 농약이 없어야 인증이 부여된다. 유기농이라는 단어를 사용하기 위해서는 국내 인증을 받아야 하지만 2011년까지는 국내 인증을 받지 않더라도 유기농 원재료(각 국가별 인증)를 사용하면 이 단어를 사용할 수 있었다.

식품에서 추출한 식품 첨가물

천연첨가물인 경우는 문제가 없지만, 화학적 합성품임에도 천연 첨가물인 것처럼 광고하는 문구는 식품위생법 시행규칙 제8조에 위반된다.

무지방

이는 우유나 아이스크림, 요구르트 등의 유제품에 주로 표시되어 있는 경우가 많다. 하지만 실제로 아이스크림이나 요구르트의 문제점은 지방이 아닌 탄수화물이다. 강한 단맛으로 인해 치아가 상하고 살이 찌기 쉬운 것이다. 따라서 무지방 아이스크림은 체중감량에 거의 도움이 안 된다.

체중조절 식단에 대한 올바른 판단

쉬어가기

'먹으면서 살 빼는' 음식이 있을까? 그렇다면 이 음식은 '마이너스 에너지'를 가지고 있어야 한다(필자도 마이너스를 '가진다'는 표현이 약간 이상하다). 질량을 가지는 모든 물질은 에너지를 가지고 있으므로, 에너지가 마이너스가 되기 위해서는 질량도 마이너스…. 그렇다면 물질의 정의 '공간을 구성하고 질량을 가지는 것'이라는데 모순이 된다.

하지만 실제로 많은 체중조절용 식품은 이런 식으로 광고하고 있다. 물론, 거짓말은 아니다. 대신 '이것만 조금씩'라는 수식어 정도는 붙여줄 필요가 있다.

체중조절용 식품에는 세 가지 특징이 있다. 첫째는 맛이 없다. 사람은 단 음식이나 기름기가 있는 음식을 먹을 때 맛있다고 느끼도록 만들어져 있는데 이들 영양소의 함량이 적기 때문에 맛이 저하된다. 그리고 두 번째는 식사 대신 먹어야 한다. 그리고 셋째는 적은 양을 먹도록 강요하고 있어 실제 1회 분량 당 가격은 일반 제품에 비해 비싸다.

많은 체중조절을 위한 식품들의 열량표시에는 눈속임이 있다. 예를 들어 체중조절용 식품이 있다고 하자. 이 제품을 이용하여 체중을 줄이려면 적은 양으로 식사를 대신하면서 배고픔을 견뎌야 한다. 이들 제품은 타 제품에 비하여 비타민과 미네랄, 섬유질이 좀 더 많이 함유되었을 것이고 칼로리를 낮추기 위해 탄수화물과 지방의 함량이 낮을 것이다. 양도 적을 수 있다.

그렇다면 일반제품을 좀 더 적게 먹는 것과 얼마나 큰 차이가 날까? 결국 우리는 맛없는 제품을 적게 먹으면서 더 비싸게 사주고 있는 것이다.

순간 필자도 다이어트 식품 하나 개발했다. 라면인데 다른 라면과 맛은 똑같지만 열량은 정확히 절반이다. 천재다 천재. 오호~ 놀랍다. 대신… 1회 제공량도 딱 절반이다. 광고는 '맛있는 라면도 먹고 살도 뺄 수 있는…' 이런 식으로 하는 것이 좋겠다. 거짓말이라 할 수도 없다. 획기적인 제품이니만큼 가격은 두 배쯤 되어야 하지 않을까 싶은데…. 그러면 결국 네 배로 비싼 건가? 빨리 출시해야겠다. 돈 벌어서 좋고, 욕 먹으면 오래 살아서 좋으니까….

체중조절을 위한 식품들이 쏟아진다고 표현해도 될 정도로 시중에 넘쳐나고 있다. 몇몇 잘 알려진 유명인들도 저칼로리 제품들을 선보이며 안정성이나 부작용에 대한 고민도 없이 '장사'에만 몰두하고 있다. 다른 제품과의 뚜렷한 차이점이 없음에도 불구하고 그 제품이 그냥 '좋다'고 말한다. 심지어는 스스로 살을 찌워서 다시 감량하는 모습을 보여주기까지 한다. 자기 제품만 이용한 것처럼….

이런 제품들의 공통점은 고단백 저칼로리 식단이며 '먹으면서 뺀다.'고 주장한다. 그 논리는 이렇다. '저칼로리'는 에너지 부족을 유도하여 인체에 저장되어 있는 지방의 소비량을 높이고 '고단백'은 줄어들 수 있는 근육량을 유지하거나 증가시키는데 도움을 준다는 것이다.

하지만 안타깝게도 그렇지 않다. 근육을 구성하고 있는 단백질은 하루 제공되는 에너지가 적정량보다 부족할수록 더 많이 분해된다. 또한 근육을 만들기 위해 닭 가슴살을 먹더라도 흡수된 단백질은 결국 부족한 탄수화물이 해야 할 역할을 하느라 근육으로 합성되는 양은 미미할 것이다. 한마디로 말만 그럴듯하다는 것이다.

건강한 식단의 기준은 3대 영양소의 비율이 알맞아야 하고, 비타민과 무기질은 '비율'이 아니라 '양'적으로 하루 권장량을 충족할 수 있어야 한다. 많은 비타민과 미네랄 중에는 탄수화물과 지방으로부터 얻어내야 하는 것들도 있는데 이들이 부족해지면 인체의 정상적인 기능유지가 힘들어질 뿐만 아니라 질병에 대한 위험도 높아진다.

또한 저칼로리 식단을 장시간 하게 되면 인체의 에너지 효율이 점점 높아져, 이후 정상적인 식단으로 다시 돌아오면 더욱 빨리 체중이 증가할 것이다. 이것이 요요현상이다. 체중감량 효과가 좋은 식단은 결국 '요요현상의 위험이 높은 식품'이라 생각하면 된다.

Chapter 7 운동과 약물

보디빌더와 약물

헬스맨의 식단과 기능성보조제

보디빌더와 약물

 '실력파 보디빌더, 무더기 약물복용 적발', '보디빌딩 우승자 등 7명 도핑파문', '전 국가대표 보디빌더 스테로이드 밀수 적발', '금지약물 양성반응 보디빌더 2명 제명', '보디빌딩 6명 또 금지약물', '보디빌딩 약물파문 몸살'.

 이상의 문구는 만들어낸 것이 아닌 뉴스의 기사 제목이다. 45개의 전국체전 정식종목(2011년 기준) 중 보디빌딩 종목의 약물복용 적발 건수가 가장 많다. 하지만 실제로는 이보다도 훨씬 많은 선수들이 약물을 복용하고 있다. 페어플레이 정신도 이젠 '모든 선수가 똑같이 약물을 복용하는 페어플레이'라는 말이 나올 정도다.

 보디빌딩의 약물복용 건수가 많은 것은 종목의 특성과 연관되어 있다. 보디빌딩 종목은 다른 종목에 비하여 경기 당일의 경기력의 영향을 비교적 적게 받는다. 따라서 선수들끼리는 이미 결과를 어느 정도 예측이 가능할 정도다. 물론 다른 종목들도 마찬가지겠지만 보디빌딩은 당일의 경기수행력에 가장 영향력을 적게 받는 종목이라 보아도 되겠다.

 예를 들어 피겨여왕 김연아는 아무리 여왕이라도 순간적인 실수를 하게 되면 순위에서 벗어날 수도 있지만 보디빌더의 경우 실수라고 할 것이 별로 없다. 넘어졌다 일어나도 거의 감점이 없을지도 모른다. 때문에 경기 전 하루하루를 경기를 하는 것처럼 열심히 훈련한다. 많은 종목 중 가장 성실한 종목임에 틀림없다. 하지만 많은 선수들이 이렇게 성실히 운동해야할 하루하루를 약물과도 함께하고 있다. 평소에 약물을 해서 근육을 키워놓으면 시합 몇 달 전에 투약을 중단하더라도 어느 정도 효과는 유지되기 때문에 도핑을 피해가기도 쉽다.

다른 종목들도 시즌기와 비시즌기가 있지만 보디빌딩만큼 극명한 체형차이를 보이는 종목도 드물다. 비시즌기의 체중은 선수들마다 다르지만 자신의 체급보다 10~20% 더 증가시킨 상태로 운동을 하다가 시합 3~6개월 전부터 감량한다.

대부분의 전문 보디빌더들은 1년에 한 번 또는 2년에 한 번 정도의 큰 시합을 주목표로 하는데, 그 이유는 잦은 체중감량을 하면 근육이 손실되기 때문이다. 이외의 작은 시합들은 별로 중요하게 생각하지도 않고, 도핑검사도 하지 않으므로 약물을 하고 있는 기간에도 그냥 출전한다.

약물도 종류에 따라 3~6개월 전에 복용을 중단하는데, 복용을 중단하는 타이밍을 놓치거나 신체적인 특성에 따라 체내에서 완전히 제거되지 않을 경우 도핑검사에서 걸리게 된다.

걸리면 어떤 처벌을 받는고 하니 짜잔~ 2년간 출전정지. 그러면 다음에는 '복용중단 타이밍을 더 신중하게 계산해야지' 하면서 조금만 더 기다리면 된다. 어차피 1~2년에 한번 출전하는 것이기 때문이다.

물론 최근에는 영구제명 시키는 등으로 처벌수위가 높아지기도 했다. 하지만 이것만으로는 부족하다. 선수들은 이미 약물들의 체내 잔류기간에 대해 경험적으로 알고 있어 대부분 복용중단 타이밍으로 극복할 수 있다. 뛰는 도핑검사 위에 나는 약물복용이 있다고 할 정도다. 따라서 다음과 같이 제도를 바꿀 필요가 있다.

첫째, 도핑검사를 통해 적발되면 영구제명 시킨다. 둘째, 선수등록을 1년 정도 전부터 하도록 하고 체급을 정하는 것은 지금과 같은 시기에 한다. 또한 등록된 선수들에 대하여 불시에 약물검사를 실시한다. 셋째, 약물의 복용, 방조, 유통, 권장 등의 모든 행위에 대하여 형사처분 및 징계처분 조항을 만든다. 넷째, 파파라치 제도를 도입한다. 특히, 파파라치 제도 도입은 아주 효과가 있을 것이다. 약물 복용으로 인하여 자신보다 순위 경쟁에서 우위에 있는 선수를 제명시킬 기회가 되기 때문이다. 비열하긴 하지만 이 방법이 아니면 뿌리 깊숙이 곪아있는 현 상황을 해결하기 힘들다.

셋째와 넷째의 경우 과도하다 싶은 생각이 들 수도 있지만, 많은 선수들이 고통 받고 있는 것을 안다면 충분히 이해가 될 것이다. 아니 어쩌면 엄격한 제도의 도입은 선수들이 가장 원하고 있을지도 모른다. 몸에 나쁘다는 것을 알지만 약물 없이는 순위에 들어가는 것은 너무 어렵다(불가능하다고 쓰려다가 참았다). 이미 선택이 아닌 강요 수준까지 와있다.

선수협회에서는 과연 선수들의 약물 복용사실을 모르고 있을까? 정말 나만 알고 있는 것일까? 음…. 그렇다면 가만히 앉아서도 세상을 꿰뚫고 있는 나는 정말 대단한 사람이군…. 필자가 문화체육관광부 장관이 되면 선수들의 약물복용은 근절시킬 자신이 있지만 보건복지부 장관을 해야 하니 참 난감하다. 보건복지부 장관을 해야 하는 이유는 300 page에 나와 있다.

많은 보디빌더들의 약물복용 사례는 어제오늘의 이야기가 아니며 오래전부터 꾸준히 증가하고 있다. 체질적인 한계에 직면하거나 다른 선수들이 약물을 사용하는 상황에서 순위에 오르려면 약물의 유혹을 뿌리치기 어렵다.

도핑에 걸리지 않기 위하여 투약시기 조절, 중화제와 병행투약 등 선수들 사이에서 사이좋게 정보공유도 한다. 하지만 이러한 약물의 부작용은 특히 간, 신장, 심장의 세 가지 장기에 치명적이고, 신경계, 내분비계 등에 관한 부정적인 연구결과들도 많이 보고되고 있으며, 유전적 영향에 관한 장기적인 연구들이 많지 않아 유전적 안정성도 보장받지 못하고 있는 상황이다.

예전에 한 선수가 필자의 우려에 대하여 "간 보호제를 같이 먹으면 괜찮아요."라고 말했다. 이런 식이다. 선수들은 주로 사용하는 약물들에 대하여 전문가와 의견을 공유하려하지 않는다. 선수들은 자신들이 약물에 관하여 전문가인줄 착각한다. '보호제'라는 종류의 약물을 먹으면 어느 정도 괜찮은 것이라 생각한다. 이쯤이면 선수들에 대한 교육을 통하여 인식변화를 유도하기에는 늦은 감이 있을 정도로 심각하다.

올림픽이나 미국 메이저리그 선수들의 약물복용에 관한 정보가 노출되고 인터넷을 통한 불법 약물구입이 가능해지면서 많은 선수들이 이용하고 있는데, 보디빌딩이 올림픽이나 아시안게임 정식종목도 아닌 상황에서 선수들에게 마지막으로 이렇게 묻고 싶다. 건강을 돈으로 환산할 순 없지만 외국 메이저급 선수들 연봉은 우리나라 보디빌딩 선수들의 몇 백, 몇 천, 몇 만 배인데, 소액의 출전수당과 상금을 위해 큰 위험을 감수할 필요가 있을까?

　협회 차원에서도 각성해야 한다. 아시안게임 시범종목으로 채택되었다가 다시 사라진 것을 기억하는가? 그때도 무더기로 순위권 선수들이 약물복용 때문에 메달이 박탈되었다. 동네 시합만 계속할 것이 아닌, 세계적인 종목으로 육성하고자 한다면 선수들의 약물복용에 대한 단속부터 철저히 해야 한다.

헬스맨의 식단과 기능성보조제

근육량을 증가시키기 위해 운동하는 사람들이 주로 이용하는 식단에는 많은 문제점이 있을 수 있다. 이런 사람들의 공통점은 첫째, 지나치게 많은 양의 기능성 보조제나 금지된 약물을 사용하고, 둘째, 지방섭취는 지나치게 억제하고 소량의 탄수화물만 섭취하는데, 이마저도 고구마나 감자 같은 종류로 한정된다. 그리고 셋째, 지나치게 많은 양의 단백질을 먹는다.

흔히 보충제라고 불리는 여러 종류의 기능성 보조제들은 일반인들도 많이 사용하고 있다. 이러한 것들을 약물이라고 잘못 불렀다가는 헬스맨들에게 눈총을 받는다. 어디까지나 식품이라 생각하기 때문이다.

이중에는 탄수화물, 단백질, 아미노산, 글루타민 등과 같이 비교적 안전한 제품들도 있지만 흥분제, 혈관확장제, 동화호르몬, 남성호르몬, 이뇨제, 신진대사촉진제, 식욕억제제 등이 함유된 제품들도 많다. 많은 사람들은 이러한 제품이 대부분 미국 제품이어서 미국식품의약국(식약청)의 기준이 우리나라의 식약청보다 더 엄격할 것이므로 안전하다고 생각한다.

이러한 제품들의 문제점은 세 가지이다. 첫째 이 제품들이 미국으로부터 불법으로 수입되어 유통되기 때문이다. 여기서는 건강과 관련된 내용만 다루기로 하고 수입 자체를 불법이라고 하는 것은 문제삼지 말자. 현재 미국은 많은 약물을 시중에서 의사의 처방 없이도 구입이 가능한데, 그 이유는 의료민영화에 의해 의료비가 너무 비싸 아파도 병원에 갈 여유가 없는 사람들이 많기 때문이다. 따라서 우리나라에서 의사의 처방을 받아야 하는 성분들이 수입 보충제에 함유되어 있는 경우도 많다.

둘째, 너무 많이 먹는다. 대부분의 약물에 대한 부작용은 그 제품에서 권장하는 양을 기준으로 표기하는데, 보디빌더들의 경우 먹는 양이 너무 많다. 체격이 큰 미국인을 기준으로 표기되어 있는 권장량보다도 더 많이 먹는 것이 일반적이다.

셋째, 너무 다양한 종류를 함께 먹는다. 몇몇 성분들은 다른 성분들과 혼용되면 더욱 큰 부작용이 발생될 수 있어 위험하다. 하지만 보충제 제조사 입장에서 그런 표기를 해 줄 의무는 없다.

식단의 두 번째 문제점은 무지방(지방을 먹으면 죽는 줄 안다) 저탄수화물 식사를 한다는 것인데, 비타민과 미네랄, 그리고 섬유소의 결핍을 가져올 수 있다. 물론 이러한 영양소를 보충하기 위하여 또 다른 보충제를 이용할 수도 있고 야채 섭취를 통해 부족한 부분을 채울 수도 있다.

하지만 이러한 식단의 지속은 정상적인 소화 흡수기능을 저해할 수 있다. 한국 사람은 어릴 때부터 모유, 분유, 이유식의 단계를 거쳐 밥을 먹게 된다. 이 단계는 소화기능의 발달에 따라 변화되는데, 반대로 말해 먹는 음식의 종류에 따라 소화기능이 변하기도 한다. 헬스맨들은 곡기를 끊는 경우도 있다. 밥은 한 끼도 먹지 않고 탄수화물과 단백질을 보충제와 고구마만으로 충당하는 경우가 많다. 지방은 아예 먹지 않는다. 이러한 식습관이 오랫동안 지속되면 특정 영양소의 소화 흡수와 관련된 대사기능이 저하될 수 있다.

그리고 마지막 문제점은 또 다른 보충제나 식품의 섭취로는 해결할 수 없는 것이다. 앞서 단백질(99page)에서 설명한 것처럼 고 단백질 식이는 간과 신장에 큰 장애를 불러올 수 있다.

이상의 문제점은 대부분 단백질이나 보충제 자체의 문제보다 먹는 양과 밀접한 관련이 있다. 선수 또는 선수가 되려고 운동하는 사람들치고 하루에 먹는 보충제의 종류가 5가지 이상이 되지 않는 사람은 드물 것이다. 운동을 건강을 향상시킨다는 이유로 헬스(health)라고 하기도 하는데, 이쯤하면 데스(death)라 불러야 할 것 같다.

물론 수명에 관한 통계에서 운동선수는 언제나 하위권이다. 운동이라는 것 자체가 건강을 위한 취미생활인데, 지나친 욕심이나 승부욕에 의해 여러 인체조직이 손상 받고 있다. 여기다가 먹는 것 마저 안전하지 못하다면 건강은 점점 거리가 멀어지는 것이다. 이렇게 몸을 망가뜨려가면서까지 운동해서 얻을 수 있는 것은 무엇인지를 고민해 볼 필요가 있다.

# Chapter 8

건강을 위한 신체구성

건강을 위한 신체구성과 측정방법
체질량 지수법
허리와 엉덩이 둘레 비율 측정법
피하지방 두께 측정법
생체전기 저항법

이상체중과 목표체중

쉬어가기

체지방 0%?

인터넷이나 TV에서는 복근이 조금이라도 드러나는 아이돌 스타나 연예인이 있으면 어김없이 '미친 복근', '체지방 0%' 하며 호들갑을 떤다. 비, 정일우, 신하균, 송승헌, 필자와 닮은 배용준과 이시영, 장윤주 같은 여자 탤런트와 모델까지…. 모두 체지방 0%, 3개월에 월 30만원이면 체지방 0% 만들어주는 곳도 있다고 하는데…. 체지방 0%는 과연 가능할까?

지방은 건강을 위협하고 체형을 나쁘게 만드는 나쁜 영양소라는 오명을 쓰고 있다. 높은 체지방 비율은 여러 가지 대사성 질환의 원인이 되고, 정형외과적으로도 큰 부담을 준다. 각종 피부 트러블이나 외모에 지장을 초래하는 등의 문제를 발생시키는 지방. 하지만 지방도 인체에서 중요한 역할을 한다.

정상적인 인체의 활동에 지속적이고 거의 무한한 에너지를 제공해 주는가하면, 여러 내장기관의 보호, 체온유지, 호르몬 합성, 지용성 비타민의 흡수를 돕는 기능까지…. 이러한 기능들이 정상적으로 유지가 되려면 최소한의 지방이 존재해야만 하는데 남성 3~4%, 여성 9~12% 정도로 보고 있다.

이 범위 이하로 떨어지면 정상적인 생리기능이 유지되지 않을 뿐만 아니라 생명에 위협을 받기도 하겠지만, 다행히 우리 몸의 조절능력으로 다른 영양소들로부터 지방을 합성해서 최소범위는 유지할 수 있다.

따라서 체지방 0%는 절대 불가능하며 만약 가능하다면 이미 죽은 사람일 것이다. 많은 스타들은 살아있는 사람이 아니란 말인가?

마지막으로 누군가 이런 위험한 발언을 했다. 사람의 뇌는 약 1~2%의 지방을 가지고 있는데 체지방 0%라는 것은 '뇌가 없는 사람'이라고…. 필자가 한 말은 결코 아니다. 오해 없으시길….

건강을 위한 신체구성과 측정방법

체구성이라 하는 것은 우리 몸을 구성하고 있는 지방, 유리지방, 뼈, 근육, 기타 단백질, 체액, 미네랄 등을 의미하지만 일반적으로는 뼈, 근육, 지방, 수분 등을 평가항목으로 한다. 가장 확실한 분석방법은 사체를 해부하여 분석하는 것이지만 별로 권하고 싶지는 않다.

건강과 관련하여 체구성 항목 중 지방에 대한 관심이 많은 관계로 여기서는 체지방 분석 방법들에 대하여 알아보자.

체질량 지수법

한때 많이 사용한 아주 간단한 방법으로 키와 체중만 알면 평가가 가능하다. 자신의 키를 미터(m)로 바꾸어 제곱을 취한 후 이것으로 체중(kg)을 나누어주면 된다. 예를 들어 키가 170cm이고 체중이 70kg이라면 70kg ÷ (1.7m × 1.7m) = 24.22가 된다. 이를 다음의 기준으로 평가한다.

표 8-1. 대한 비만학회 기준 체질량 지수 평가표

지수구간	18.5 미만	18.5 이상 ~23 미만	23 이상 ~25 미만	25 이상 ~30 미만	30 이상 ~35 미만	35 이상
평 가	저체중	정 상	과체중	경도비만	중증도비만	고도비만

비만도의 평가에 있어 체질량 지수의 단점은 근육량이 많은 사람은 건강함에도 불구하고 비만으로 판정될 수 있다는 것이다.

실제로 이 방법은 현재 병무청의 신체검사에 사용되고 있다. 병무청 기준으로는 체질량 지수가 16 미만, 35 이상이면 현역입영 대상에서 제외될 수 있다. 키가 170cm라면 체중이 46.24kg 미만 또는 101.15kg 이상이면 된다. 솔깃한 사람이 있을 것이다.

필자 주변에 근육이 굉장히 많은 사람이 있는데 이 사람 키도 170cm 정도였다. 군대에 가지 않으려고 근력운동을 아~주 열심히 하면서 먹다가 잠이 드는 생활을 반복해 체중을 100kg 넘게 만드는데 성공했다. 그것도 모자라 신검장에 들어가기 전에 쿨피스를 몇 통 더 마신 후 키를 측정할 때 몸에서 힘을 빼 키를 약간 줄였다. 차이가 근소하면 재검을 받아야한다나? 결국 이 사람은 4급 보충역을 받았다.

이런 것까지 가르쳐주는 훌륭한 책이 또 있을까? 필자는 지금 굉장히 뿌듯해지고 있다. 병무청 관계자 여러분~ 빨리 기준을 더 엄격하게 바꿔주세요~.

∷ 허리와 엉덩이 둘레 비율 측정법

이 방법은 복부비만을 진단하는데 있어 매우 중요한 지표로 사용될 수 있으며, 줄자만 있으면 평가가 가능하다. 허리와 엉덩이 둘레를 측정한 후 허리둘레를 엉덩이 둘레로 나누어서 그 값이 남자의 경우 0.95 이상, 여자의 경우 0.85 이상이면 복부비만이라 본다.

주의할 점은 허리둘레를 측정할 때 뱃살이 많이 접히는 사람의 경우, 절대 뱃살을 들어 올려 얇은 부위를 측정해서는 안 된다는 것이다.

피하지방 두께 측정법

여러 부위의 피부를 집어 그 두께를 측정하여 환산하는 방법으로 피부 두겹법이라고도 한다(모든 피부를 집으면 두 겹이 된다). 이 방법도 피하지방의 정도를 파악할 수 있고, 부위별 비만진단이 가능하다는 장점을 가지지만, 내장지방 등의 측정이 불가능하고 측정하는 사람의 숙련도에 따라 결과 값이 차이가 날 수 있다는 단점이 있다.

필자도 이 방법이 중요하다고 인정은 하지만 다음에 알아볼 전기저항법에 비해 좀 '없어 보인다'는 단점과, 여성을 대상으로 측정하기가 좀 '그렇다'는 이유로 이용하지 않고 있다. 게다가 피하지방을 측정하는 장비인 빨래집게처럼 생긴 캘리퍼의 가격은 만만치 않게 비싸다.

생체전기 저항법

인체에 부담이 없는 아주 약한 전류(약 50kHz)를 흘려 신체에 통과시키는데, 수분을 많이 보유하고 있는 근육의 저항은 적고 수분이 적은 지방의 저항이 크다는 것을 이용하여 체지방량과 근육량을 예측한다. 이외에도 체중과의 관계를 고려하여 뼈의 무게와 체수분량에 대한 정보도 제공한다.

측정은 매우 간단하지만 다음의 사항을 지켜야 더욱 정확한 측정이 가능하다.

* 일주일 전부터 이뇨제 복용 금지
* 12시간 전부터 운동 금지
* 측정 전 30분 이내 화장실 다녀와야 함
* 48시간 전부터 알코올 섭취 금지
* 4시간 전부터 음식물 섭취 금지
* 생리 중에는 측정이 정확하지 않을 수 있음

이상체중과 목표체중

이 장을 이해하기 위해 우선적으로 제지방 체중의 개념에 대해 알아보자. 제지방 체중은 지방을 제외한 체중이라는 의미로 다음의 두 가지가 있다.

> FFM(fat free mass)
> 인체에 존재하는 모든 지방을 제외한 체중
>
> LBM(lean body mass)
> 중추신경계, 골수, 내장기관에 있는 필수 지방량을 포함한 개념

필수지방은 인체의 정상적인 기능유지에 필수적인 최소한의 지방이므로 여기서부터 말하는 제지방 체중은 LBM을 의미한다.

이상체중은 이상적인 체지방 비율을 가질 수 있는 확률이 가장 높은 체중을 의미한다. 하지만 현대인의 경우 운동부족으로 체중에 비해 체지방 비율이 점점 높아지고 있으므로 이상체중이 감소하는 경향이 있다. 따라서 주기적으로 체지방을 확인하면서 체중을 조절하는 것이 필요하다.

일반 성인의 경우 남성 15%, 여성 23%가 이상적인 체지방 비율이다. 물론 모델의 경우 이보다 훨씬 낮은 체지방률을 보여야 옷맵시가 나겠지만 일반인은 이정도면 만족

해도 된다는 것이다.

이상체중은 현재의 체중과 체지방 비율, 키만 알면 다음의 식으로 구할 수 있다.

> 이상체중 = 제지방 체중(LBM) / (1.00 - 이상적인 체지방 비율)
> 제지방 체중 = 체중 - (체중 × 체지방 비율)

예를 들어 키 170cm, 체중 90kg, 체지방 비율 25%의 남성의 이상체중을 구해보자.

우선 제지방 체중을 계산하면 90kg - (90kg × 0.25) = 67.5kg이 된다. 따라서 이상체중은 67.5kg / (1.00 - 0.15) = 79.4kg이다.

물론 키 170cm에 체중이 79.4kg이면 근육량이 많지 않은 사람이라면 체중이 많다고 볼 수 있다. 따라서 이정도의 체중에 도달했다면 다시 체지방 검사를 하고 체지방 비율이 높게 나타난다면 이상체중을 수정해야 한다. 이런 식으로 반복적으로 좁혀 나가면 건강한 체형이 될 수 있다.

하지만 "나는 이정도로 만족 못한다. 무조건 날씬해지고 싶다"라고 하는 사람들에게는 목표체중을 설정하는 것이 필요하다. 목표체중은 체중을 몇 kg으로 만들겠다는 것이 아니라 체지방을 몇 %로 줄이겠다고 가정했을 때의 체중이다.

예를 들어 위의 남성의 경우 이는 위의 공식에서 '이상적인 체지방 비율'을 '목표로 하는 체지방 비율'로 바꾸어 계산해 주면 된다. 만일 목표 체지방 비율을 10%로 설정한다면, 목표체중은 75kg이 되며, 이 역시 체지방 비율 측정 후 반복적으로 수정해주면 결국 목표로 하는 체지방 비율에 가까워질 것이다.

Chapter 9
운동에 대한 인체 반응

근육계
근육의 종류
민무늬근
심장근
골격근
근육의 수축 원리
근육은 당기기만 한다.
근수축의 유형과 길항근
신장성 수축을 이용한 운동?
근섬유에도 종류가 있다.

골격계
우리가 살아있는 한 뼈도 살아있다.
뼈의 성장
뼈의 재형성과 항상성 유지
뼈의 수선

심혈관계
혈압측정 원리
심장의 순환
운동시 심장반응
1회 박출량 증가
심박수 증가
혈액의 재분배
혈관
동맥
모세혈관
정맥
혈관의 압력과 혈류속도
혈액
운동시 헤마토크릿의 변화
혈액희석과 혈액농축
혈액의 산소와 이산화탄소 운반
산소해리곡선
이산화탄소 이동

호흡기계
호흡기계의 구조
호흡의 단계
환기단계
그래도 불가능하다, 첫번째 이유-호흡에 대한 실효가 없다.
두 번째 이유-사강
확산단계
폐의 산소전달 효율은 얼마일까?
운동시 가스교환 능력 변화

항상성
체온조절
pH 조절
산성화의 원인-대사과정에서 발생되는 부산물
운동 중 pH 조절

운동과 피로
중추피로
말초피로

쉬어가기

근육은 많은데 힘이 없는 사람, 그리고 근육은 적은데 힘은 센 사람. 이런 사람을 본 적이 있는가? 필자가 군에 있을 때 키가 190cm가 넘는 고참이 있었다. 몸은 마른 편이었는데 힘은 장사라, 대대 전체에서 씨름도 1등이고 팔씨름도 1등이었다. 씨름이야 예전에 이봉걸 선수처럼 큰 키를 이용한 기술로 상대를 제압할 수 있지만 팔씨름에 있어서는 역학적으로 가늘고 긴 팔은 굵고 짧은 팔에 비하여 불리하다. 그런데 주위에 이런 사람이 있다. 비쩍 골았는데 힘은 센…. 이런 사람들을 두고 '통뼈'라고 부르기도 하는데 사실 해부학적으로는 통뼈는 불가능하다. 만일 요골과 척골이 한 덩어리로 되어있다면 손목을 정상적으로 움직이지 못할 것이다. 그렇다면 도대체 어떤 이유일까?

관절을 움직이는 힘은 크게 세 가지에 의해 결정된다고 할 수 있다. 우선, 근육량이 많으면 힘도 세질 것이다. 그리고 이 근육을 구성하는 섬유의 형태(164page)에 따라 수축력이 결정되므로 근섬유 형태의 비율이 두 번째 요인이다. 즉, 근육량과 근섬유 형태 비율. 그러면 마지막은 무엇일까? 바로 '건의 부착점'이다. 근육이 골격과 결합되는 점의 위치. 이것에 따라 관절이 움직이는 힘이 결정된다. 자세히 살펴보자.

사람의 근육과 골격은 적어도 '힘'에 있어서는 비효율적인 구조를 가지고 있다. 우리의 근육은 사실 매우 강하지만, 가지고 있는 힘의 절반도 발휘하지 못하는 경우가 많다.
사람을 포함한 척추동물은 내골격의 구조를 가지고 있다. 즉 몸을 지탱하는 골격이 신체 깊숙이 위치해있고 그 주위를 근육과 피부가 둘러싸고 있는 형태다. 사람이 포유류 진화의 정점에 위치해 있다면, 반대방향에는 외골격을 가진 곤충이 있다. 그렇다고 곤충이 하등동물이라는 것은 아니다. 곤충역시 해파리 → 촌충 → 선충 → 회충 → 문어 → 지렁이 → 새우 → 거미 → 지네 → 곤충에 이르기까지 여러 단계를 거쳐 반대방향의 정점으로 진화했다. 내골격이든 외골격이든 근육의 수축력이 골격의 운동에 모두 반영되기는 힘든데, 이것은 지레의 효율을 결정하는 중심점의 위치가 불리하게 자리하고 있기 때문이다.

그림 9-1은 전형적인 지렛대의 원리를 보여주고 있다.

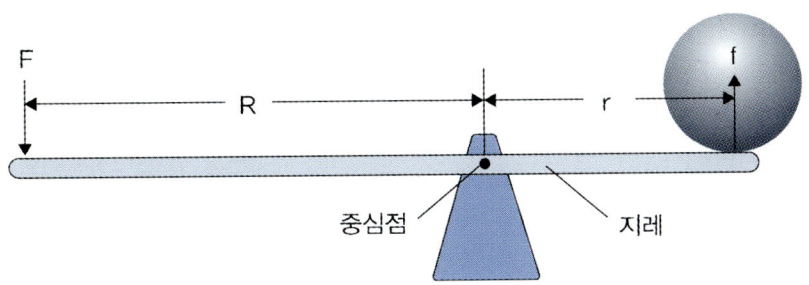

그림 9-1. 중심점이 힘점과 작용점 사이에 있는 지레

위의 그림에서는 지레의 원리에 의해 $F \times R = f \times r$이 성립한다. 이는 지레의 기본 모형으로 힘점과 작용점 사이에 중심점이 있다. 이 지레의 특징은 F와 f의 방향이 다르다는 것이고 R과 r이 같으면 F는 f가 된다. 즉 힘이 그대로 전달될 수 있다는 것이다. 인체의 골격과 근육은 이와는 조금 다른 지레, 다시 말해 중심점이 힘점과 작용점 밖에 있는 경우이다. 그림 9-2를 살펴보자.

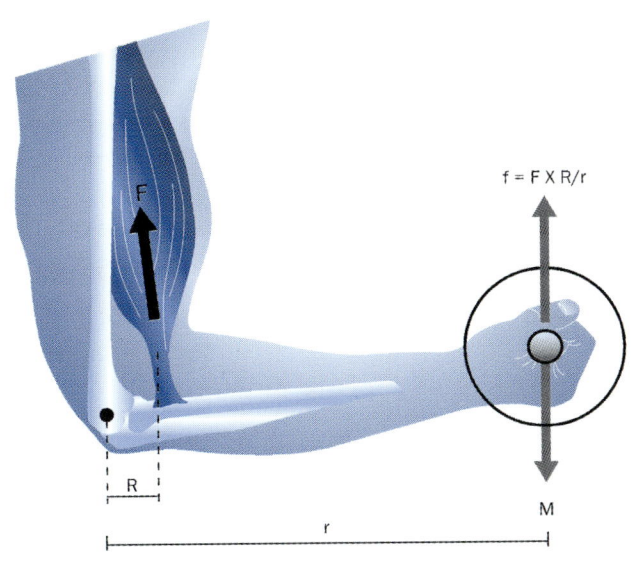

그림 9-2. 일반적인 근육의 접합모형

이 그림에서도 F×R = f×r이다. R이 5cm, r이 30cm, 손에 쥔 아령의 무게를 10kg이라 가정한다면 f가 10kg보다 커야 위로 들어 올릴 수 있을 것이다. 즉 근육의 수축력 F는 아령의 무게보다 6배 이상 커져야 위로 올릴 수 있다. 이 얼마나 비효율적인 구조인가? 팔 뿐만이 아니다. 동작이 가능한 모든 관절은 이런 비효율적인 구조로 되어있다. 왜 그런 것일까? 정말 진화가 잘못된 걸까?

힘에 대한 효율을 극대화하려면, 근육이 손의 위치에 부착이 되고 손이 전완 어딘가 쯤에 위치하면 적어도 몇 배 더 많은 힘으로 물건을 들어 올릴 수 있을 것이다. 생각도 하기 싫은가? 뭐, 사람이 처음부터 이렇게 생겼더라면 이상하지 않을 것이다. 하지만 문제는 다른데 있다. 근육과 골격의 이런 결합방식으로는 동작에 제약을 받고 움직이는 거리가 비효율적이 된다. 그렇다. 지금의 우리 구조는 힘은 많이 드는 대신에, 거리상의 이점을 얻는다. F의 힘으로 수축된 근육의 길이를 H, 아령을 쥔 손이 이동한 거리를 h라고 할 때 h = H×r/R이다. 즉, 근육의 짧은 수축(H)으로 손을 크게(h) 움직일 수 있다. 아주 잘못된 진화는 아닌 듯하다.

결론적으로 지레의 원리만 잘 이해한다면 우리가 처음 가졌던 궁금증에 대한 답을 찾아낼 수 있다. 그림 9-2에서 건의 부착위치가 손목 쪽으로 조금만 이동해도 동작에 발휘되는 힘이 크게 증가한다. 앞으로 보기보다 힘이 센 사람들을 보고 깡다구가 있다거나 기가 세다는 말보다 "힘에 있어서 효율적으로 진화하셨네요~"라고 하자.

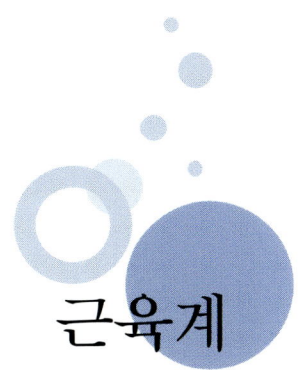

근육계

근육의 종류

근육조직은 동물에서 가장 많은 비율을 차지하는 조직이며, 대부분의 척추동물은 민무늬근, 심장근, 골격근의 세 가지의 근육 형태를 가진다.

기능상으로는 의지대로 수축 이완을 할 수 있는 수의근과 의지와 관계없이 작용하는 불수의근으로 구분할 수 있는데 민무늬근과 심장근은 불수의근, 골격근은 수의근에 해당된다.

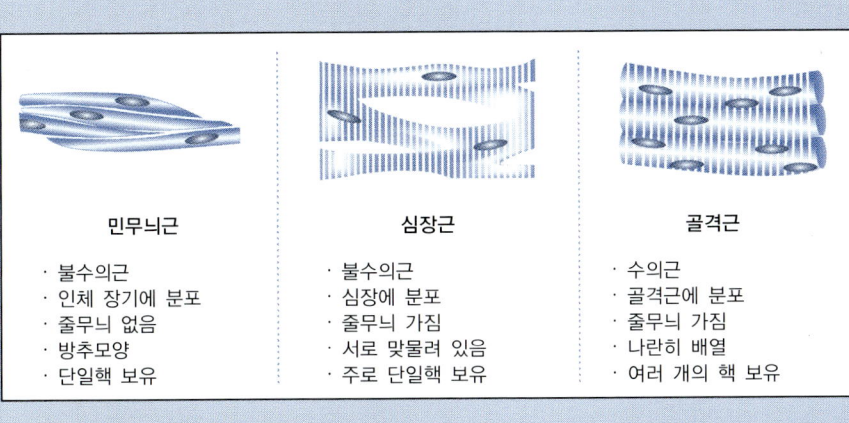

그림 9-3. 근육의 형태와 특성

운동에 대한 인체 반응

민무늬근

민무늬근은 그림과 같이 다른 근육에서 볼 수 있는 가로무늬근이 없으며, 근섬유는 한 개의 핵을 가지고 있는 긴 방추형이다. 주로 위나 장 등의 내장운동에 관여하기 때문에 '내장근'이라고도 하며 수축이 느리고 강한 힘을 발휘하지는 못하지만 지속적인 수축에 견딜 수 있다.

심장근

심장근은 심장 벽을 형성하고 있는 근육이며 일반적으로 핵이 하나이고 민무늬근과 달리 가로줄무늬를 가지고 있다. 다른 근육과 뚜렷이 구별되는 특징은 근섬유 양 끝은 또 다른 근섬유와 연결되어 있어 좀 더 '다양한 방향'으로의 수축이 동시에 일어날 수 있다.

심장근의 수축은 규칙적이며 외부의 신경자극 없이도 수축이 가능하여 심장의 모든 신경을 절단해도 수축된다. 또한 수축을 하게 되면 수축을 일으키는 다른 자극이 주어져도 반응하지 않고 수축과 수축 사이에는 완전히 이완되어 골격근에서 나타날 수 있는 강직이 발생되지 않는다.

이쯤에서 우리의 의지를 무시하고 자기 마음대로 움직이는 민무늬근과 심장근은 내버려두고, 말을 잘 듣는 골격근에 대해서만 좀 더 자세히 살펴보자.

골격근

골격근은 건을 통하여 뼈대와 연결되고, 뼈대를 의지대로 움직일 수 있다. 다른 근섬유와는 달리 하나의 근섬유는 여러 개의 핵을 가지고 있으며 평행으로 배열되어 있다.

골격근은 닭고기를 자를 때 볼 수 있는 다발구조를 하고 있다. 여러 개의 근섬유가 모여 하나의 다발을 이루고 이 다발이 여러 개가 모여 더 큰 다발을 형성한다. 이러한 다발들이 모여 근육을 형성하고 근육을 둘러싸고 있는 근막은 근육의 말단에서 힘줄(건)이 되어 뼈에 부착된다(그림 9-4). 근육이 수축할 때 이 힘줄을 통하여 뼈를 움직인다.

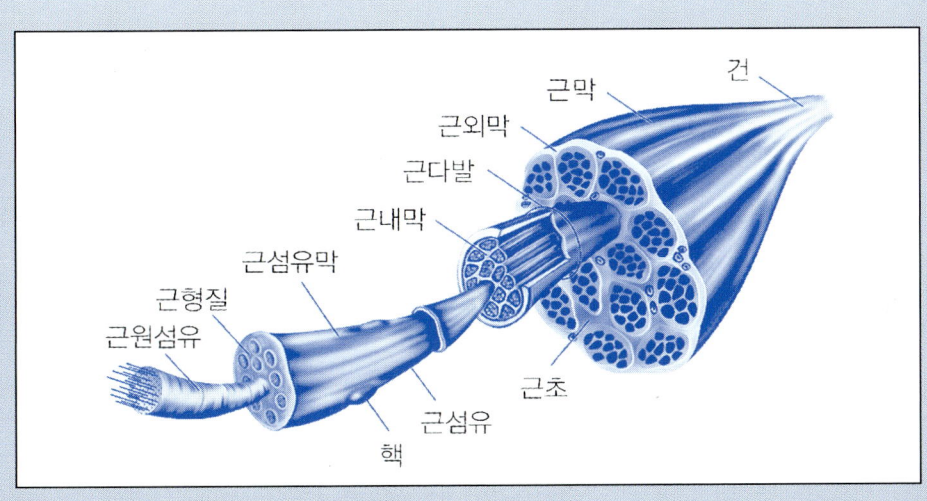

그림 9-4. 근육의 구조

근육의 수축 원리

근섬유는 여러 개의 근원섬유로 이루어져 있어 근육의 최소단위는 근원섬유다. 따라서 이 근원섬유의 수축원리만 알면 근육의 수축을 이해할 수 있다.

그림 9-5는 하나의 근절을 자세히 보여주고 있다. Z선 사이를 근절이라고 하는데 근원섬유는 이러한 근절이 길게 이어져 있다. 결국 각각의 근절이 수축되면서 전체적인 길이가 짧아져 근육이 수축되는 것이다.

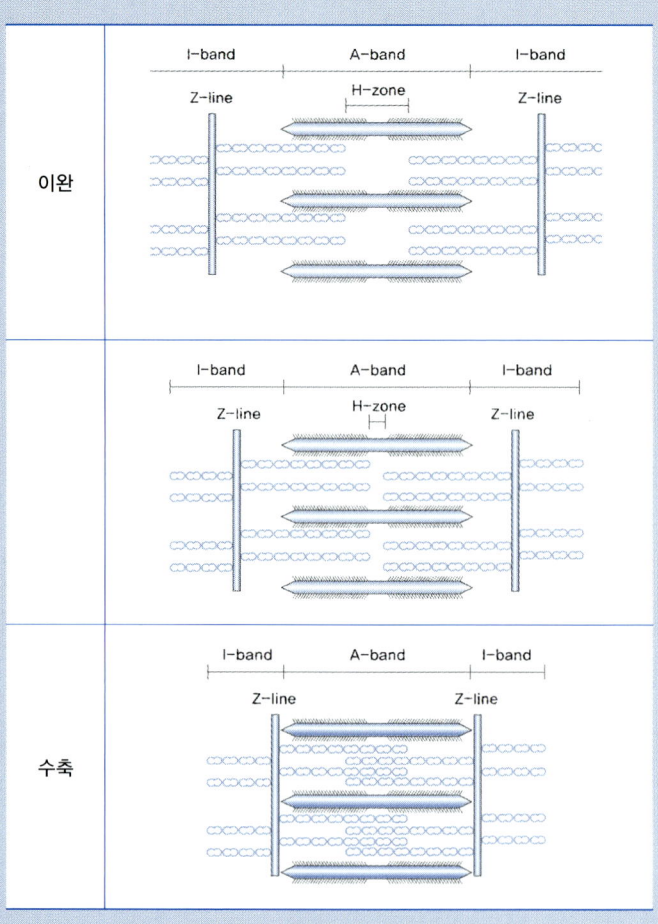

그림 9-5. 근수축 모형

　이러한 수축을 가능하도록 하기 위해서는 에너지가 필요한데, 이것이 ATP다. 2장 인체의 에너지 시스템에서 설명한바와 같이, 인체에서 에너지원으로 작용되는 3대 영양소도 ATP로 전환되어야만 근육의 활동에 이용할 수 있다.

　만일 사람이 죽으면 혈액을 통한 산소 공급이 중단되는데, 뇌 조직과 신경조직의 세포들은 극도로 많은 산소를 요구하므로 수분 내로 이 세포들은 죽는다. 하지만 근육세포들은 효율은 떨어지지만 무기호흡으로 포도당을 젖산으로 분해하면서 2개의 ATP를 만들 수 있다. 따라서 심장이 멈춘 후에도 두 시간 정도는 살 수 있으며 이후에는 근육이 뻣뻣해지는 '사후강직'이라는 근육의 죽음을 맞게 된다. 이러한 원리를 이용하여, 체온과 강직의 정도로 사망시간을 추정하기도 한다.

근육은 당기기만 한다.

근육은 수축과 이완을 반복하지만 실제로 뼈를 능동적으로 움직이는 것은 수축이다. 다시 말해 근육은 뼈를 당기기만 할 뿐 밀지는 않는다. 단지 반대작용을 하는 근육(길항근)의 수축이나 외부의 힘에 의해 이완되는 것뿐이며, 이처럼 근육은 쌍을 이루어 작용한다. 그림처럼 팔을 구부릴 때 이두근이 수축하고 펼 때에는 삼두근이 수축한다. 이두근이 수축할 때에는 삼두근이 이완될 뿐이지 이완되면서 뼈를 밀지는 않는다.

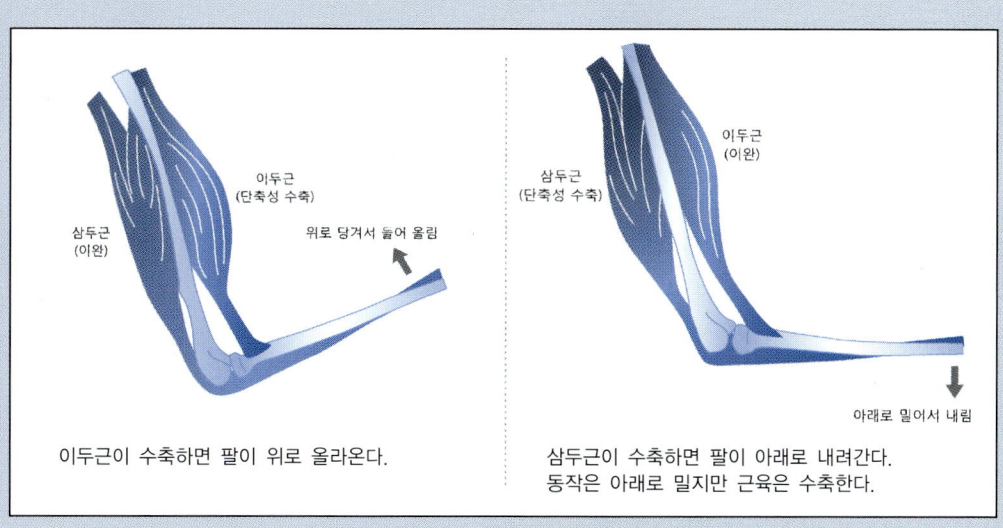

그림 9-6. 이두근과 삼두근의 수축

근수축의 유형과 길항근

근육의 수축형태에는 단축성 수축과 신장성 수축이 있다. 이를 이해하기 위해서는 근수축의 의미를 다시 확인할 필요가 있는데, 근육의 길이에 관계없이 '근육에 힘을 주고 있으면 그 근육은 수축하고 있는 것'이라 정하면 다음 내용들을 이해하는데 문제가 없을 것이다.

앞의 그림 9-6은 이두근과 삼두근의 수축에 따라 팔이 당겨지거나 펴지는 것을 보여주고 있다. 들어 올릴 때에는 이두근의 길이가 짧아지는 수축, 그리고 내릴 때에는 삼두근의 길이가 짧아지는 수축을 한다. 하지만 여기서 그림 9-2와 같이 손에 무거운 아령 하나만 올려놓았다고 가정한다면 얘기가 달라진다. 팔을 내리는 동작에서는 아령의 무게로 인하여 삼두근의 수축은 필요 없고, 오히려 이두근의 힘이 필요하다. 이것이 덤벨컬(그림 9-2의 동작)이 삼두근 운동이 아닌 이두근 운동인 이유다.

즉, 이두근은 아령을 들어 올릴 때와 내릴 때 모두 사용된다는 것이다. 근육의 길이는 팔을 들어 올릴 때에는 짧아지고 내릴 때에는 길어지지만, 앞서 말한바와 같이 근육의 길이와는 상관없이 힘을 주고 있으면 수축하고 있는 것이다. 대신 올리는 동작에서처럼 근육의 길이가 짧아지는 수축을 단축성 수축, 내리는 동작과 같이 근육의 길이가 길어지는 수축을 신장성 수축이라고 한다. 일반적으로 근육을 만들기 위해 웨이트트레이닝을 실시할 경우 단축성 수축과 신장성 수축이 교대로 나타난다.

삼두근은 단지 길항작용을 하면서 팔의 움직임에 따라 근육의 길이만 변할 뿐이고 힘은 작용하지 않는다. 이런 근육을 길항근이라고 한다. 물론 중력가속도인 $9.8m/sec^2$을 넘어서는 가속도로 아령을 바닥에 던진다면 삼두근에 단축성 수축이 일어날 수도 있지만, 주위해서 짜증나게 하는 사람이 있지 않는 한 이런 동작은 전혀 필요가 없다.

신장성 수축을 이용한 운동?

많은 연구에서 신장성 수축이 단축성 수축보다 더욱 많은 근손상을 유발한다고 보고되고 있다. 근 손상이 많이 유발된다는 것은 해당 근육에 더 큰 자극이 주어진다고 볼 수 있으므로 근육량을 늘리기 위해 더욱 큰 자극을 원하는 보디빌더들에게는 솔깃한 소식이 아닐 수 없다. 이 말은 사실이다. 하지만 웨이트트레이닝에는 제한적으로 적용된다.

신장성 수축에 관한 연구들은 오르막 달리기와 내리막 달리기에 대한 비교 연구가 주를 이루는데, 내리막 달리기의 경우 몸과 지면 사이의 평균거리가 오르막보다 길며, 경사로 인해 발이 지면에 떨어질 때의 충격량이 크기 때문에 근육에 주어지는 부하자체가 커진다. 여기에다 내리막이라 속도가 더 빠르다면 충격량은 더욱 커질 것이다. 여러 논문들의 연구방법을 확인해보니 속도를 동일하게 하는 경우는 있더라도 몸의 중심과 지면사이의 거리를 동일하게 조절한 논문은 없었다.

두 번째 큰 맹점은 사용되는 근육의 종류가 다르다는 것이다. 내리막 달리기의 경우 오르막 달리기에 비해 대퇴 사두근을 많이 이용하게 되며 경사가 클수록 그 비율은 증가하게 된다.

다시 말해 '주어지는 부하가 동일하지 않고', '이용되는 근육 또한 다르기 때문'에 비교하는 것은 의미가 없다. 그렇다면 부하를 조절하는 방법은 없을까? 물론 있다. 그것도 여러분이 흔히 사용하거나 한 번쯤 보았던 방법이다. 바로 보조자를 이용하는 방법인데, 그림 9-2처럼 이두근 운동을 한다면 아령을 들어 올리는 동작에서 도와주고 내리는 동작에서는 손을 떼면 된다. 이런 식의 신장성 수축은 주어지는 부하가 달라지므로 당연히 도움이 된다.

또 다른 방법도 있다. 만일 보조자가 없다면 반동을 이용할 수 있다. 웨이트트레이닝을 할 때 흔히 '반동을 이용하면 안 된다.'라고 하는데, 동작을 반복하다가 힘이 부족해지면 단축성 수축 동작에서 반동을 이용하고 신장성 수축 동작에서는 정적인 자세로 운동하는 것은 효율적인 운동 방법이다.

이 두 가지 방법은 실제로 보디빌더들도 근육에 최대한의 자극을 주기 위해 이용하고 있다. 하지만 혼자서 운동할 때 일반적으로 하는 '느린 신장성 수축(그림 9-2에서 빠르게 들어 올리고 천천히 내려주는 동작)'은 별로 도움이 되지 못한다. 왜냐하면 파워의 개념은 단위시간당 한 일의 양이므로 일의 양이 동일한데 수축되는 시간이 짧아지면 더 큰 파워가 필요하고, 이로 인해 단축성 수축에 동원되는 근육이 상대적으로 더 빨리 피로해질 수 있기 때문이다. 또한 너무 빠른 단축성 수축은 관절과 결합조직에 큰 부담을 주어 부상의 위험이 따른다. 특히 미는 동작에서 단축성 수축이 나타나는 가슴, 어깨, 삼두근의 운동에서는, 관절에 충격적인 압축력을 줄 수 있다.

근섬유에도 종류가 있다.

근육을 이루는 근섬유는 조금 더 세분화 하여 분류할 수 있지만, 크게는 지근과 속근으로 구분된다. 지근인 Type I 섬유는 유산소과정을 이용해 에너지를 만들어내는 능력이 뛰어나며 힘이 약하다는 특성이 있고, 속근인 Type IIb 섬유는 지근과 반대의 성질을 가진다. 이 사이에 지근의 성격도 가지면서 속근 형태를 띠고 있는 Type IIa 섬유가 있다. 지근의 두 가지 특성만 기억하더라도 다른 근섬유의 특성을 아는데 도움이 된다. 다음은 지근과 속근의 특성을 정리한 표이다.

표 9-1. 근섬유의 특성

섬유의 특성	지 근	속 근	
	Type I	Type IIa	Type IIb
섬유의 평균 분포 비율	47~53%	47~53%	
색 깔	적색	−	백색
근섬유 수축 스피드	느리다	−	빠르다
수 축 력	적다	−	크다
크 기	작다	−	크다

유산소 능력	높다	-	낮다
모세혈관 밀도	높다	-	낮다
미토콘드리아 수	많다		적다
무산소 능력	낮다	-	높다
운동단위당 섬유	적다	-	많다

　예를 들어, 지근은 유산소적인 대사를 통하여 에너지를 얻어낸다. 따라서 산소를 보다 잘 이용할 수 있도록 모세혈관이 잘 발달되어 있어야 하고, 화학공장 역할을 하는 미토콘드리아 수도 많아야 할 것이다. 또한 유산소과정을 통하여 에너지를 얻어내는 것은 시간이 많이 걸리므로 반응이 느리고, 큰 힘을 내는데 적합하지도 않다. 대신에 보다 운동을 오랫동안 수행할 수 있는 지구력이 좋다. 힘이 약하다는 것은 운동 단위당 근섬유의 수가 적고, 근육의 크기(단면적)도 작다는 것을 말한다. Type IIb 속근은 지근의 이러한 특성과 반대라 생각하면 되고 Type IIa 속근은 두 섬유의 중간쯤에 해당하는 특성을 가지고 있다.

표 9-2. 운동종목별 근섬유 분포비율

종 목	지근섬유 비율	속근섬유 비율
육상-장거리	70~80%	20~30%
육상-단거리	25~30%	70~75%
일반인	47~53%	47~53%

　이러한 근 섬유의 구분이 필요한 것은 운동 형태에 따라 발달되는 근섬유 형태가 결정되고 이를 통해 근육량 증가나 근력과 근지구력의 발달 정도가 달라질 수 있기 때문이다.

　일반인들의 경우에는 표 9-2에서 알 수 있는 것처럼 지근과 속근의 비율은 거의 비슷한데, 남녀에 따른 차이도 나타나지 않는다. 하지만 운동선수들과 같이 특정 종목의 운동을 많이 하면 종목에 따라 근섬유 비율이 달라질 수 있다.

쉬어가기

못생긴 종아리 근육 줄일 수 있을까?

많은 트레이너들은 종아리 근육 줄이기에 종아리 운동이 효과적이라고 말한다. 이 글을 읽은 독자라면 어떤 원리로 가능한지에 대해 꼭 질문을 해보라. 돌아오는 답은 대부분 "적은 무게로 반복을 많이 하면 그 부위가 작아져요"다. 결국, 왜? 라는 질문에는 답을 얻지 못할 것이다. 여기서는 종아리 모양은 어떻게 결정되고, 변화시키기 위한 방법이 있는지 살펴보자.

여성에게 있어 각선미는 아름다움의 상징이기에 다리 하나만 이뻐도 다른 부족함을 채울 수 있을 정도다. 아무런 노력을 하지 않았음에도 불구하고 이쁜 종아리를 가지고 있다면 우선 부모님께 감사해야 할 일이다. 종아리 모양을 결정하는 첫 번째는 '타고남'이기 때문이다.

종아리 근육은 서있는 자세에서 발을 아래로 내리는 동작, 즉 뒤꿈치를 들어 올리는 동작에 사용된다. 우리가 앞으로 걸어 나갈 때에도 발의 앞부분을 아래로 밀어줘야하는데 이때에도 종아리 근육이 필요하다. 따라서 체중을 이동시키는데 필요한 근육 중 하나이기 때문에 이 근육의 크기는 체중에 의해 결정된다.

코끼리와 쥐를 연상해보자. 쥐를 가로, 세로, 높이 방향으로 코끼리만큼 키운다면 움직일 수 있을까? 답은 '없다'이다. 근육의 힘은 직경의 제곱에 비례한다. 계산하기 쉽게 쥐를 정육면체라고 가정한다면, 다리의 두께가 2배로 커지면 힘은 4배로 세진다. 하지만 쥐의 몸이 각각의 방향으로 두 배씩 커진다면 부피는 8배로 늘어나게 되어 체중도 8배가 될 것이다. 이것만으로도 체중은 다리 힘의 두 배로 커진다. 하지만 이것으로 끝이 아니다. 쥐와 코끼리의 체격이 100배 정도 차이가 난다고 가정해보자. 그렇다면 체중은 1,000,000배, 다리의 힘은 고작 10,000배, 이제는 100배가 되어 그냥 그 자리에서 주저앉게 된다. 즉, 체격이 100배 커지면 체중을 지탱하기 위해 다리의 직경은 1,000배 커져야 한다.

많은 동물들을 연상해보면 체격이 클수록 몸에 비하여 더 두꺼운 다리를 가지고 있고, 대부분의 곤충들은 몸에 비해 지나치게 얇은 다리를 가지고 있음을 알 수 있다.

이번에는 부피가 아닌 체중을 기준으로 바꿔보자. 체중이 두 배가 되려면 가로, 세로, 높이는 1.26배 정도 커지면 된다. 그러면 다리의 힘은 어떻게 되겠는가? 1.26배의 제곱에 비례하니까 1.59배의 힘을 낼 수 있다. 체중은 두 배인데 힘은 1.6정도이니 아무래도 다리 두께를 더 키워서 몸을 지탱해야 할 것이다. 결국, 종아리 근육의 모양을 결정하는 두 번째는 '체중'이다.

그리고 세 번째는 근육을 구성하는 근섬유들의 수축력이다. 걷기 동작은 몇 시간이라도 지속할 수 있기 때문에 종아리 근육을 기준으로는 지근이 많이 사용되는 동작임에 틀림없다. 특정 종목의 운동선수들처럼 강한 종아리 힘이 필요한 경우가 아니라면 힘은 적지만 오랫동안 동작을 수행할 수 있는 지근의 비율을 높이면 된다.

앞선 설명에서는 근섬유 형태는 크게 두 가지라고 했지만 속근섬유는 다시 지근형 속근섬유와 속근형 속근섬유의 두 가지로 나뉜다. 낮은 강도로 반복을 많이 할수록 지근이 동원되는 비율이 높아지고 이로 인하여 지근형 속근섬유가 지근섬유로 바뀔 수 있다. 즉 지근의 비율이 높아지면 지근 섬유의 특성상 부피가 작기 때문에 종아리가 얇아질 수 있는 것이다.

그러면 '저강도의 고반복' 운동 중 가장 좋은 것은 무엇일까? 바로 걷기다. 몇몇 종아리 운동보다 걷기에 전념한다면 체중도 줄이고 지근섬유의 비율도 높이는 효과를 얻을 수 있을 것이다.

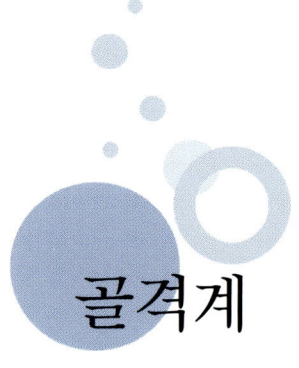

골격계

　골격계는 206개의 뼈(성인의 경우)와 연골, 섬유성 결합조직으로 구성되어 있으며, 일반적으로 생각하는 몸의 지지나 움직임과 관련된 기능 이외에도, 다양한 기능을 가지고 있는 '살아있는 복합기관'이다. 뼈의 기능에 대해 살펴보자.
　우선 몸을 지탱한다. 다리 척추 등의 뼈는 우리가 서있거나 앉아있을 때 몸을 지탱하며, 요대의 뼈는 복강을 지지한다. 뇌, 척수, 장기 등 약한 부분을 보호하는 역할도 한다. 두개골은 뇌를 보호하고, 흉곽은 심장과 폐, 간 등을 외부 충격으로부터 보호한다. 척수가 지나가는 보호형 터널 또한 척추로 둘러싸여 보호된다. 그리고 조혈작용을 한다. 태아의 경우 모든 뼈에 적색골수가 있어 혈액세포를 생성하고 성인이 되어서도 한정된 뼈로부터 혈액세포가 생성된다. 때문에, 노인이 넘어져서 골절이 생기면 혈액세포 생성이 제한되어 사망에 이르는 경우도 있다.
　뼈는 미네랄이나 지방과 같은 영양소를 저장하는 역할도 한다. 모든 뼈는 칼슘이온과 인산이온을 공급할 수 있는 인산칼슘을 가지고 있으며, 지방은 황색골수 속에 저장되어 있다. 마지막으로 뼈는 건을 통하여 근육과 연결되어 근육의 수축과 이완에 따라 움직임을 가능하게 한다.

우리가 살아있는 한 뼈도 살아있다.

앞서 말한바와 같이 뼈는 살아있는 기관이다. 배아가 약 12mm인 6주경부터 형성되기 시작하여 성장기를 거치면서 커지는데, 일부는 25세까지도 성장을 지속한다. 하지만 어떤 의미로는, 외부로부터 주어지는 스트레스에 대응하여 밀도나 모양이 변하기도 하고 골절이 일어날 경우 뼈가 치료되는 뼈 수선과정까지 고려한다면, 뼈는 평생 자란다고 할 수 있다. 성인이 되어 겉으로는 모양이나 크기에 변함이 없는 것처럼 보일지라도, 뼈는 끊임없는 분해와 합성이 반복되면서 우리 몸의 다른 기관들과 교감하고 있다.

뼈의 성장

대부분의 사람들에게 있어 큰 키는 부러움의 대상이다. 인터넷 등에서는 '남자 185 여자 168'로 키우기 등의 광고도 쉽게 볼 수 있다. 예전처럼 농경위주의 사회나 전쟁이 빈번할 때가 아니면, 큰 키는 머리나 자주 부딪히고 땅에 떨어진 돈도 잘 발견하지 못하는 등 별로 도움이 되지도 않는데 말이다.

물론 필자의 키가 작아서 이런 말을 하는 것은 절~대 아니다. 나는 대한민국 표준키다. 다른 사람들이 지나치게 클 뿐이다. 어쨌든 자녀를 가진 부모들은 조금이라도 더 크게 키우고 싶은 마음은 같을 것이다. 여기서는 뼈의 성장이 어떻게 이루어지는지 살펴보자.

뼈의 생장과 관련된 세포에는 조골세포, 골세포, 파골세포가 있다. 조골세포는 뼈를 만드는 공장의 역할을 하며 골세포는 조골세포에서 유래된 성숙된 뼈세포로서 뼈의 구조를 유지한다. 반면 파골세포는 뼈를 분해하여 혈액에 칼슘과 인을 공급한다.

뼈의 형성을 골화라고 하는데 이것은 다시 막내 골화와 연골내 골화로 나눌 수 있으며, 인체를 구성하는 대부분의 골격은 연골내 골화(이하 골화)를 통하여 성장한다. 그림 9-7은 태아의 연골이 성장함에 따라 골격의 기능을 가지는 성장기의 장골로 변하는 과정을 보여주고 있다.

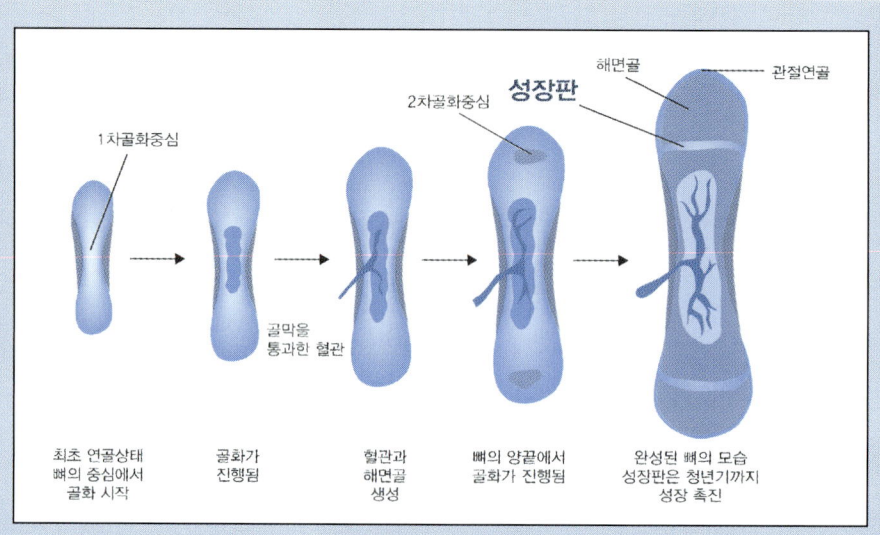

그림 9-7. 뼈의 성장

　태어날 때 뼈는 연골로 구성되어 있는데, 골화과정을 통하여 연골이 진짜 뼈로 변한다. 최초 연골의 중간 부위에서 골화가 진행되는데 이를 '첫 번째 골화중심'이라 한다. 이후 '두 번째 골화'가 골단에서 이루어지며 첫 번째와 두 번째 골화중심 사이에 여전히 연골이 남아있게 되는데 이것이 바로 성장판이다. 또한 골단의 최말단 부위의 연골은 성인이 되어서도 존재하여 뼈와 뼈 사이의 마찰을 줄이고 근육의 수축과 이완을 보조하는 역할을 하게 된다. 성장기에만 존재하는 성장판은 증식층에서 새로운 연골세포를 만들어낸다. 다음의 퇴화층에서 연골세포는 죽고 골화층은 연골세포로 뼈를 형성한다. 여기서 뼈를 형성한다는 것은 키가 자란다는 것을 의미한다. 뼈의 골단에 위치한 성장판이 존재하는 한 뼈는 지속적으로 길이성장을 하며 남은 성장판마저 완전히 골화되면 뼈의 길이성장은 멈추게 된다.

　뼈의 성장촉진과 관련된 두 가지 물질만 소개하자면 비타민 D와 성장호르몬이 있다.

비타민 D는 장에서의 칼슘흡수를 돕는데 이것이 부족해지면 칼슘 흡수가 저하되어 뼈가 약해지거나 휘어질 수 있다. 성장호르몬은 성장판의 성장을 직접적으로 촉진하지만 성장호르몬이 너무 많으면 거인증이나 말단비대증이 유발될 수도 있다.

뼈가 자라는데 있어 또 하나 중요한 것은 뼈를 둘러싸고 있는 근육도 함께 성장해야 한다는 것인데, 성장기에 흔히 겪는 성장통은 뼈가 자라는 속도에 비해 근육의 성장이 늦을 경우에 나타나는 근육이 당기는 듯한 통증이다. 따라서 적당한 스트레칭과 운동이 뼈의 성장에 있어 중요한 요소라 할 수 있다.

여러 분야에서 성장판이 닫히는 것을 지연시킬 수 있는 약품이나 식품 등에 관한 광고를 하고 있지만 명확히 밝혀진 것은 없으며, 현재까지 알려진 큰 키를 위한 가장 안전한 방법은 성장판이 닫히기 전에 적당한 운동을 통하여 성장판에 자극을 주고, 충분한 영양을 섭취하는 것이다.

뼈의 재형성과 항상성 유지

성인이 되어서도 뼈는 조골세포와 파골세포에 의해 항상 변하게 되는데 매년 전체의 18% 정도가 새로 만들어진다. 이를 뼈의 재형성이라 하며 파괴되는 양보다 생성되는 양이 많아 밀도가 높아지면 뼈가 튼튼해지는 것이고 그와 반대인 경우 골다공증이 발생되기도 한다.

이러한 뼈의 재형성 과정은 혈액의 칼슘 농도를 조절한다. 혈액의 칼슘농도가 높으면 신경세포와 근육세포의 기능이 저하되고, 너무 낮으면 신경과 근육의 과흥분 상태가 되어 발작 증상이 나타날 수 있다.

뼈의 혈중 칼슘농도 조절에는 두 가지의 호르몬이 관여하는데, 부갑상샘 호르몬(PTH)은 칼슘농도를 낮추어 뼈의 재형성을 도와주고 갑상샘 호르몬인 칼시토닌은 뼈를 분해하여 혈중으로 칼슘을 공급한다.

혈중 칼슘농도를 직접적으로 조절하지는 않지만 여성호르몬인 에스트로겐은 조골세포의 수를 증가시켜 뼈의 재형성을 원활하게 하는데, 나이가 들어 에스트로겐 농도가 감소하면 골다공증이 발생될 수 있다.

골다공증에 관한 내용은 질환자의 운동 307page에서 다시 알아보도록 하자.

뼈의 수선

뼈의 수선은 뼈가 골절 등의 손상으로부터 회복되는 과정을 말한다. 대부분의 사람들은 골절을 당해도 시간이 지남에 따라 회복되는데 뼈의 수선은 다음의 단계를 거치면서 진행된다.

1. 골절로 인해 손상된 혈관으로부터 혈액이 흘러나와 뼈 사이 공간에 혈종을 형성한다.
2. 섬유연골성 가골이 뼈 사이 공간을 채운다.
3. 섬유연골성 가골이 부러진 뼈를 이어주는 골성 가골로 바뀐다.
4. 조골세포는 조밀골을 형성하여 뼈의 밀도를 높이고 파골세포는 해면골을 파괴하여 새로운 수강을 형성한다.

뼈의 수선과정 2단계부터는 앞서 설명한 뼈의 형성과정과 유사하다. 이러한 과정은 몇 달에 걸쳐 이루어지기 때문에 기브스를 하거나 핀을 밖아 골절부위가 고정될 수 있도록 하는 것이 필요할 때가 많다.

심혈관계

혈압측정 원리

우리가 병원에 도착하면 질환에 관계없이 혈압부터 측정하는 경우가 많다. 입원환자가 아니고서는 의사나 간호사가 직접 혈압을 측정하는 장면은 점점 사라지고 있으며, 대신 우리는 스스로 자동혈압계에 팔을 집어넣고 측정하여 간호사에게 혈압을 불러주기도 한다.

하지만 혈압측정 장치의 주의사항을 보면 '두꺼운 옷을 입고 측정하면 안 됩니다.' 라는 문구를 볼 수 있는데, 괜히 그렇게 해보고 싶은 것은 나만의 생각일까?

혈압이란 혈액이 동맥벽에 가하는 힘으로 일반적으로 측정하는 혈압은 동맥의 직접적인 압력을 측정하기보다 혈압계를 이용하여 간접적으로 확인하는 방법을 이용하고 있다.

심장은 수축함으로써 일정한 힘으로 혈액을 밀어주고 이 힘을 통하여 혈액이 혈관 속을 이동하는데, 이때의 박동은 청진기나 손가락을 통해 쉽게 확인할 수 있다. 하지만 심장이 밀어주는 힘 보다 더 큰 힘으로 특정부위의 혈관을 압박하면, 심장에서 혈액을 밀어주더라도 그 부위의 혈관은 닫힌 상태를 유지하게 되므로 동맥을 통해 혈액이 통과할 수 없으며 박동도 느껴지지 않는다.

심장에서 혈액을 밀어주는 압력보다 큰 힘으로 압박하는 도구가 수동 혈압계의 커프나 우리 팔을 기분 나쁘게 쥐어짜는 자동혈압계이다. 이 상태에서 서서히 압력을 낮추다보면 심장의 압력과 같아지거나 낮은 상태가 되는데 이때부터 혈관은 다시 열리게 되어 혈액은 통과하며 박동도 느껴진다. 이 때의 압력이 수축기 혈압이 된다.

실제로 혈압을 측정할 때, 큰 힘으로 팔을 압박할 때에는 박동이 느껴지지 않다가 어느 순간부터 다시 팔에서 박동이 느껴지는 것을 확인할 수 있다. 그러다 점점 커프의 압력이 낮아지면 어느 순간 이완기 혈압과 같아지거나 낮아지게 된다. 이때부터는 박동도 느낄 수 없게 되는데 이 때의 압력이 이완기 혈압이다.

이상의 혈압측정원리만 이해하고 있으면 혈압을 측정할 때 측정 장비나 의사로부터 결과 값을 받기 전에 먼저 혈압을 예측해볼 수도 있을 것이다.

그렇다면 두꺼운 옷을 입고 측정을 하면 어떻게 될까? 두꺼운 옷을 입으면 커프가 혈관에 가하는 압력이 줄어들기 때문에 더 높은 압력으로 혈관을 압박해야 혈관이 닫히게 될 것이다. 따라서 혈압 측정값이 높아지게 된다.

필자도 실제로 해본적은 없지만 여러분들은 한번 겨울파카를 입고 측정해보시길⋯. 내가 시켰다고는 하지 말고⋯.

심장의 순환

인체의 생명유지와 여러 활동에는 지속적인 영양소 전달과 기체교환이 필요하다. 다양한 기관을 구성하는 최소단위인 각 세포들에 영양소와 산소를 전달하고 거기서 발생되는 부산물들을 다시 간과 폐로 전달한다. 여기서는 심장과 혈관의 구조와 기능에 대해 알아보고 운동에 따른 변화에 대해 살펴보자.

네 개의 공간으로 구성된 심장은 순환계의 중심인데, 이러한 순환은 폐순환과 체순환으로 구분된다. 심장은 폐순환을 통해 혈액의 산소농도를 높이고, 산소농도가 높은 혈액은 다시 체순환을 통해 신체 각 부위로 보내진다. 체순환은 신장순환과 문맥순환까지도 포함한다.

심장이 자동차의 엔진에 비유되는 경우가 있는데, 사실 그 기능상의 유사점은 찾아보기 어렵다. 자동차의 엔진 역할, 즉 연료를 연소시켜 에너지를 만들어내는 것은 심장이 아니라 바로 세포속의 미토콘드리아라 할 수 있기 때문이다.

그렇다면 자동차의 무엇과 유사할까? 굳이 심장을 비유하자면 연료탱크 정도로 보이고, 연료탱크에서 엔진으로 연료를 전달하는 통로역할을 하는 것이 바로 혈관이라 할 수 있겠다.

혈관은 우리 몸 구석구석까지 뻗어 있는데, 심혈관계의 구조를 설명하기 위해서는 위, 소장, 대장 등에 분포하는 혈관에서부터 시작하는 것이 좋겠다. 이들 소화기관으로부터 혈관으로 유입된 영양소는 우선 간으로 전달되고, 간에서 해독작용을 거친 뒤, 저장되거나 혈액 속에 녹아 우심방을 거쳐 우심실로 들어간다.

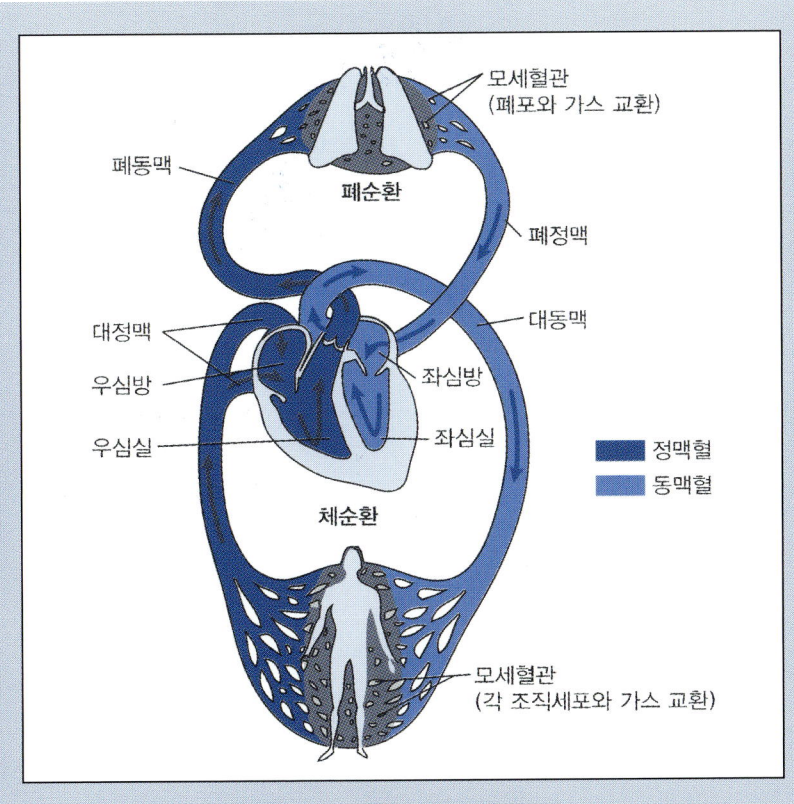

그림 9-8. 심장의 체순환과 폐순환

하지만 이 혈액의 산소농도는 낮기 때문에 산소를 공급받기 위해 두 개의 폐동맥을 거쳐 폐로 보내지는데 이를 폐순환이라 한다. 이 단계에서 이후에 설명할 폐포와의 가스교환(확산)을 통해 산소를 받아들이고 다시 좌심방을 거쳐 좌심실로 들어온다.

그림 9-9에서 보듯이 심방은 얇은 벽으로 구성되어 폐와 인체 각 부위로부터 들어오는 혈액을 모아 심실로 보내고, 두꺼운 벽으로 구성된 심실은 수축함으로써 혈액을 내보낸다.

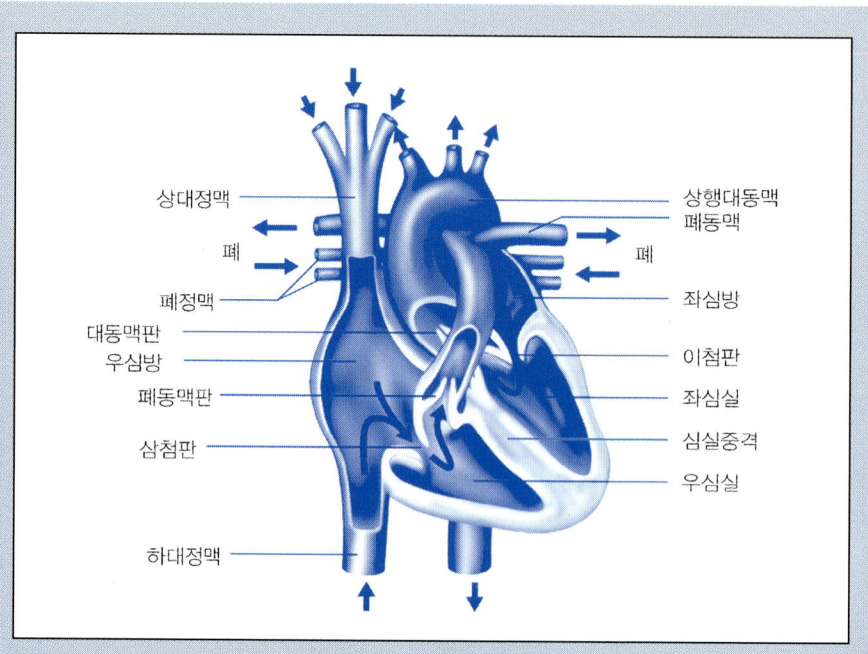

그림 9-9. 심장의 구조

심실이 수축할 때 혈액이 심방으로 유입되지 않도록 하기 위해 통로를 차단하는 판막(삼첨판, 이첨판)이 심방과 심실 사이에 있으며, 심실을 빠져나간 혈액이 다시 들어오는 것을 막기 위한 판막(폐동맥판, 대동맥판)이 폐동맥과 대동맥 입구에 있다. 또한 우심실과 좌심실 속의 혈액이 섞이지 않도록 심실중격이라고 하는 근육벽이 사이에 위치하여 산소농도가 다른 혈액의 희석을 막아준다.

좌심실의 혈액은 높은 농도의 산소와 영양소를 가진 상태로 대동맥으로 보내지는데, 이 대동맥은 우리 몸에서 직경이 가장 크다. 심장에서 출발한 혈액은 심장에 산소와 영양소를 공급하기 위해 대동맥의 첫 번째 가지인 관상동맥으로 유입되어 심근에 전달된다. 기름을 운반하는 유조차에도 주유를 해줘야하는 것처럼 심장도 먹고 살아야 한다는 것이다. 이후, 머리, 가슴, 팔, 복부, 다리 등으로 보내져 각 부위의 동맥, 소동맥을 거쳐 모세혈관까지 흐른다.

모세혈관은 세포와 물질교환을 한 후 소정맥으로 재결합되고 다시 정맥으로 혈액을 운반한다. 심장을 기준으로 위쪽의 정맥은 상대정맥을, 그리고 아래쪽의 정맥은 하대정맥을 지나 우심방을 거쳐 우심실로 들어온다.

하나의 혈구세포를 기준으로 보면 위와 같은 순서를 거치지만 실제로 좌심실과 우심실은 동시에 수축되기 때문에 체순환과 폐순환 역시 동시에 일어난다고 볼 수 있다.

운동시 심장반응

심장은 하루 10만 번 이상 박동하면서 혈액에 많은 물질을 실어 우리 몸에 공급해준다. 심장이 공급하는 혈액의 양을 심박출량이라 하며 이것은 1회 박출량에 심박수를 곱한 값이다.

> 심박출량 = 1회 박출량 × 심박수

운동 등으로 신체의 활동량이 증가하면 더 많은 산소와 영양소를 공급하기 위해 심박출량이 증가해야하는데, 이는 1회 박출량과 심박수의 증가를 통해 충족시킨다. 하지만 심박수는 운동강도에 비례하여 증가하지만 1회 박출량은 최대산소섭취량의 40% 정도의 강도까지만 증가하고, 그 이후의 강도는 심박수의 증가로 심박출량을 증가시킨다.

이쯤에서 본 장을 이해하기 위하여 다음의 용어들에 대하여 확인하고 넘어가자.

> 심 박 수 – 1분 동안의 심장박동 수, 단위 beat/min
> 1회 박출량 – 심장이 한번 수축할 때 내보내는 혈액량 ml/beat
> 심 박 출 량 – 심박수×1회 박출량
> 확장말기용량 – 심장이 수축하기 직전의 혈액량
> 수축말기용량 – 심장이 수축한 후에도 남아있는 혈액량
> 수 축 기 혈 압 – 심장이 수축할 때의 혈압
> 이 완 기 혈 압 – 심장이 이완할 때의 혈압

1회 박출량 증가

운동시 1회 박출량의 증가는 확장말기용량 증가, 사후부하 감소, 심장의 수축력 증가의 세 가지 주원인에 의해 이루어진다. 확장말기용량이란 심장이 이완할 때 심실에 유입되는 혈액의 양을 말하며, 운동을 하게 되면 정맥이 수축하고, 정맥회기가 증가되어 더욱 많은 양의 혈액이 심장으로 들어가게 된다. 심장에 혈액이 많이 모였으니 강한 힘으로 뿜어주기만 하면 1회 박출량을 증가시킬 수 있을 것이다.

하지만 여기서 주목할 점은 혈액이 뿜어지는 동맥들의 압력(사후부하)인데 이 압력이 증가하면 혈액이 이동하기가 어려워진다. 하지만 운동을 하면 다행히도 소동맥들이 이완하게 되어 전체적인 사후부하가 감소하게 된다.

또한 심장은 심근세포의 칼슘이용량이 증가됨으로써 수축력이 강해지고 그 결과 수축말기용량(심실이 수축 후 심실에 남아있는 혈액의 양)이 적어지게 된다.

이러한 기전을 통하여 운동시 1회 박출량은 증가되고 운동강도에 비례하는 심박수 증가와 함께 심박출량을 5배 정도까지 증가시킬 수 있다.

심박수 증가

이번에는 마라톤과 같이 장시간 일정한 강도로 운동을 할 경우 1회 박출량과 심박수는 어떻게 변하는지 생각해보자.

달리는 속도가 일정하고, 이로 인해 근육에서 요구하는 산소와 영양소의 양도 일정하다고 가정한다면 심박출량도 변하지 않을 것이다. 하지만 여러 연구에서 달리는 시간이 지속될수록 심박수가 증가한다는 것이 관찰되었는데, 이는 1회 박출량 감소를 심박수로 채워주기 위한 것이다. 1회 박출량이 감소되는 이유는 체온증가로 인해 피부 주변의 혈관이 확장되어 혈관에 머무는 혈액량이 증가하고, 탈수로 인하여 혈장량이 감소하여 총 혈액량이 감소하기 때문이다.

혈액의 재분배

하지만 아주 높은 강도로 운동할 때, 근육에서 요구되는 산소와 영양소를 충족시키기에는 이정도의 심박출량 증가로는 부족하다.

심장으로부터 나온 혈액은 소화기관 20~25%, 신장 20%, 뼈 3~5%, 뇌 15%, 피부 4~8%, 근육 15~20%, 그리고 심장은 수축과 이완을 반복하면서 평균적으로 4~5%의 혈액을 가지고 있다. 하지만 이것은 안정 상태에서의 비율일 뿐 인체의 다양한 활동으로 인해 그 비율 역시 변한다.

우리가 식사 후 공부를 할 때 음식물의 소화를 위해 혈액이 소화기관으로 보내지는 비율이 증가하면서 뇌로의 공급이 부족해지면 졸음이 올 수 있다. 하지만 공부에 집중을 아주 많이 한다면 소화기관에 충분한 혈액공급이 어려워져 소화불량 증상이 나타나기도 한다. 여러분들은 어디에 해당하는가?

운동을 하게 되면 혈액의 비율이 이보다 더 큰 차이를 나타낸다. 운동을 하게 되면 근육의 산소요구량을 충족시키기 위해 비활동 조직의 혈류량은 감소하고 근육의 혈류량은 증가한다. 이러한 혈액재분배 정도는 운동강도가 높아질수록 비례적으로 증가한다.

표 9-3. 안정시와 최대 운동시의 혈액 분포비율

	안정시		최대운동시	
	혈류량(ml/min)	비율(%)	혈류량(ml/min)	비율(%)
위 장 관	1400	24.1	300	1.1
신 장	1100	19.0	900	3.4
뇌	750	12.9	750	2.8
심 장	250	4.3	1000	3.8
골 격 근	1200	20.7	22000	82.6
피 부	500	8.6	600	2.3
기 타	600	10.3	1100	4.1
심박출량	5800	100	25000	100

위의 표는 고강도로 운동을 할 때 안정시에 대한 비활동 기관의 혈류 감소비율을 보여주고 있다. 고강도의 운동을 하게 되면 그림에서 보는 것과 같이 각 기관에 공급되던 혈액의 비율이 감소하여 근육으로 재분배된다.

얼핏 이 비율만 본다면 근육을 제외한 대부분의 기관에 공급되는 혈류량이 감소하여 정상적인 기능 유지가 어려울 것으로 생각할 수 있다. 하지만 이것은 비율의 변화일 뿐 심박출량 증가로 인하여 단위시간당 공급되는 혈액의 양은 거의 유지되고 있다. 소화기관의 혈액량은 안정시에 비하여 급감하였는데, 이는 식후의 고강도 운동이 얼마나 부담이 되는지를 말해준다.

이와 비교하여 근육은 공급되는 혈액의 비율 증가와 심박출량의 증가로 인하여 안정시에 비해 단위시간당 20배 이상의 혈액을 공급받을 수 있다. 이처럼 인체는 심박출량 증가 이외에도 혈액 재분배 능력을 통해 고강도의 운동을 가능하게 한다.

앞서 말한바와 같이 심장은 수없이 많은 수축과 이완을 반복하면서 혈액에 많은 물질을 녹여 필요한 곳에 실어 나른다. 만일 심장이 좀 더 효율적으로 일할 수 있다면 그 부담이 훨씬 더 줄어들 수 있는데, 장기간 규칙적인 운동을 하면 177page의 일회성 운동에 따른 심장의 변화가 나타나 심장의 효율이 증가하고 그 부담이 감소하게 된다.

혈관

동맥

동맥혈관은 심장으로부터 혈액을 내보내는 혈관이다. 체순환을 하는 동맥혈은 정맥혈보다 산소농도가 높은 반면 폐순환을 하는 폐동맥의 혈액(정맥혈)은 폐정맥의 혈액(동맥혈)보다 산소함량이 낮다.

동맥은 세 겹의 층으로 되어 있는데, 바깥층은 결합조직으로 되어있고, 가장 안쪽은 혈관내피라고 하는 얇은 세포층으로 이루어져 있다. 그 사이에 혈관의 수축과 이완을 담당하는 두터운 평활근과 탄력조직층이 있다.

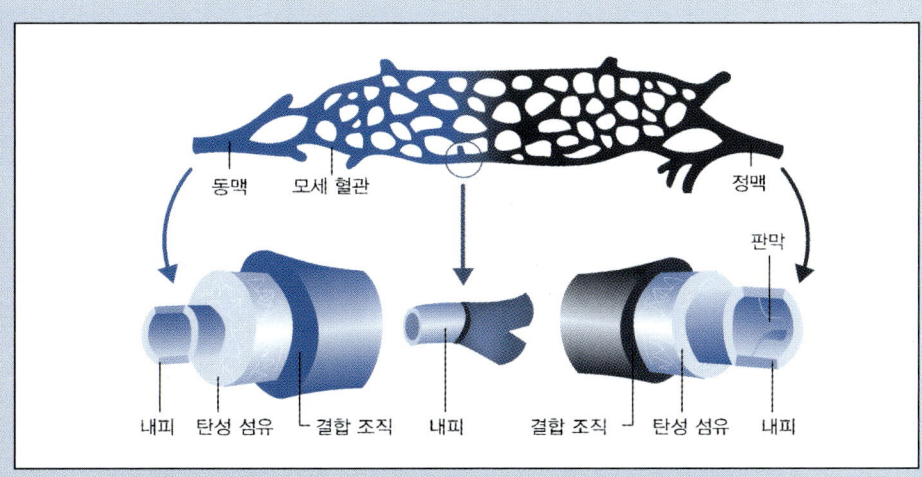

그림 9-10. 동맥과 정맥, 모세혈관의 구조

모세혈관

모세혈관은 소동맥으로부터 혈액을 받아 각 조직과 물질교환을 하고 다시 소정맥으로 돌려준다. 인체의 모든 세포 주변에는 반드시 모세혈관이 존재하는데 크기는 작지만 전체 표면적은 1500평 이상이다.

모세혈관은 물질교환이 용이하도록 동맥의 내피와 같은 상피세포 단일 층으로 되어 있다. 이 상피세포들 사이에는 작은 틈이 있어 물 입자나 입자가 작은 용질은 이 사이를 통과하면서 물질교환이 이루어진다. 특히 물 입자는 혈압과 삼투압에 의해 혈관 안팎을 드나드는데, 동맥 가까이에 있는 모세혈관에서는 혈압에 의해 물 입자가 혈관 밖으로 이동하고, 정맥 가까이에 있는 모세혈관에서는 혈압은 낮아지는 반면 삼투압이 높아져 용질농도가 높은 혈관 안쪽으로 물 입자가 다시 들어온다.

정맥

정맥혈관은 물질교환이 이루어진 혈액이 다시 심장으로 되돌아가는 통로이며, 총 혈액량의 70% 정도를 가지고 있어 혈액의 저장고 역할을 한다. 소정맥을 통해 모세혈관의 혈액을 모으고 이것을 다시 심장까지 전달한다. 정맥혈관은 동맥혈관과 마찬가지로 세 겹의 층으로 되어있지만 중간층의 평활근과 바깥층의 결합조직이 동맥보다 작아서 혈관벽의 두께 또한 동맥보다 얇다.

정맥의 혈압은 매우 낮아서 심장의 힘으로는 혈액을 이동시킬 수 없다. 다행히 정맥은 근육 사이에 위치하기 때문에, 근육이 수축하면서 정맥을 압박하여 혈액을 이동시킨다. 정맥에 있는 판막은 이러한 혈액의 흐름을 한쪽 방향으로만 유지시킨다. 그림 9-11은 근육과 판막이 혈액을 이동시키는 원리를 보여주고 있다. 따라서 원활한 정맥의 흐름을 위해서는 운동 후 가만히 앉아서 쉬는 것보다 조금씩 움직여주는 것이 좋다.

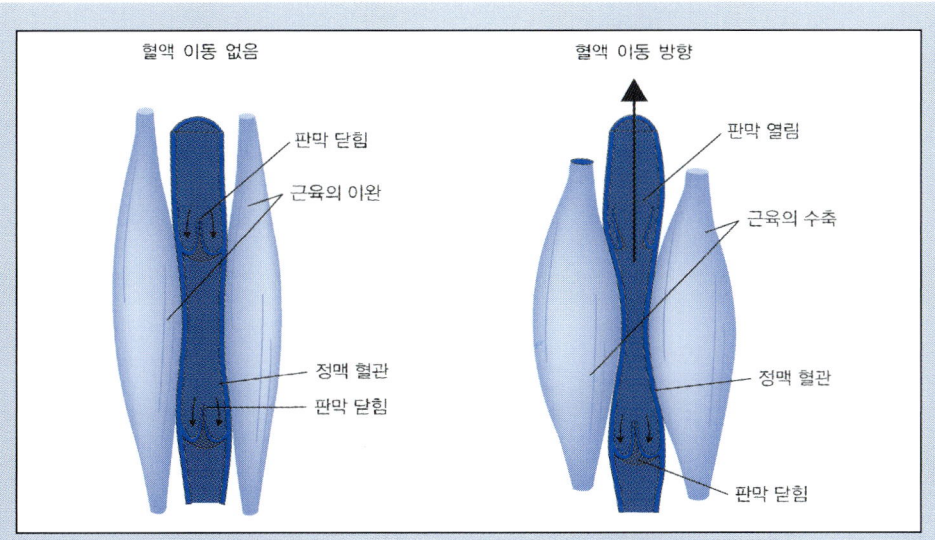

그림 9-11. 정맥혈관에서의 혈액 이동 원리

　하지정맥류는 정맥의 압력이 높아져 판막이 손상되면 혈액이 역류하거나 정체되어 발생된다. 체중이 많이 나가거나, 운동이 부족한 경우, 또는 오랫동안 서있는 자세를 자주 취하면 하지정맥류 발생 위험이 높아진다.

혈관의 압력과 혈류속도

　동맥에서의 혈압과 혈류속도는 심장의 수축과 이완에 의해 직접적으로 영향을 받기 때문에, 다른 혈관에 비하여 혈압이 높으면서 혈류속도도 빠르다.

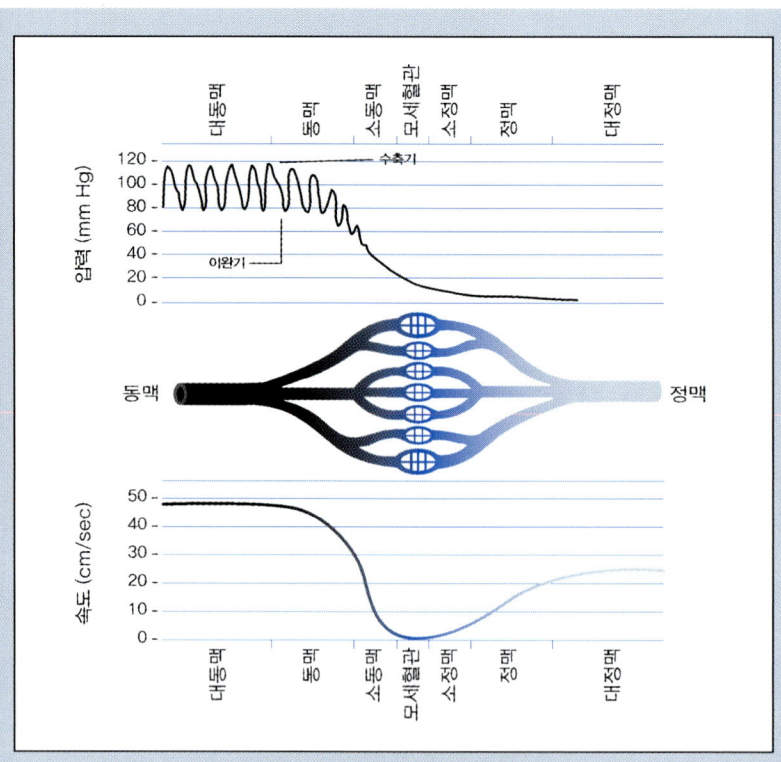

그림 9-12. 각 혈관의 혈압과 혈류속도

　이렇게 높은 혈압과 혈류속도는 동맥이 여러 개의 소동맥으로 갈라지면서 감소하게 되고, 모세혈관에서는 혈액이 이동하지 않는 것처럼 보일 정도로 속도가 느리다. 이것은 모세혈관의 총 표면적이 다른 혈관들에 비하여 아주 크기 때문이며, 느린 혈류속도는 조직과의 물질대사에 필요한 시간을 벌어준다.

　모세혈관을 거친 혈액이 소정맥과 정맥으로 모이면서 혈류속도는 다시 증가하지만 동맥에 비해서는 느리다.

혈액

운동시 헤마토크릿의 변화

헤마토크릿이란 전체 혈액에서 적혈구가 차지하는 비율을 의미한다. 혈액은 체중의 8% 정도를 차지하는데 소량의 혈액을 채취하여 시험관에 넣은 후 원심분리하면 밀도가 높은 적혈구는 가라앉고 밀도가 낮은 혈장성분은 위로 뜨게 된다. 그 사이에 백혈구와 혈소판이 얇은 층을 이루며 두 성분들을 구분해준다.

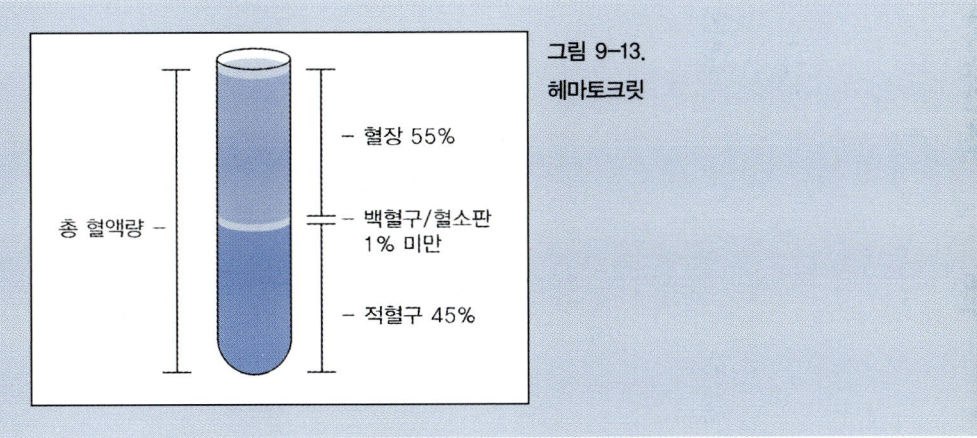

그림 9-13.
헤마토크릿

혈장성분의 91%는 물이며 나머지 9%는 여러 가지 이온과 염류, 그리고 영양소와 같은 유기분자들로 구성된다. 산소운반 역할을 하는 적혈구는 성별에 따라 약간의 차이가 나타나는데 남자의 경우 약 42%, 여자의 경우 약 38% 정도이지만 생리 중에는 더욱 낮아진다.

≫ 혈액희석과 혈액농축

혈장성분의 많은 부분을 차지하는 물은 체온조절에 있어 중요한 역할을 한다. 운동을 통해 체온이 상승하게 되면 인체의 항상성으로 인해 피부로 더 많은 혈액이 이동하게 되고 혈장으로부터 떨어져 나와 땀으로 배출된다. 이 때문에 혈액의 헤마토크릿은 감소하게 되고 점성이 높아질 수 있으므로 운동 중 지속적인 수분섭취로 체온조절 기전을 원활히 유지시키는 것이 중요하다.

하지만 적혈구는 세포벽을 통과하지 못하므로 운동에 따라 그 수의 변화는 거의 없으며, 백혈구는 운동을 하는 동안 폐, 골수, 간, 비장 등의 저장소로부터 혈관으로 유입되기 때문에 그 양이 증가하지만, 염증반응이 수반되지 않는 한 운동에 대한 변화가 거의 없어 중요하게 다루지 않는다.

지구성 운동은 혈액량을 증가(약 8%)시킬 수 있는데, 이러한 증가는 혈장단백질의 양이 많아짐으로써 혈관 내 삼투압이 높아져 수분이 혈관 속으로 유입되기 때문이다.

혈액의 산소와 이산화탄소 운반

인체의 활동에 필요한 에너지를 제공하기 위해서는 산소를 이용한 영양소의 산화가 필요하고 그 대사산물로 이산화탄소가 생성된다. 혈액은 다양한 수단을 동원하여 조직에 대하여 산소를 공급하고 이산화탄소를 제거하는데, 먼저 혈액의 산소 전달부터 확인해보도록 하자.

미량의 산소는 혈액속의 혈장에 용해되기도 하지만 대부분은 적혈구 내의 헤모글로빈에 의해 운반된다. 헤모글로빈의 산소에 대한 포화도는 산소분압, pH, 체온에 따라 차이를 나타내는데 이를 설명하는 것이 산소-헤모글로빈 해리곡선이다.

≫ 산소해리곡선

운동을 하면 1회 환기량 증가로 인하여 폐포의 산소분압이 높아지고 이것은 동맥혈의 헤모글로빈 포화도를 높인다. 또한 조직에서는 산소의 이용이 증가되어 산소분압이 감소하므로 조직 주변 모세혈관의 헤모글로빈 해리가 활발해진다.

헤모글로빈의 산소포화 및 해리는 산소분압 뿐만 아니라 pH와 체온에 따라 변하기도 하는데 운동에 의한 pH와 체온 변화는 산소전달을 더욱 효율적으로 높일 수 있다. pH는 산도를 나타내는 지수로 수소이온의 농도에 따라 0~14의 값을 가진다. 보통 사람의 pH는 7.4로 약알칼리성에 속하지만 pH 1 차이가 10배의 수소농도 차이를 나타내므로 pH 7.4는 pH 7인 순수한 물에 비하여 수소농도가 0.4배 정도로 적다는 것을 의미한다.

운동을 하면 근육세포에서 젖산($C_3H_6O_3$)이 형성되어 이로부터 발생되는 수소이온의 증가로 인하여 pH가 감소된다. 또한 산소의 사용은 그 부산물로 이산화탄소를 생성하는데, 이산화탄소는 그 자체가 헤모글로빈과 직접적으로 결합하여 헤모글로빈의 산소 친화도를 감소시키기도 하지만, 혈장이나 체액 성분인 물과 만나 이산화탄소 수용액인 탄산(H_2CO_3)을 형성한다.

이러한 기전을 통해 높아진 수소이온의 양성자가 헤모글로빈과 결합하여 헤모글로빈의 산소에 대한 친화도를 감소시키고(보어효과) 이로 인하여 조직으로의 산소 전달이 촉진된다. pH가 일정할 때 헤모글로빈의 산소 해리도는 온도에 따라 증가한다. 즉 운동에 의해 조직의 온도가 높아지면 헤모글로빈과 산소의 결합력이 약해져 조직으로 산소전달이 용이해진다는 것이다.

이처럼 운동에 따른 폐포의 산소분압증가, pH 감소와 체온 증가는 조직으로의 산소 전달 효율을 높여 증가된 산소요구량을 충족시킬 수 있다.

≫ 이산화탄소 이동

근육조직에서의 산소이용에 따른 산물인 이산화탄소는 혈장에 용해되거나(약 10%) 산소처럼 헤모글로빈과 결합하여(약 20%) 폐로 전달되고 호흡을 통해 체외로 빠져나간다.

하지만 더욱 많은 비율의 이산화탄소는(약 70%) 탄산(H_2CO_3)을 형성하며, 탄산무수화효소에 의해 다시 수소이온(H^+)과 중탄산염(HCO_3^-)으로 분리되어 이동되는데 반응식을 보면 다음과 같다.

$$CO_2 + H_2O \leftrightarrow H_2CO_3 \leftrightarrow H^+ + HCO_3^-$$

위의 반응은 가역반응으로 이산화탄소의 농도에 따라 반응의 방향이 달라진다. 즉 조직에서 이산화탄소의 발생량이 많으면 반응이 오른쪽으로 진행되어 체내의 pH가 감소하지만, 이것이 폐로 전달되면 이산화탄소가 체외로 빠져나가면서 그 농도가 감소하여 반응이 왼쪽으로 진행된다. 이것은 호흡이 인체의 pH 조절에도 영향을 미친다는 것을 보여준다.

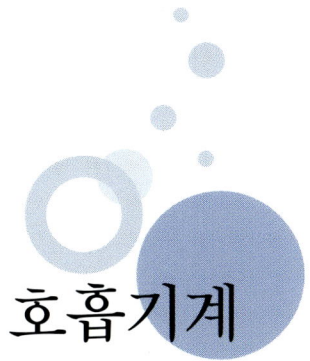

호흡기계

호흡은 폐호흡과 세포호흡으로 구분되는데, 세포호흡은 조직에서의 산소사용과 이산화탄소의 제거와 관련이 있으며, 폐호흡은 세포호흡을 가능하도록 하기 위해 폐동맥에 산소를 공급하고 이산화탄소 농도를 감소시킨다.

> 폐로부터 나와 좌심방으로 들어가는 폐정맥 속의 혈액(동맥혈)은 폐동맥 속에 있는 혈액(정맥혈)보다 산소 농도가 높다
> 동맥혈과 정맥혈의 구분은 혈관의 종류가 아닌 산소농도가 기준임을 기억하자.

본 장에서는 폐환기부터 혈액에 산소를 공급하는 과정에 이르기까지의 폐호흡에 관한 내용을 운동과 관련 지어 설명하도록 하겠다.

호흡기계의 구조

호흡기계는 공기를 폐로 운반하는 통로군들로 이루어져 있으며, 비강이나 구강으로 들어온 공기가 후두와 기관을 거쳐 폐로 유입되고 이를 통하여 혈중 이산화탄소 제거, 산소 공급, 체온 유지 등에 기여하게 된다.

폐포는 폐와 혈액 사이에서 가스교환이 이루어지는 최소단위이며 모세혈관으로 둘러싸여 있다. 성인 남성의 폐포는 약 3억 개로 그 면적은 테니스 단식코트 한 면을 덮을 수 있는 70m^2에 달한다. 그림 9-15에 나타난 것과 같이 표면의 굴곡은 표면적을 크게 함으로써 더욱 많은 모세혈관과 접촉할 수 있도록 해준다.

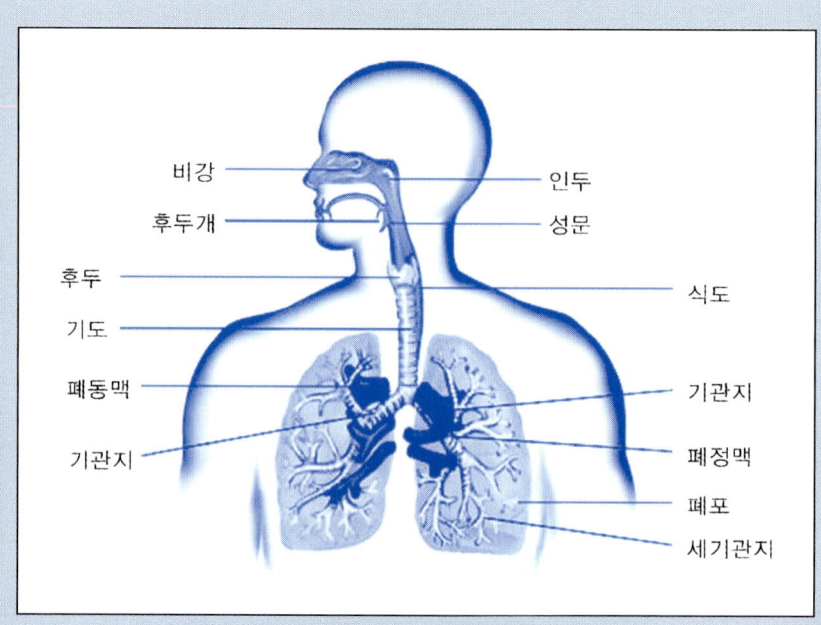

그림 9-14. 호흡기계

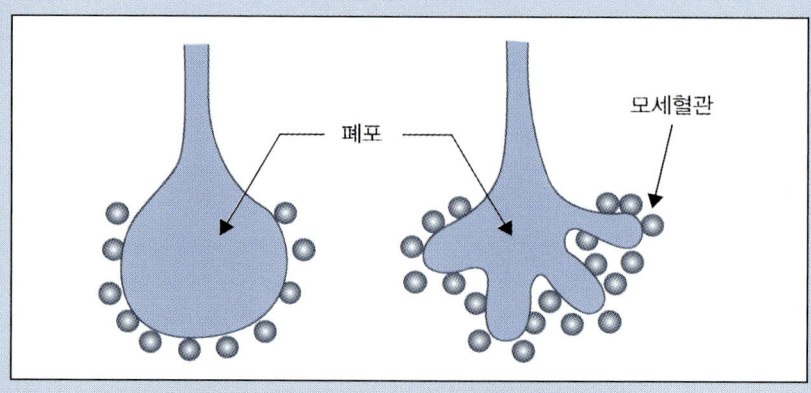

그림 9-15. 폐포의 구조

호흡의 단계

혈액에 산소를 전달하고 이산화탄소를 제거하는 실질적인 호흡은 폐포와 폐포 주변을 둘러싸고 있는 모세혈관에 의해 이루어진다. 이를 확산단계라 하는데, 폐포를 지나가는 모세혈관은 폐포에 비하여 산소분압이 낮고 이산화탄소 분압은 높으므로 이러한 기체의 분압차이는 확산을 유도한다. 즉 농도차가 클수록 더 많은 비율의 공기가 혈액 속으로 유입되므로, 신선한 공기를 많이 유입하는 것이 호흡에 있어 유리하다.

운전하다가 가끔 창을 내려 외부 공기를 유입하기 위해 환기를 시켜주듯 폐 속의 공기와 외부의 공기를 교환해주는 것 역시 환기라 하며 호흡에 있어서는 환기단계라 한다.

지금부터는 호흡이 어떻게 이루어지는지, 그리고 호흡의 효율을 높이기 위해 중요한 사항은 무엇인지 알아보자.

환기단계

앞서 말한바와 같이, 폐포와 모세혈관 사이에서의 확산은 외부로부터 유입되는 신선한 공기의 양에 의해 결정되는데, 이 공기의 양을 환기량이라 하며 분당 환기량을 기본 단위로 사용한다. 또한 분당 환기량은 한 번의 호흡을 통해 폐 속을(엄밀히 말해 폐까지 전달되지 않는 공기까지 포함한다) 드나드는 공기의 양에 1분 동안의 호흡수를 곱하면 된다.

> 분당 환기량 = 1회 환기량 × 호흡 빈도 ($V = V_t \times f$)

체중 70kg의 정상적인 성인남성의 경우 안정시 분당 환기량은 약 7.5L 정도이며 1회 호흡량은 0.5L, 호흡 빈도는 15회 정도이다.

하지만 운동강도가 높아지면 증가하는 산소소비량을 충족시키고 혈중 이산화탄소 농도의 감소를 위하여 더 많은 산소가 요구된다. 따라서 이를 충족시키기 위해서는 1회 환기량이나 호흡 빈도를 높여 분당 환기량을 증가시켜야 한다.

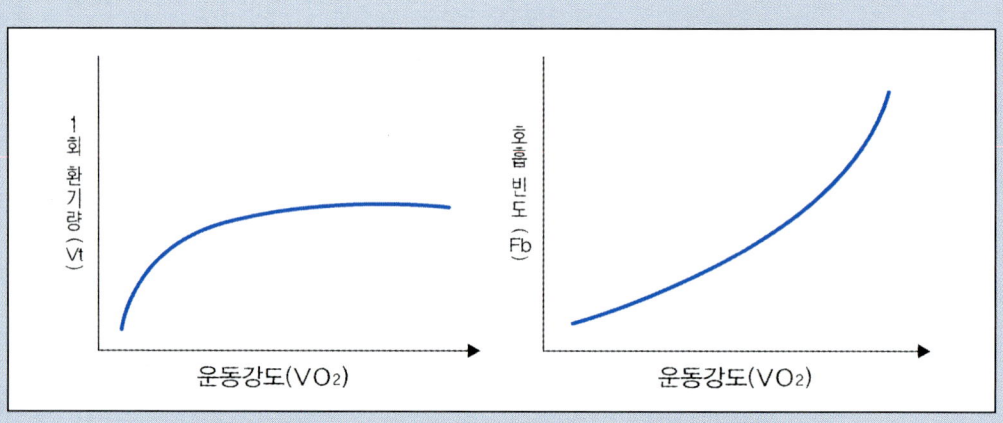

그림 9-16. 운동강도에 따른 1회 환기량과 호흡 빈도 변화

그림 9-16에서 나타난 것처럼 운동강도 증가 초기에는 1회 환기량 증가에 의존하고 일정 강도를 넘어서게 되면 호흡 빈도 증가를 통해서만 분당 환기량을 증가시킨다. 만일 여러분이 하는 유일한 운동인, 코를 후빈다거나, 가만히 누워 있다가 발가락으로 리모컨을 집기위해 다리를 들어 올릴 때에는 호흡수의 변화 없이 숨을 아주 조금만 더 깊이 쉬는 것만으로도 가능하다.

하지만 좀 더 힘든 신체활동을 할 때에는 이야기가 달라진다. 그럴 리는 없겠지만 여러분들이 만일 달리기를 한다고 생각해 보자(뭐? 생각도 하기 싫다고?). 달리는 속도가 빨라질수록 더욱 많은 산소가 필요하므로 이를 충족시키기 위해 호흡이 깊어지고 숨도 가빠질 것이다. 하지만 그림과 같이 호흡의 깊이는 어느 속도를 넘어서면 더 이상 증가하지 않는다. 이 시점을 넘어서는 속도에서의 추가적인 산소요구량은 분당 호흡수에 의존하게 되는데 달리기 속도가 지나치게 높으면 너무 빨라진 호흡 때문에 1회 환기량이 오히려 감소하게 된다. 이정도 속도면 거의 한계에 다다랐다고 볼 수 있다.

여기서 잠깐 현실적으로는 불가능하지만, 호흡 빈도가 무한대로 증가될 수 있다고 가정한다면 운동강도도 지속적으로 증가될 수 있는지 검증해보자.

≫ 그래도 불가능하다, 첫 번째 이유 - 호흡에 대한 실효가 없다.

현실에서는 존재하지 않는 무한대 개념은 가끔 명쾌한 답을 보여줄 때가 많다. 분당 환기량은 1회 환기량에 호흡 빈도를 곱한 것이므로 1회 환기량이 아무리 적어도 호흡 빈도가 무한대가 되면 분당 환기량도 무한대가 된다. 엇? 그렇다면 호흡이 부족해서 달리는 속도가 제한되는 것은 아니다…. 라고 말할 수는 없다.

그 이유는 첫째, 호흡에 필요한 에너지 소비량 때문이다. 물체의 이동에는 에너지가 필요한데, 물체의 형태가 고체든 액체든 기체든 에너지가 소비되는 것은 피할 수 없다. 에너지는 다시 두 가지로 나누어 생각해 볼 수 있다.

우선, 적은 양이지만 공기는 질량을 가지고 있고 질량이 있는 물체를 이동시키기 위해서는 관성을 극복해야 한다. 그 다음은 공기가 폐까지 전달되기 위해서는 좁은 공기 통로(기관지, 세기관지 등)들을 통과해야하는데 여기서 마찰이 발생된다.

관성과 마찰력을 극복하기 위해 소비되는 에너지량은 안정시 1L당 0.5에서 1.0mlO_2 정도이며 총 에너지 소비의 5% 이하를 차지하지만 한계점에서의 운동시에는 2~3mlO_2까지 증가하므로 무시할 수 없는 에너지량이라고 할 수 있다.

앗! 호흡 빈도가 무한대로 증가한다고 가정했으니 한계점에서의 운동이 아닌 무한대의 운동이라 해야 한다. 이쯤하면 막가자는 얘긴데, 이왕 이렇게 된거 달리는 속도가 무한대면 호흡 빈도도 무한대, 호흡 빈도가 무한대면 호흡에 필요한 에너지도 무한대가 되고, 무한대 끼리 비교이니 더하고 빼는게 무의미해 보인다.

하지만 여기서 놓친 부분이 있다. 달리기 속도가 아무리 빨라지고 호흡수가 무한대로 늘어날지라도 분당 환기량은 1회 환기량에 호흡 빈도를 곱한 것이므로 1회 호흡으로 좁여서 생각해보자. 속도가 일정속도 이상 빨라지면 호흡 빈도는 높아지지만 1회 환기량은 오히려 약간 감소한다. 그냥 인심 좀 써서 1회 환기량이 변하지 않는다고 해두자.

그렇다면 달리기 속도가 무한대면 호흡 빈도도 무한대, 1회 호흡에 필요한 에너지도 무한대, 하지만 1회 호흡량은 일정…, 여기서 답은 나왔다. 일정한 1회 호흡량으로부터 얻을 수 있는 에너지도 일정하다면 1회 호흡에 필요한 에너지가 무한대이니 호흡에 따른 실효가 없다.

이로써 호흡 빈도가 무한대로 증가가 가능해도 운동강도가 증가될 수 없다는 것이 증명되었다.

≫ 두 번째 이유 – 사강

다시 처음으로 돌아가 보자. 폐호흡의 역할은 간단히 말해 혈액에 산소를 전달하고 이산화탄소를 제거하는 것이다. 하지만 실제로 기체교환이 이루어지는 곳은 폐포와 모세혈관이며, 코와 입, 후두와 기관, 기관지, 세기관지 등에서는 기체교환은 이루어지지 않고 단지 폐포까지의 공기전달 통로역할을 할 뿐이다. '공기통로에 차 있는 공기의 양', 이것을 사강이라 부른다.

일반적으로 사강은 체중(kg)에 2를 곱한 후 ml단위를 취한 것으로 70kg인 성인의 경우 150ml 정도이며, 안정시 1회 환기량에 30% 정도를 차지한다.

예를 들어, 1회 환기량이 500ml인 사람의 경우 폐로 전달되는 공기의 양은 사강 150ml를 제외한 350ml 정도라고 하자. 하지만 이 사람이 평상시 호흡보다 2배로 많은 1000ml의 공기를 들이마신다면 실제로 폐로 전달되는 공기의 양은 850ml로 평상시의 2.4배 정도가 된다. 즉 호흡을 깊게 하면 폐까지의 공기전달이 훨씬 유리해진다.

같은 사람을 예로, 호흡의 깊이를 절반으로 하면 어떨까? 이 사람이 250ml의 공기를 들이쉰다면 사강을 제외한 100ml만이 폐로 전달되어 평상시 호흡의 30%에도 못미치는 효율이 나온다. 가만히 앉아서 인위적으로 얕은 호흡만 계속해보면 산소전달이 부족해져 금방 현기증이 나는 것만으로도 알 수 있다. 이처럼 사강으로 인하여, 호흡의 효율을 높이기 위해서는 호흡 빈도보다 1회환기량을 증가시키는 것이 유리하다.

표 9-4. 분량 환기량이 같을 경우, 폐포 환기량에 영향을 미치는 요인

구 분	A	B	C
사강 용적(Vd)	150ml	150ml	150ml
1회 호흡량(Vt)	1000ml	500ml	250ml
분 당 호흡 수(Fb)	6회	12회	24회
분 당 환기량	6000ml	6000ml	6000ml
분 당 폐포 환기량	(1000-150)×6=5100ml	(500-150)×12=4200ml	(250-150)×24=2400ml

정리하자면, 달리기 속도가 한계점에 다다르면 호흡 빈도는 증가하지만 1회 환기량이 오히려 감소하고, 높아진 호흡 빈도는 호흡에 따른 에너지 소비를 증가시키므로 더 이상의 폐포 환기량 증가는 어려워 속도 증가는 불가능해진다.

운동강도의 한계점은 근육 수축강도의 한계, 인체 에너지 저장량의 한계, 혈액의 에너지원 전달속도의 한계, 피로물질 처리속도의 한계 등의 여러 가지 이유가 있겠지만 호흡도 그 중 하나가 될 수 있음을 확인하였다.

확산단계

확산은 폐포와 모세혈관 사이에서의 가스교환 단계로서 추진압력, 표면적, 혈액의 통과시간에 영향을 받는다. 먼저 추진압력은 폐포와 모세혈관 벽 사이의 접촉면에 작용하는 분압에 의해 결정되는 것으로서 환기량이 증가되면 폐포내 산소분압이 높아지고 이로 인하여 추진압력도 증가될 수 있다.

또한 폐포를 둘러싸고 있는 혈관의 표면적의 합도 확산에 중요한 영향을 미치는데, 안정시 폐 모세혈관의 혈액분포는 불균형적이지만 운동을 시작하게 되면 증가된 심박출량은 열려있지 않은 모세혈관을 열고 모세혈관 직경을 증가시킨다. 이로 인하여 전체적인 표면적이 커지고 적혈구로의 확산능력이 증가된다.

마지막으로 혈액의 통과시간은 건강한 성인의 확산능력에는 크게 영향을 미치는 요인은 아니지만, 심혈관계의 질환이 있거나, 운동강도가 지나치게 높을 경우 매우 중요하게 고려해야할 사항이다.

혈액이 폐 모세혈관에 머무르는 시간은 약 0.7초 정도이며, 정맥혈과 동맥혈 사이에서의 산소분압 평형 즉, 확산이 완전하게 이루어지기 위해서는 0.3초의 시간이 소요된다.

운동시에도 혈액 통과시간에 의한 확산 감소는 걱정하지 않아도 되는데 그 이유는 운동시 심박출량이 증가하더라도 혈관 역시 확장되기 때문에 혈액이 폐 모세혈관에 머무르는 시간이 0.3초 보다 낮아지지 않기 때문이다.

하지만 동맥경화로 인한 혈관의 탄력성 감소, 또는 고지혈증 등에 의하여 혈관 내 침착물이 많아질 경우 혈관의 총면적이 감소하고, 혈류속도 증가로 인하여 통과시간이 감소할 수 있다.

다음은 앞서 설명한 세 요인에 의해, 운동시 확산능력이 향상되는 것을 보여주는 그림이다.

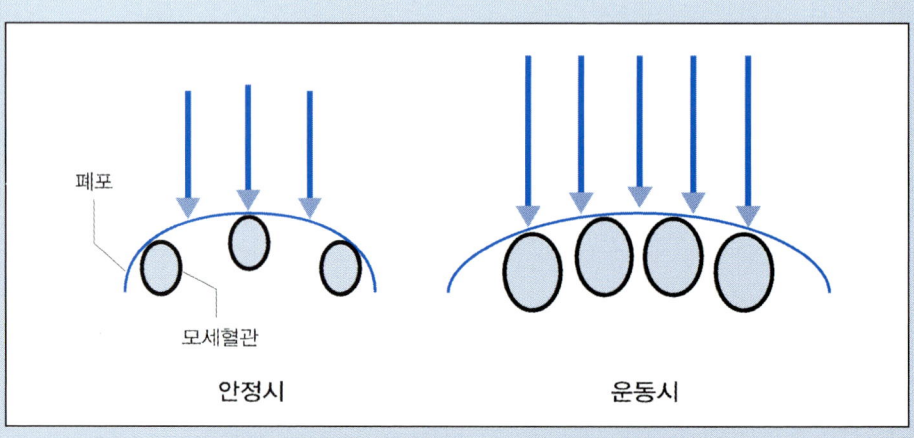

그림 9-17. 확산을 증가시키기 위한 폐포 모세혈관의 변화

운동을 하게 되면 환기량 증가에 의해 폐포내 산소분압이 높아지게 되고(화살표의 길이), 심박출량의 증가로 혈액이 통과하는 모세혈관의 수나 단면적이 증가하며, 증가된 모세혈관의 수나 단면적은 혈류의 속도가 크게 상승하는 것을 막아주기 때문에 운동시에도 확산이 용이하게 이루어진다.

≫ 폐의 산소전달 효율은 얼마일까?

대기 중 산소농도는 약 20.9%이며, 인체의 각 조직에서는 산소를 소비하고 있으므로 기도에서 조직으로 호흡의 각 단계가 진행됨에 따라 산소농도가 감소한다.

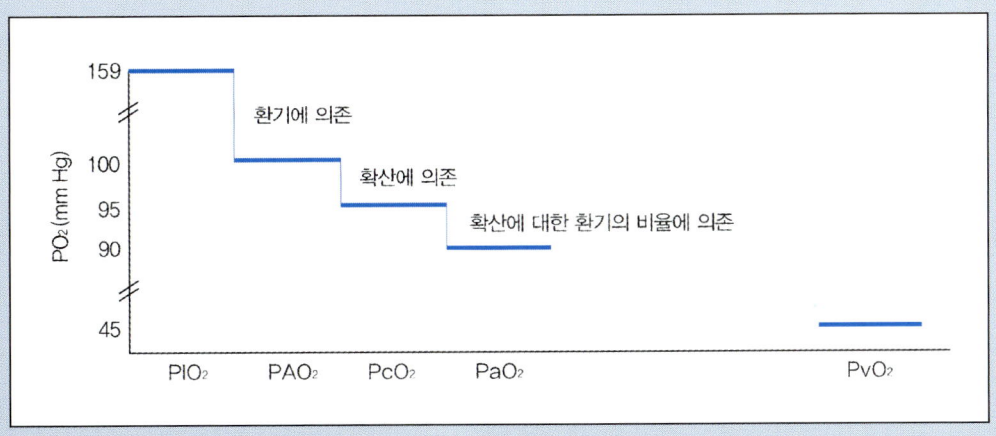

그림 9-18. O_2 cascade

이를 O_2 cascade라고 하는데 그림에서 보는 것처럼 폐포에서의 산소분압은 100 정도이며, 다음 단계인 확산을 거치면서 모세혈관에서는 95 정도로 하강하게 된다. 이후 동맥혈에서는 더 낮은 농도인 90을 보이지만 폐의 효율을 확산단계까지만 고려해 계산한다면 95/159 × 100 = 약 60% 정도로 높은 편이다

> 대기 중 각 가스분압의 합은 전체 압력과 동일하므로 1기압을 760mmHg으로 봤을 때 20.9%의 농도를 갖는 산소는 약 159mmHg의 분압을 가진다고 계산할 수 있다.

운동을 하게 되면 세포에서 더 많은 산소를 필요로 하는데 이를 충족시키기 위해서 폐포의 산소분압을 높인다면 다음의 각 단계에서 산소농도가 증가되고, 결국 많은 양의 산소를 세포로 전달할 수 있다.

운동시 가스교환 능력 변화

197page의 O_2 cascade에서 보는 것처럼 폐호흡 각 단계의 효율은 이후의 산소전달 양에 결정적인 영향을 미친다.

필자가 학생들에게 자주 출제하는 시험 문제 중 '운동시 가스교환 능력 변화를 폐와 심장의 입장에서 기술하시오'라는 문항이 있다. 운동을 하게 되면 1회 환기량이 증가된다는 것은 표 9-16을 보면서 확인하였다. 1회 환기량이 증가되면 폐포 내 산소분압이 높아지고 이를 통하여 확산이 증가된다.

또한 운동을 하게 되면 혈류량이 증가하고 이로인해 안정시에는 닫혀있던 폐포 주변의 모세혈관들이 열리게 되는데, 폐포와 모세혈관의 접촉 면적이 커져 확산이 증가된다. 즉 폐호흡에 있어 심장기능의 변화 역시 중요한 요인이라는 것을 의미한다.

하지만 폐의 산소전달 효율은 사실 사람들에 따라 편차가 큰 편이다. 선천적으로 폐의 용적이 큰 경우도 있겠지만 대부분의 경우 지속적인 유산소운동을 통하여 폐용량을 증가시킬 수 있다.

증가된 폐용량은 1회 환기량을 높이고 이것은 폐포로 전달되는 공기의 비율(사강관련 표 9-4 참고)과 산소분압을 증가시켜 모세혈관으로의 확산에 기여한다.

쉬어가기

전력으로 100m 달리기를 하고나면 수분동안 호흡이 가쁘다. 달리기는 완전히 끝났음에도 호흡이 원상태로 돌아오기까지 시간이 필요한 이유는 무엇일까?

에너지 소비를 나타내는 산소섭취량은 운동강도에 비례한다. 달리기를 한다고 가정할 때, 천천히 뛰는 것 보다 전력으로 뛸 때 더 많은 호흡을 한다. 운동에 대한 에너지 소비량이 강도에 비례하여 증가하고 이를 충족시키기 위해 더 많은 산소가 요구되기 때문이다.

하지만 가만히 서 있다가 처음부터 시속 10km/h의 속도로 30분 동안 달린다면 산소섭취량은 어떻게 변할까?

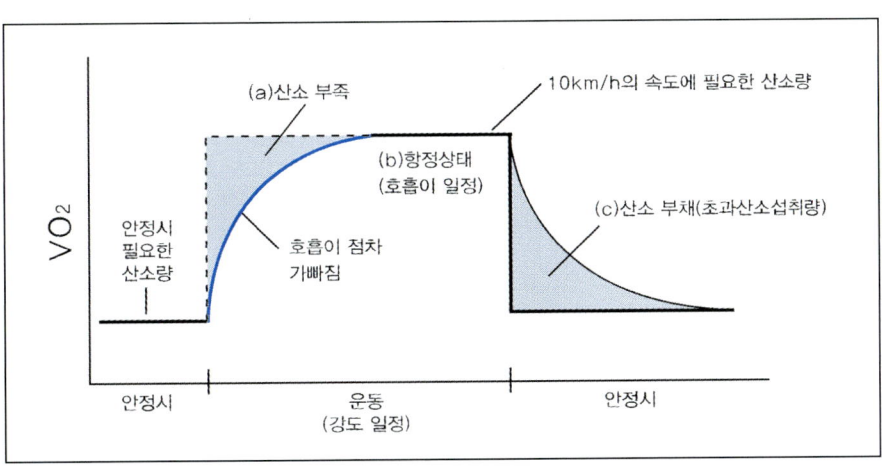

그림 9-19. 운동 후 초과산소섭취량

에너지 소비량은 운동강도에 비례하므로 산소섭취량이 운동의 처음부터 끝까지 일정하게 유지되어야 할 것이다. 하지만 실제로 운동을 해 보면 운동을 시작하는 순간부터 조금씩 호흡이 가빠지기 시작하여(a) 일정시간이 지나면 그때부터 높아진 호흡패턴이 유지된다(b). 그렇다면 일정시간이 지날 때까지는 호흡이 운동강도를 충당하지 못하게 되는데, 이를 산소부족 또는 산소결핍이라고 한다. 이후 일정시간 운동 후 안정을 취하더라고 호흡은 곧바로 회복되지 않는다(c).

예전에는 이 반응을 운동 초기에 빌렸던 산소를 갚아나가는 과정이라 생각하고 산소부채라 하였다. 하지만 현재는 산소부족과 산소부채의 기전을 다르게 해석하고 있다. 운동초기에 산소가 부족할 때에는 운동에 필요한 에너지를 무산소적인 대사과정을 통하여 얻어내는 비율이 높아서 많은 양의 산소를 즉각적으로 요구하지 않는다는 것이다. 이후의 산소부채도 현재는 초과산소섭취량으로 부르는데, 빌린 산소를 갚아나가는 과정이 아니라, 운동 이후 젖산을 포도당으로 전환하고, ATP와 PC를 재합성하기 위한 산소를 채워주는 과정으로 해석하고 있다. 이외에도 높아진 체온과 운동을 통한 호르몬 반응에 의해 더 많은 에너지가 요구되는데 이를 충족시켜주기 위해서도 운동 후 많은 산소가 필요할 것이다.

그림 9-19에서는 a와 c가 비슷한 크기인 것으로 표현되었지만 실제로는 운동 후 안정을 취하더라도, 안정시보다 조금 더 많은 양의 산소를 소비하는 상태가 48~72시간까지 지속되는 것으로 알려졌다. 그리고 추가적인 산소소비가 지속되는 시간은 운동강도가 높을수록 길어진다.

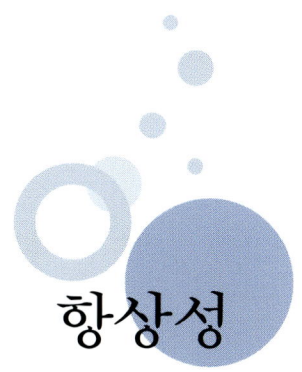

항상성

　인체는 주위 환경의 온도 변화에도 불구하고 거의 일정한 체온을 유지하는 항온동물이다. 또한 나름대로의 정해진 범위 내에서 수축기와 이완기 혈압이 조절되고 거의 중성에 가까운 pH(약 7.4)를 유지하게 된다. 혈당은 음식물의 양과 종류에 따라 비교적 큰 차이를 보이면서 변하기는 하지만 이 역시 인슐린에 의해 다시 회복된다.

　이처럼 인체는 외부로부터 주어지는 자극(스트레스)에 대해 내부 환경을 유지하기 위하여 끊임없이 조절체계를 가동시키고 있는데 이를 항상성이라 한다. 이 항상성으로 인해 극한의 환경만 아니라면 인간은 큰 어려움 없이 환경에 적응이 가능하다.

　항상성 유지를 가능하게 하는 생리적 조절체계는 항상 쌍을 이루고 있어 각각의 상황에 따라 선택적으로 조절이 가능하다. 즉 가정에서 보일러와 에어컨으로 실내온도를 적정수준으로 유지하는 것처럼 인체도 양방향으로 조절이 가능한 일련의 조합된 조절체계가 존재한다. 이러한 조절체계는 크게 수용기, 통합센터, 효과기로 이루어지는데, '부적피드백'을 이용하여 자극에 반대 방향으로 신호를 보내고 항상성을 유지한다.

　보일러를 예로 들어보면, 추운 계절에는 온도감지기(수용기)가 내려간 기온을 감지하고 보일러(통합센터)에 신호를 보낸다. 신호를 받은 보일러는 열을 방출(효과기)하여 온도를 높이는데, 적정온도에 도달하게 되면 온도감지기가 보일러의 작동을 멈추라는 신호(부적 피드백)를 보내게 된다.

　인체의 이러한 조절체계가 다양한 자극에 신속하고 적절하게 대응하지 못하거나, 자극이 인체의 조절범위를 벗어나게 되면 항상성 유지가 어려울 수 있다.

운동은 항상성을 깨뜨리는 자극으로 작용한다. 운동을 하면 안정시에 비하여 체온이 올라가고, pH는 낮아지며, 장시간의 운동을 통해 혈당이 내려갈 수도 있다. 우리 몸의 조절체계가 어느 정도 이러한 변화를 완충시켜주지만 안정시 만큼 유지시켜주지는 못한다.

하지만 동시에 운동은 이러한 조절체계를 훈련시키는 기능도 한다. 군인이 '전쟁'에 대비해 주기적으로 '훈련'을 하는 것처럼 운동을 통해 항상성을 깨뜨리는 자극을 주기적으로 주면 인체는 이에 대응하여 조절하는 기능을 향상시키게 된다.

체온조절

쉬어가기

영화 타이타닉을 보면 레오나르도 디카프리오가 여주인공을 구명보트에 태운 채 구출되지 못한 나머지 사람들과 함께 차가운 바닷물 속에서 얼어 죽는 장면이 나온다.

이와는 반대로 체급종목의 운동선수들이 단기간에 과도하게 체중을 줄이기 위해 사우나실에서 운동을 하다 운명을 달리하는 경우도 있다. 이 경우 역시 체온 유지를 위해 땀 분비량이 많아지고 이것이 탈수로 이어졌기 때문이다. 결국 문제는 체온조절이다.

인체의 대사경로를 조절하는 효소들은 정상체온 범위에서 그 기능을 유지할 수 있기 때문에 일정한 범위에서 체온을 조절하는 것은 매우 중요하다. 인체가 추위에 노출되면 티록신과 카테콜아민의 분비를 통하여 생화학적인 열생성을 증가시킨다. 이것은 의지와 무관하게 이루어지는 작용이므로 불수의적 열생성이라 한다.

영화에서 디카프리오가 얼마동안 살아있었는지 알 수는 없지만 조금이라도 더 살아있으려면 수의적 열생성, 즉, 수영이라도 하던지 아니면 발이라도 동동 구르면서 활동량을 증가시켜야 할 것이다.

인체는 열생성과 열손실 기전에 의해 체온이 유지되는데 운동은 열생성을 유발하므로 이를 조절하기 위한 열손실 기전에 대해서 알아보자. 인체의 열손실 기전은 일반적인 열에너지 전달 수단인 전도, 대류, 복사, 증발을 포함한다.

공원에서 달리기를 한다고 가정해 보자. 우선, 외부온도가 체온보다 낮다면 피부에 부딪치는 공기들이 열을 빼앗아갈 것이다. 호흡을 통해 내쉬는 입김이나 땀샘으로 배출되는 땀도 체온을 낮추는데 도움을 줄 수 있다. 또한 외부의 온도가 체온보다 낮다면 저온의 물체라도 주위로 복사열을 방출할 수 있는데, 이 양은 안정시의 경우 높은 비율을 차지할 정도로 열손실에 있어 아주 중요한 기전이다.

하지만 외부의 온도가 체온보다 높다면? 방금 제시한 세 가지 방법은 별로 도움이 되지 못한다. 이런 경우에 효율적인 마지막 열손실 수단이 바로 증발이다. 증발은 액체의 표면에서 일어나는 기화 현상이고, 물이 기화되기 위해서는 물 분자들이 형성하고 있는 작은 인력인 수소결합을 깨뜨려야 한다. 물의 증발잠열은 1kg당 539kcal이므로 이것을 이용한다면 체온보다 높은 기온에서도 체온을 낮추는데 아주 효과적이다.

하지만 이 역시도 고온에서의 목욕이나 습식 사우나에서는 효과적인 열손실 기전으로 작용하기 어렵다. 습도가 높으면서 외부의 온도가 체온보다 높은 경우 거의 유일하게 사용되는 열손실 기전은 땀이다.

인체가 습식사우나와 같은 높은 온도와 습도를 가진 환경을 만나게 되면 혈관이 확장되고 피부 주변의 혈류량이 증가한다. 체온의 분포는 인체의 부위에 따라 다르게 나타나는데, 심부온도(심장과 폐, 기타 내장기관들의 온도)가 피부의 온도보다 더 높기 때문에 체온이 올라가면 피부로의 혈류량을 증가시켜 체온을 낮추려고 한다.

하지만 목욕탕의 온도나 사우나실의 온도는 체온보다도 높은 것이 일반적이다. 따라서 피부 주변의 혈류량이 증가하더라도 체온을 낮추는 데는 도움이 되지 않는다. 혈관이 확장되는 것만으로도 혈압이 저하될 수 있는데 여기다 땀 발생으로 인하여 혈액이 농축된다면 혈액순환에 있어 큰 문제가 발생될 수 있다. 허혈성 심장질환이나 저혈압 등이 그 예이다.

결국 바람직한 열손실을 위해서는 아무리 체온조절기전이 잘 발달되어 있다하더라도 적절한 외부조건이 반드시 갖추어져야 한다.

pH 조절

pH는 산도를 나타내는 단위로 수소이온 농도에 -log 값을 취한 것이다. 따라서 중성인 pH 7과 pH 6의 비교에서 pH 1의 차이는 수소이온의 농도가 10배 차이 난다는 것를 의미한다. pH를 알고 공학용 계산기만 있으면 다음 공식으로 수소이온 농도를 구할 수 있다.

$$pH = -\log_{10}[H^+]$$

표 9-5. pH에 대한 수소이온 농도차

pH	수소이온 농도	농도차
6.8	1.584893×10^{-7}	pH 7.4에 대하여 약 4배
7.4	3.981072×10^{-8}	-
7.8	1.584893×10^{-8}	pH 7.4에 대하여 약 0.4배

사람의 적정 pH 범위는 7.4±0.2 정도인데 견뎌낼 수 있는 최대 범위는 pH 6.8~7.8 정도이다. 이는 인체가 산에 조금 더 잘 견딜 수 있다는 것이다.

인체의 pH에 영향을 주는 것은 외부로부터 섭취한 음식이나 약물, 그리고 에너지 대사의 부산물 등이 있다. 고강도의 운동이나 약물 등에 의하여 이 범위를 벗어나게 되면 인체의 조절능력이 심각하게 훼손될 수 있다. 하지만 다행히 우리 몸에는 몇몇 산염기 완충제가 있어 어느 정도까지는 조절 가능하다.

산성화의 원인-대사과정에서 발생되는 부산물

섭취한 음식이 분해되거나 에너지를 만드는 대사과정에서 발생되는 부산물들은 인체를 산성화시킬 수 있다. 특히 황산은 특정 아미노산의 산화과정에서 발생되고, 인산은 인지질과 핵산의 대사를 통해 생성될 수 있다. 황산과 인산의 생성은 단백질과 같은 음식의 섭취가 주원인이며, 운동으로 인한 생성량의 차이는 없는 것으로 보고되고 있다.

두 번째 산성화 물질은 이산화탄소이다. 탄수화물과 지방이 유산소과정을 통해 대사되면 최종산물인 물과 이산화탄소가 생성되는데, 이것이 탄산을 형성한 후 다시 수소이온과 중탄산염으로 분해될 수 있다. 이에 대한 내용은 앞선 187page에 설명하였다.

마지막으로, 젖산은 무산소성 탄수화물 대사의 부산물로서 젖산역치[1]수준 이상의 고강도의 운동에서 농도가 급격히 증가한다. 황산이나 인산, 이산화탄소와는 다르게 운동에 의한 산성화의 주원인으로 작용하는데, 강한 운동을 통한 다량의 젖산생성은 인체의 pH 조절을 어렵게 만든다.

운동 중 pH 조절

인체는 pH에 대한 다양한 위협에도 어느 정도 조절할 수 있는 수단인 완충제를 가지고 있다. 단백질과 중탄산염, 인산염, 헤모글로빈 등이 대표적인 완충제이며, 이들은 세포 내외에서 pH 유지를 돕는다.

운동강도가 높아질수록 근육과 혈액속의 pH는 점진적으로 감소하는데, 혈액속의 pH는 그나마 VO_2max의 50% 정도 수준까지는 유지될 수 있다. 운동으로 생성되는 젖산은 근육에서 축적되기 시작하므로, 근육 내에서 1차적으로 완충시켜주는 것이 효과적일 것이다. 근육의 단백질은 운동 중 세포 완충능력의 60% 정도를 차지하고, 이외에도 근육속의 중탄산염과 인산기가 완충역할을 한다.

---

[1] 젖산의 처리속도와 생성속도의 균형이 깨져 젖산의 농도가 급격히 증가하는 시점

근육에서도 감소시키지 못한 수소이온 농도는 혈액속의 중탄산염에 의해 2차적으로 처리되는데, 중탄산염이 수소이온과 결합하여 탄산을 형성하고 다시 물과 이산화탄소로 분해되어 호흡을 통해 체외로 빠져나간다.

$$HCO_3^- + H^+ \rightarrow H_2CO_3 \rightarrow CO_2 + H_2O$$

운동과 피로

　매우 높은 강도의 운동을 장시간 지속한다면, 인체의 각 기관이 손상 받거나 항상성이 회복할 수 없는 지경까지 이를 수 있다. 하지만 이런 상황이 발생하기 전에 인체는 우리에게 통증, 감각 둔화, 무기력, 인지능력 감소 등을 알리는 피로라는 증상을 발생시켜 운동을 중단하도록 만든다. 따라서 어쩌면 피로는 우리 몸을 보호하기 위한 '안전장치'일지도 모른다.

　피로에 대한 정의는 여러 분야에서 다르게 해석되기도 하지만 운동생리학적 관점으로는 '장기간의 운동이나 계속적인 자극에 의하여 한 기관 혹은 그 기관 일부의 반응이나 능력이 감소하는 것'을 말한다.

　그렇다면 피로는 어떤 기전에 의해 발생되는 것일까? 일반적으로 피로의 기전은 중추신경계로부터 기인하는 중추피로와 에너지원의 감소 또는 체내 피로물질 축적으로 인한 말초피로의 두 가지로 구분하여 설명한다.

중추피로

　중추피로는 피로의 원인을 신경세포의 기능 장애 또는 수의적 노력의 제한으로 보고 있다. 즉 뇌의 각성저하나 뇌와 근육 사이의 신경자극 전달 저하로 인하여 발생되는 피로는 신경적인 원인에 기인한다는 점에서 대사적인 원인에 기인되는 말초피로와는 구분된다.

중추피로에 관한 여러 연구들에서 주목받았던 물질이 바로 serotonin인데 뇌의 특정한 부위에서 serotonin 비율이 증가하면 피로에 대한 민감성을 증가시켜 운동수행에 있어 부정적인 효과를 초래할 수 있다는 것이다. 하지만 신경전달 역할을 하는 serotonin의 증가가 어떤 기전으로 피로를 유발하는지에 관하여는 아직 명확하게 밝혀지지는 않았다.

말초피로

말초피로는 운동에 필요한 에너지를 만들어내기 위한 인체의 에너지 대사작용의 결과로 볼 수 있으며, 피로물질의 축적과 에너지기질 감소의 두 가지로 나누어 설명할 수 있다.

운동생리학에서 중요하게 다루어지는 피로물질로는 수소이온, 젖산, 무기인산염, 암모니아 등이 있으며, 이들은 운동강도와 운동 지속시간에 따른 에너지대사와 관련하여 발생된다. 지금까지도 여러 연구들에서 이 물질들의 농도를 피로의 지표로 이용하고 있다.

에너지기질 감소는 근육 속에 저장되어 있는 글리코겐(탄수화물)과 CPr의 감소에 기인한다. 인체는 탄수화물과 지방, 단백질의 세 가지 영양소로부터 에너지를 생산해내지만 우리 몸에 저장되어있는 지방과 단백질(근육)의 양은 매우 많으므로 비교적 적은 양으로 저장되어있는 글리코겐 농도의 감소가 피로 유발의 원인으로 꼽힌다. 또한 근육 속에 저장되어 있는 CPr은 강도 높은 운동이 시작되면 1~2분 이내에 거의 고갈되어 더 이상 ATP를 즉각적으로 재형성하지 못하므로 CPr의 감소가 수행력 저하로 이어진다고 볼 수 있다.

Chapter 10 목표에 따른 운동설계

나의 체력 먼저알기

근력
근력 측정방법
근지구력
근지구력 측정방법
심폐지구력
심폐지구력 측정방법
유연성
유연성 측정방법
체구성
체구성 측정방법

운동 프로그램 구성방법

운동강도와 빈도, 지속시간의 관계

심폐지구력 향상을 위한 운동

강도설정의 기준-최대산소섭취량
효율적인 운동강도와 설정 방법
  여유심박수를 이용한 목표심박수 설정(%HRR)
  최대심박수를 이용한 목표심박수 설정(%HRmax)
  운동자각도(RPE)를 이용한 목표심박수 설정

근력, 근지구력 향상과 근육발달을 위한 운동

운동강도에 따라 발달되는 근섬유가 다르다!
강도설정의 기준
  1RM
  반복수
근육은 먹고 쉴 때 커진다!
여성들의 근력운동
분할운동과 운동순서
  분할운동의 필요성
  분할 원칙
  분할운동의 예
  2분할
  3분할
  5분할
  운동 순서

체중조절

나의 체질 먼저알기
배엽이란?
현재의 체질알기
  억울한 형
  좋은 형
  불쌍한 형
기초대사량
비만과 set point
식단 조절의 원칙
부위별로 살빼기 가능한가?
체중감량에 관한 '개구라'
50일만에 지방 41kg 줄이기
먹는 것? 더 줄여버리자!
물과 체중
체중감량 계획하기
효율적인 속도찾기
체중감량 실전
  체중감량 사례
  식단으로 30%만 부담해보자
  경사도를 활용하자

준비운동과 정리운동

준비운동
정리운동
준비운동과 정리운동 예시
스트레칭의 종류
  정적 스트레칭
  동적 스트레칭
  탄성 스트레칭
  스트레칭의 일반적 지침

쉬어가기

우리는 왜 운동을 하고 있을까? 대부분의 젊은 사람들이 운동을 하는 목표는 체형 관리이다. 남녀 모두 적정 체중을 기본으로 하고, 남성들은 보다 많은 근육을, 여성들은 적정 체중보다 더 적은 체중을 추가적인 목표로 운동하고 있다. 대부분 젊기 때문에 건강할 것이고 현재 건강에 대한 아쉬움이 없으므로, 더 나은 체형을 운동의 주목표로 삼고 있다.

하지만 나이가 들어감에 따라, 운동 목표가 건강으로 이동하기 시작한다. 하나 둘씩 질병들이 발병되기 시작하거나, 기능이 약해져 일상생활을 하는데 있어서도 제약을 받게 되면 부족한 부분들 위주로 운동하게 된다.

운동의 목표는 크게 건강, 신체적성, 운동 수행력 향상의 세 가지로 나눌 수 있다. 건강이란 그냥 '크고 작은 모든 질병이 없는 상태'를 나타내는, 소극적인 의미를 가진다. 소극적이라고 하는 이유는 향후 발생될 수 있는 질병에 대한 위험도가 얼마나 낮은가는 고려되지 않고 단지 현재 질병이 없으면 건강하다고 할 수 있기 때문이다. 운동의 두 번째 목표인 신체적성은 일상생활에 보다 잘 적응할 수 있는 현재의 신체적 상태를 의미하는데, 근력, 근지구력, 심폐지구력, 유연성, 체구성의 5가지 요소로 구성되며 이를 신체적성 5대 요소라고 한다. 이러한 신체적성이 잘 갖추어져 있다는 것은 일상생활을 하는데 있어 체력적으로 여유가 있으며, 향후 질병의 발생 가능성도 낮은 상태를 의미한다. 그리고 운동의 마지막 목표인 운동 수행력 향상이란, 특정 운동종목이 요구하는 기능을 강화시킴으로써, 그 종목에서의 경기력이 높아지는 것을 말한다.

일반적으로 운동의 강도는 건강을 위한 운동이 가장 낮고, 경기력 향상을 목표로 하였을 때가 가장 강도가 높다. 현재의 상태가 건강하고, 특정 스포츠종목에서의 수행력을 높이는 것을 필요로 하지 않는다면, 신체적성 향상을 통하여 향후 발생될 수 있는 다양한 상황에 대비하는 것이 좋겠다. 신체적성은 마치 여유가 있는 상황에서 '건강을 저축'하는 것과 같기 때문이다.

나의 체력 먼저알기

여러 체력요소들 중 기술이나 감각적 요인이 작용할 수 있는 민첩성, 순발력, 평형성 등은 배제하고 대신에 비만의 정도를 나타내는 체구성을 포함시키면서 건강 체력이라는 의미의 신체적성이 만들어졌다. 따라서 이러한 신체적성 5대 요소들이 잘 발달되어 있다는 것은 체력적인 면뿐만 아니라 건강의 측면에서도 어느 정도 관리가 잘 되고 있음을 의미한다고 볼 수 있다.

근력과 근지구력은 웨이트트레이닝과 같은 운동으로 향상시킬 수 있고, 심폐지구력은 걷기, 달리기, 등산, 자전거 타기와 같은 유산소운동을 통해서, 그리고 유연성은 여러 가지 스트레칭 동작으로 증진시킬 수 있다. 이러한 네 가지의 체력요소에 대한 운동은 체구성에도 영향을 미친다.

각 요소들에 대한 평가는 방법에 따라 달라질 수 있는데, 다양한 방법들 중에서 일반인들이 측정 가능한, 체육과학연구원에서 제시하고 있는 평가도구를 정리해보았다. 여기서는 신체적성 5대 요소의 의미에 대해 알아보고 직접 부족한 요소가 무엇인지 평가해보자.

근력

근력이란 특정 근육군의 수축으로 낼 수 있는 가장 큰 힘을 의미하는데, 그냥 쉽게 말해서 힘이 얼마나 좋은가를 나타내는 지표라고 생각하자. 정상적인 수준의 근력유지는 일상생활 중의 업무 효율을 높이고, 자세 유지의 측면에서 매우 중요한 요소이다. 근력이 부족해지면 요통이나 관절염과 같은 만성적인 외과적 질환이 발생될 수 있기 때문에, 나이가 많을수록 더욱 중요한 운동 목표로 다루어져야한다. 운동을 통해 향상된 근력은 물리적인 힘을 증가시킬 뿐만 아니라, 질병에 대한 예방과 재활에도 영향을 줄 수 있다.

근력 측정방법

악력 : 악력계의 조절나사를 손가락에 맞게 조절한 후 둘째마디로 잡고 팔을 15°로 유지하면서 힘껏 잡아당긴다.

표 10-1. 악력 평가 기준표(남)

나 이	1등급	2등급	3등급	4등급	5등급
19~24	50.5 이상	44.9~50.4	38.4~44.8	32.7~38.3	32.6 이하
25~29	52.2 이상	46.5~52.1	39.7~46.4	34.0~39.6	33.9 이하
30~34	52.4 이상	47.2~52.3	41.2~47.1	35.9~41.1	35.8 이하
35~39	52.3 이상	47.4~52.2	41.6~47.3	36.7~41.5	36.6 이하
40~44	50.8 이상	45.4~50.7	39.1~45.3	33.7~39.0	33.6 이하
45~49	50.0 이상	44.7~49.9	38.4~44.6	33.0~38.3	32.9 이하
50~54	47.9 이상	43.0~47.8	37.2~42.9	32.2~37.1	32.1 이하
55~59	45.6 이상	40.6~45.5	34.8~40.5	29.7~34.7	29.6 이하
60~64	45.1 이상	40.0~45.0	33.9~39.9	28.8~33.8	28.7 이하
65 이상	41.3 이상	35.6~41.2	28.8~35.5	23.0~28.7	22.9 이하

자료출처 : 체육과학연구원 국민체력실태조사

표 10-2. 악력 평가 기준표(여)

나 이	1등급	2등급	3등급	4등급	5등급
19~24	30.1 이상	26.1~30.0	21.3~26.0	17.2~21.2	17.1 이하
25~29	33.0 이상	28.2~32.9	22.4~28.1	17.5~22.3	17.4 이하
30~34	31.0 이상	27.6~30.9	23.6~27.5	20.1~23.5	20.0 이하
35~39	32.0 이상	28.4~31.9	24.1~28.3	20.3~24.0	20.2 이하
40~44	30.9 이상	27.2~30.8	22.7~27.1	18.9~22.6	18.8 이하
45~49	31.7 이상	27.9~31.6	23.3~27.8	19.3~23.2	19.2 이하
50~54	31.7 이상	27.1~31.6	21.7~27.0	17.0~21.6	16.9 이하
55~59	28.5 이상	25.2~28.4	21.3~25.1	17.9~21.2	17.8 이하
60~64	28.7 이상	24.8~28.6	20.0~24.7	16.0~19.9	15.9 이하
65 이상	26.7 이상	22.7~26.6	18.0~22.6	13.9~17.9	13.8 이하

자료출처 : 체육과학연구원 국민체력실태조사

근지구력

근지구력이란 외부로부터 주어지는 부하에 반복적인 근육의 수축으로 얼마나 오랫동안 대응할 수 있는가를 의미하는데, 일상에서 느끼는 근육의 피로감을 낮출 수 있는 중요한 요소이다. 실제로 일상생활에서 주어지는 부하의 대부분이 낮은 강도이기 때문에, 근지구력이 근력보다 더 중요한 요소라 할 수 있다. 하지만 근지구력은 근력이 증가되면 함께 증가하는 경향이 있는데, 힘이 좋아지면 주어지는 부하가 상대적으로 약해지게 되고, 이로 인하여 더욱 많은 반복이 가능하기 때문이다.

근지구력 측정방법

팔굽혀펴기(남) : 30cm 높이의 팔굽혀펴기 손잡이를 잡고 2초당 1회의 박자로 실시하는데 박자에 맞추지 못할 때까지의 개수를 센다. 동작 중 자세는 머리, 어깨, 허리, 엉덩이, 다리 등이 일직선이 되도록 한다.

표 10-3. 팔굽혀펴기 평가 기준표(남)

나 이	1등급	2등급	3등급	4등급	5등급
19~24	62.7 이상	48.4~62.6	28.4~48.3	14.1~28.3	14.0 이하
25~29	68.2 이상	52.0~68.1	29.0~51.9	12.8~28.9	12.7 이하
30~34	55.7 이상	43.0~55.6	25.0~42.9	12.3~24.9	12.2 이하
35~39	44.6 이상	33.7~44.5	18.3~33.6	7.4~18.2	7.3 이하
40~44	45.9 이상	35.7~45.8	21.3~35.6	11.1~21.2	11.0 이하
45~49	44.2 이상	34.8~44.1	21.6~34.7	12.2~21.5	12.1 이하
50~54	35.7 이상	27.8~35.6	16.8~27.7	8.9~16.7	8.8 이하
55~59	34.8 이상	27.5~34.7	17.1~27.4	9.8~17.0	9.7 이하

자료출처 : 체육과학연구원 국민체력실태조사

무릎대고 팔굽혀펴기(여) : 무릎을 바닥에 꿇은 자세에서 2초당 1회의 박자로 실시하는데 박자에 맞추지 못할 때까지의 개수를 센다. 동작 중 자세는 머리, 어깨, 허리, 엉덩이, 다리 등이 일직선이 되도록 한다.

표 10-4. 팔굽혀펴기 평가 기준표(여)

나 이	1등급	2등급	3등급	4등급	5등급
19~24	45.1 이상	33.1~45.0	16.1~33.0	4.1~16.0	4.0 이하
25~29	42.2 이상	32.1~42.1	17.7~32.0	7.6~17.6	7.5 이하
30~34	31.6 이상	24.0~31.5	13.4~23.9	5.8~13.3	5.7 이하
35~39	34.1 이상	25.2~34.0	12.8~25.1	3.9~12.7	3.8 이하
40~44	38.2 이상	28.0~38.1	13.6~27.9	3.4~13.5	3.3 이하
45~49	31.4 이상	22.7~31.3	10.5~22.6	1.8~10.4	1.7 이하
50~54	29.5 이상	21.3~29.4	9.7~21.2	1.5~9.6	1.4 이하
55~59	34.4 이상	25.0~34.3	11.6~24.9	2.2~11.5	2.1 이하

자료출처 : 체육과학연구원 국민체력실태조사

심폐지구력

심폐지구력은 일상생활에서 주어지는 지속적인 부하에 대응할 수 있는 호흡순환기계의 기능을 의미한다. 심장과 폐, 혈관의 기능이 좋아지면 오래 살 확률이 높아지고, 심폐지구력 향상이 체지방 감소에 있어 얼마나 중요한지는 이미 설명하였다. 심폐지구력은 체구성과 함께, 다양한 질환의 발병 위험도를 낮추는 매우 중요한 요소이다. 유산소 운동은 체중감소에도 도움이 되지만 심폐지구력을 향상시키는 중요한 수단이 되므로, 체중이 빠르게 줄어들지 않는다고 너무 조급해하지 말자.

심폐지구력 측정방법

1200m 달리기 : 거리를 정확히 알 수 있는 트랙을 이용하고, 충분한 준비운동을 실시한 후 0.1초 단위까지 측정한다.

표 10-5. 1200m 달리기 평가 기준표(남)

나 이	1등급	2등급	3등급	4등급	5등급
19~24	251.1 이하	251.2~305.5	305.6~368.7	368.8~423.1	423.2 이상
25~29	268.0 이하	268.1~323.4	323.5~387.8	387.9~443.2	443.3 이상
30~34	269.7 이하	269.8~336.5	336.6~413.9	414.0~480.7	480.8 이상
35~39	323.2 이하	323.3~390.3	390.4~468.3	468.4~535.4	535.5 이상
40~44	322.7 이하	322.8~388.6	388.7~465.0	465.1~530.9	531.0 이상
45~49	328.6 이하	328.7~404.2	404.3~491.8	491.9~567.4	567.5 이상
50~54	325.6 이하	325.7~386.3	386.4~456.7	456.8~517.4	517.5 이상
55~59	371.1 이하	371.2~431.2	431.3~501.0	501.1~561.1	561.2 이상

자료출처 : 체육과학연구원 국민체력실태조사

표 10-6. 1200m 달리기 평가 기준표(여)

나 이	1등급	2등급	3등급	4등급	5등급
19~24	329.9 이하	330.0~396.6	396.7~474.0	474.1~540.7	540.8 이상
25~29	340.8 이하	340.9~415.4	415.5~501.8	501.9~576.4	576.5 이상
30~34	380.9 이하	381.0~453.1	453.2~536.9	537.0~609.1	609.2 이상
35~39	379.7 이하	379.8~445.2	445.3~521.4	521.5~586.9	587.0 이상
40~44	376.6 이하	376.7~444.6	446.7~523.6	523.7~591.6	591.7 이상
45~49	376.6 이하	376.7~452.8	452.9~541.4	541.5~617.6	617.7 이상
50~54	396.4 이하	396.5~477.4	477.5~571.4	571.5~652.4	652.5 이상
55~59	411.7 이하	411.8~487.3	487.4~575.1	575.2~650.7	650.8 이상

자료출처 : 체육과학연구원 국민체력실태조사

유연성

관절의 가동범위를 의미하는 유연성은 다른 신체적성 요소들에 비해 다소 중요성이 떨어지는 것으로 평가되고 있다. 하지만 동작의 효율을 높이고, 바른 자세유지에 도움을 주며, 근골격계의 질환을 예방한다는 면에서 유연성 역시 중요하게 다루어져야 한다.

인체의 관절은 각 부위마다 고유의 가동범위가 있는데 노화가 진행됨에 따라 근육의 신전성이 감소되어 가동범위가 줄어들 수 있다. 유연성 운동은 근육을 신전시키고 결합조직을 느슨하게 하여 관절의 가동범위를 증가시킬 수 있지만, 관절의 안정성도 낮아질 수 있다. 건, 인대, 근육은 동작을 만들어내는 것 이외에도, 관절을 정해진 범위 안에서 안전하게 보호하는 역할을 하기 때문이다. 따라서 운동선수가 아니라면 지나친 범위에서의 유연성 운동은 자제하는 것이 좋고, 유연성은 근력과 함께 향상시키는 것이 필요하다.

유연성 측정방법

윗몸 앞으로 굽히기 : 양발 사이의 거리가 5cm를 넘지 않도록 하고 지면과 수직이 되게 세운다. 무릎은 완전히 편 상태에서 앞으로 손끝이 발을 넘어서는 거리를 측정한다. 반동을 주지 않아야 하며, 측정 전 충분한 스트레칭을 실시한다.

표 10-7. 윗몸 앞으로 굽히기 평가 기준표(남)

나 이	1등급	2등급	3등급	4등급	5등급
19~24	24.6 이상	17.4~24.5	9.0~17.3	1.7~8.9	1.6 이하
25~29	24.7 이상	17.3~24.6	8.5~17.2	0.9~8.4	0.8 이하
30~34	22.4 이상	15.5~22.3	7.4~15.4	0.4~7.3	0.3 이하
35~39	19.9 이상	13.2~19.8	5.4~13.1	−1.4~5.3	−1.5 이하
40~44	21.1 이상	14.6~21.0	7.0~14.5	0.5~6.9	0.4 이하
45~49	21.5 이상	15.4~21.4	8.1~15.3	1.9~8.0	1.8 이하
50~54	18.3 이상	12.7~18.2	6.1~12.6	0.4~6.0	0.3 이하
55~59	19.8 이상	13.0~19.7	5.0~12.9	−2.0~4.9	−2.1 이하
60 이상	16.5 이상	10.2~16.4	2.7~10.1	−3.7~2.6	−3.8 이하
65 이상	17.2 이상	9.9~17.1	1.4~9.8	−6.0~1.3	−6.1 이하

자료출처 : 체육과학연구원 국민체력실태조사

표 10-8. 윗몸 앞으로 굽히기 평가 기준표(여)

나 이	1등급	2등급	3등급	4등급	5등급
19~24	26.6 이상	19.4~26.5	11.0~19.3	3.8~10.9	3.7 이하
25~29	25.9 이상	19.1~25.8	11.2~19.0	4.3~11.1	4.2 이하
30~34	25.0 이상	18.3~24.9	10.4~18.2	3.5~10.3	3.4 이하
35~39	26.4 이상	20.4~26.3	13.4~20.3	7.3~13.3	7.2 이하
40~44	26.1 이상	19.7~26.0	12.1~19.6	5.5~2.0	5.4 이하
45~49	24.3 이상	18.1~24.2	10.9~18.0	4.6~10.8	4.5 이하
50~54	23.4 이상	18.0~23.3	11.6~17.9	6.0~11.5	5.9 이하
55~59	24.2 이상	18.1~24.1	10.9~18.0	4.7~10.8	4.6 이하
60 이상	24.9 이상	18.5~24.8	10.9~18.4	4.4~10.8	4.3 이하
65 이상	22.8 이상	16.9~22.7	10.0~16.8	4.0~9.9	3.9 이하

자료출처 : 체육과학연구원 국민체력실태조사

체구성

체구성은 몸을 구성하고 있는 근육과 뼈, 그리고 지방의 비율을 말하지만, 실제로는 좁은 의미로 비만의 지표를 나타내는 체지방이라는 의미로 사용된다. 젊은 여성들의 경우 지나치게 낮은 체지방에 집착하는 경우가 있는데, 적정 체지방은 여성 특유의 아름다움을 나타내는데 있어 필수적인 요소이고, 너무 지나치게 낮은 지방비율은 건강을 해칠 수 있다는 것을 기억해야 한다.

체구성에 관한 내용은 8장 건강을 위한 신체구성에서 설명하였다.

체구성 측정방법

BMI(체질량 지수법) : 신장과 체중을 측정한 후 다음의 식을 이용하여 계산한다. 신장의 단위가 미터(m)임에 주의하자.

$$체중(kg) \div (신장(m))^2$$

표 10-9. BMI 평가 기준표(남)

나 이	1등급	2등급	3등급	4등급	5등급
19~24	19.1 이하	19.2~21.9	22.0~25.2	25.3~28.0	28.1 이상
25~29	20.4 이하	20.5~22.9	23.0~25.9	26.0~28.5	28.6 이상
30~34	20.5 이하	20.6~23.1	23.2~26.3	26.4~29.0	29.1 이상
35~39	21.3 이하	21.4~23.7	23.8~26.5	26.6~28.9	29.0 이상
40~44	20.6 이하	20.7~22.8	22.9~25.5	25.6~27.7	27.8 이상
45~49	20.9 이하	21.0~23.0	23.1~25.6	25.7~27.9	28.0 이상

나이	1등급	2등급	3등급	4등급	5등급
50~54	21.6 이하	21.7~23.6	23.7~26.2	26.3~28.3	28.4 이상
55~59	21.3 이하	21.4~23.4	23.5~25.9	26.0~28.1	28.2 이상
60 이상	20.6 이하	20.7~22.9	23.0~25.7	25.8~28.1	28.2 이상
65 이상	20.4 이하	20.5~22.8	22.9~25.8	25.9~28.4	28.5 이상

자료출처 : 체육과학연구원 국민체력실태조사

표 10-10. BMI 평가 기준표(여)

나이	1등급	2등급	3등급	4등급	5등급
19~24	18.1 이하	18.2~20.0	20.1~22.2	22.3~24.1	24.2 이상
25~29	18.1 이하	18.2~19.9	20.0~22.2	22.3~24.1	24.2 이상
30~34	18.3 이하	18.4~20.3	20.4~22.8	22.9~24.9	25.0 이상
35~39	19.2 이하	19.3~21.4	21.5~24.0	24.1~26.4	26.5 이상
40~44	19.3 이하	19.4~21.5	21.6~24.2	24.3~26.4	26.5 이상
45~49	19.6 이하	19.7~21.9	22.0~24.6	24.7~26.9	27.0 이상
50~54	20.4 이하	20.5~22.3	22.4~24.7	24.8~26.7	26.8 이상
55~59	20.4 이하	20.5~22.5	22.6~25.1	25.2~27.3	27.4 이상
60 이상	20.4 이하	20.5~22.8	22.9~25.6	25.7~28.1	28.2 이상
65 이상	21.0 이하	21.1~23.4	23.5~26.2	26.3~28.7	28.8 이상

자료출처 : 체육과학연구원 국민체력실태조사

운동 프로그램 구성방법

운동강도와 빈도, 지속시간의 관계

운동 프로그램은 운동유형, 강도, 빈도, 지속시간으로 구분하여 구성한다. 운동유형은 목표에 따라 크게 유산소운동, 근력운동, 근지구력운동, 유연성운동 등으로 나눈다. 그리고 운동의 강도, 빈도, 지속시간은 서로 상호보완적 관계에 있다.

예를 들어 일주일에 2000kcal를 소비하는 운동을 목표로 설정하였다고 가정해보자. 하루에 2000kcal를 소비한다고 가정하면 운동빈도는 주당 1회가 될 것이다. 하지만 하루에 2000kcal를 소비하는 것은 매우 어려운 일이며 건강 측면에서도 별로 도움이 되지 못할 것이다. 따라서 하루 500kcal씩 소비한다고 하면 4일 동안 운동하면 되므로 주당 4회의 빈도가 된다.

그렇다면 여기서 하루 500kcal를 소비하기 위해서 강도와 지속시간을 결정해야할 것이다. 만일 강도가 높다면(러닝머신 속도가 빠르다면) 지속시간을 줄이면 될 것이고, 강도가 낮다면 운동에만 몇 시간씩 소비해야할 지도 모른다.

또한 운동은 에너지를 소비하는 것만이 목적이 아니다. 건강에도 도움이 되어야 하는데, 아무리 저강도의 운동이라 하더라도 가만히 앉아있는 것 보다는 도움이 된다. 하지만 심폐지구력의 증진을 위해서는 최소한의 자극강도, 즉 역치수준의 강도 이상이 필요하다. 더욱이 안전상의 문제도 고려하지 않을 수 없다. 너무 무리한 강도로 운동한다면 근골격계나 호흡 순환기계통에 큰 부담을 줄 수 있고 질환자의 경우에는 더욱 큰 위험이 따른다.

따라서 운동의 강도와 빈도, 지속시간의 관계에서는 적절한 강도의 범위 설정이 무엇보다 중요하기 때문에, 효과적이면서도 실행 가능한 운동강도에 대한 설정이 우선되어야 한다.

심폐지구력 향상을 위한 운동

 심폐지구력은 신체적성 5대 요소 중 체구성과 함께 중요한 건강지표로 활용되고 있다. 특히 호흡순환기계와 관련된 질환 발병률과 밀접한 관련이 있으며, 심폐지구력이 높아지면, 동일한 강도의 운동시 피로에 대응하는 능력이나 지방의 소비비율이 향상된다. 최대산소섭취량을 증가시키려면 규칙적인 운동을 오랜 기간 동안 실시해야하기 때문에 이것만으로도 모든 성인질환의 어머니인 비만을 어느 정도 차단할 수 있다. 결국 적절한 유산소운동 프로그램을 통해 심폐지구력을 증진시키는 것은 다양한 측면에서 건강상의 이점을 가져올 수 있다.

강도설정의 기준 – 최대산소섭취량

 유산소운동의 강도설정은 최대산소섭취량을 추정하는 데서부터 시작되기 때문에, 여기서는 심폐기능, 심폐지구력, 전신지구력 등과 혼용되어 쓰이는 최대산소섭취량에 대하여 알아보자.
 최대산소섭취량은 우리 몸에서 얼마나 많은 산소를 사용하는지를 의미한다. 따라서 심장으로부터 나오는 혈액의 양에 동맥과 정맥의 산소농도 차이로 구할 수 있다.

> 산소섭취량 = 심박출량 × 동정맥 산소차

원래의 의미는 최대산소 '섭취량'이 아닌 '소비량'으로 보아야 하겠지만, 측정을 위해 들이쉬고 내쉬는 호흡을 분석하는 경우가 많아 붙여진 이름일 것이다.

다음은 운동선수와 일반인의 최대산소섭취량을 보여주는 그림이다.

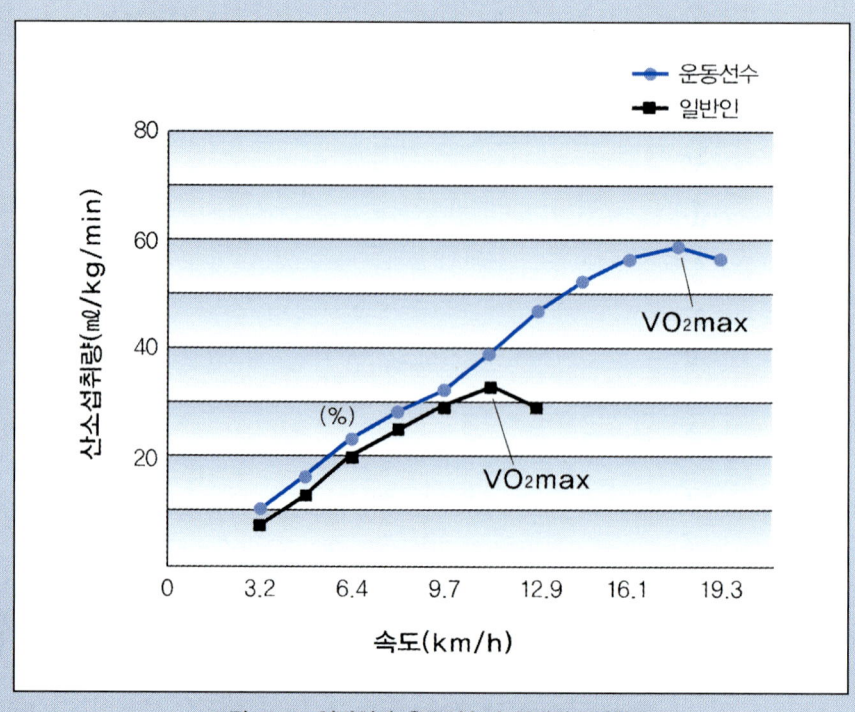

그림 10-1. 일반인과 운동선수의 최대산소섭취량

일반인들에 비하여 운동선수의 최대산소섭취량은 거의 두 배 정도 높은 것으로 나타났는데, 두 그룹 모두에 있어 특정 속도를 넘어서는 강도에서는 더 이상 증가하지 않고 오히려 약간 감소하였다.

최대산소섭취량을 추정할 때에는 다음과 같은 여러 지표들이 있는데 이 중 두 가지 이상을 만족하면 그 때의 산소섭취량을 최대산소섭취량으로 한다.

최대산소섭취량 지표

산소섭취량이 정점을 보인 후 더 이상 증가하지 않거나 오히려 감소한다.
심박수가 최대심박수 정도로 증가한다.
운동자각도가 아주 높다(19~20).
혈중 젖산농도가 10mmol/L 이상이다.
호흡교환비가 1을 넘어간다.

효율적인 운동강도와 설정 방법

다음 그림은 운동강도에 따른 심폐지구력 증가를 보여주고 있다. 심폐지구력은 운동강도가 60% 되는 지점까지는 급격하게 증가하다가, 그 이상에서는 강도가 증가하더라도 심폐지구력은 아주 적은 증가를 보이고 있다.

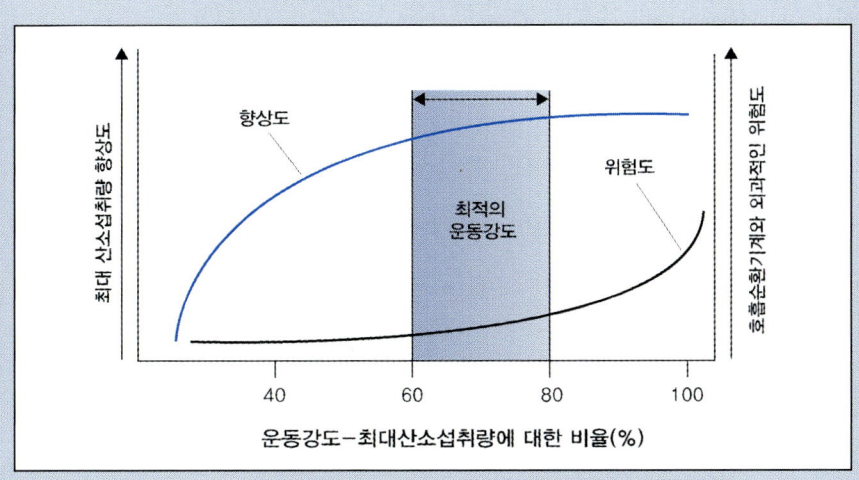

그림 10-2. 운동강도에 따른 심폐기능 향상 정도와 위험도 변화

그림에서는 운동강도에 따른 정형외과적 손상이나 심장질환의 발생 위험도도 보여주고 있는데, 이러한 위험도는 80% 강도를 전후로 급격하게 높아진다. 따라서 일반인들에 대하여 심폐지구력 향상과 위험도를 고려한 적정 운동강도는 VO_2max를 기준으로 60~80% 사이의 강도라고 볼 수 있다.

VO_2max는 최대산소섭취량을 의미하는 것으로, 운동으로 소비할 수 있는 최대의 산소량을 말한다. 단위는 L/min, 즉 1분에 몇 L를 소비할 수 있는가를 나타내는데, 일반적으로는 체중에 대한 차이를 상쇄시키기 위하여 ml/kg/min, 체중 1kg당 1분에 몇ml의 산소를 소비하는가로 표현한다.

최대산소섭취량은 심혈관계, 호흡기계, 근육계, 신경계 등 다양한 계통의 기능에 따라 달라지지만 주로 심폐지구력을 나타내는 지표로 사용되고 있다. 측정방법은 가스 분석기를 착용하고 러닝머신의 속도와 경사도를 정해진 방법에 따라 점차 증가시키면서 도저히 수행할 수 없는 지점의 산소소비량을 최대산소섭취량이라고 한다.

하지만 일반인들은 접하기가 힘들며, 비용도 만만치 않다. 건강한 사람이라면 최대산소섭취량을 대신하여 다음의 두 가지 방법을 이용하여 강도를 설정할 수 있다.

여유심박수를 이용한 목표심박수 설정 (%HRR)

여유심박수란 사람의 최대심박수와 안정시 심박수의 차이를 말한다. 최대심박수는 도저히 더 이상 운동을 수행하지 못하는 상태에서의 심박수를 말하는데, 건강한 사람이라면 한 번 측정해볼 수도 있겠지만 일반인들이 정확히 측정하는 것은 어려우므로 보통 220에서 자신의 나이를 뺀 수치를 사용한다.

만일 운동을 꾸준히 하여 심폐기능이 좋을 것이라 생각하는 사람들은 205에서 나이의 절반을 뺄 수도 있다. 하지만 30세보다 적은 경우 2번의 방법으로 계산하면 오히려 낮게 평가되기 때문에 2번은 30세 이상의 경우에 적용하는 것이 좋겠다.

1. 최대심박수 = 220 − 나이
2. 꾸준히 운동한 사람의 최대심박수 = 205 − 나이/2

실제로 최대심박수는 운동의 영향을 거의 받지 않는다. 다시 말해 운동을 많이 한 사람과 그렇지 않은 사람의 차이는 거의 없으며 나이에 따라 감소하는 경향을 보일 뿐이다.

어쨌든 여유심박수를 확인하기 위해서는 이렇게 계산된 최대심박수에서 안정시 심박수를 빼줘야 하는데, 안정시 심박수는 충분히 안정된 상태에서 30초간 측정하여 두 배를 한다. 그 이유는 측정한다는 자체가 신경이 쓰여 점차 심박수가 상승하여 오차가 생길 수 있기 때문이다.

이러한 방법으로 여유심박수가 계산되면 여기에다가 목표로 하는 운동강도를 곱한 후 안정시 심박수를 다시 더해준다. 결국 여유심박수를 이용한 운동강도 설정, 즉 목표심박수를 구하는 공식은 다음과 같이 정리할 수 있다.

목표심박수(THR)
(220 − 나이 − 안정시 심박수) × 운동강도 + 안정시 심박수

예를 들어 안정시 심박수가 70beat/min인 35세의 사람이 70%의 강도로 운동을 하고자 한다면

목표심박수 = (220 − 35 − 70) × 0.7 + 70 = 150.5

다시 말해 분당 심박수가 150 정도를 보이는 강도로 운동하면 된다.

최대심박수를 이용한 목표심박수 설정 (%HRmax)

여유심박수를 이용하는 방법 이외에도 최대심박수에다 목표로 하는 운동강도를 직접 곱하는 방법이 있는데 이를 %HRmax라고 한다. 그렇다면 이번에는 35세인 사람의 70% 강도를 최대심박수를 기준으로 산출해보면

목표심박수 = (220 - 35) × 0.7 = 129.5

즉 130정도의 심박수가 된다. 이는 앞의 여유심박수를 이용한 결과보다 20정도가 낮은 수치이다.

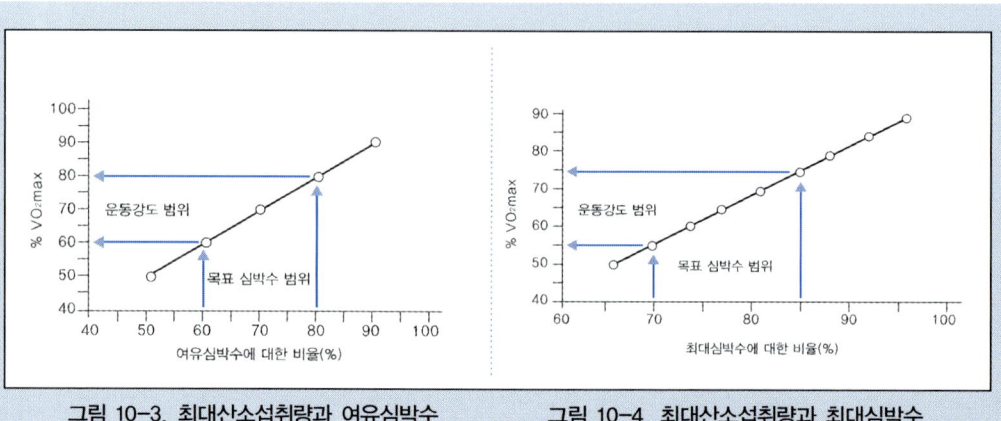

그림 10-3. 최대산소섭취량과 여유심박수　　　그림 10-4. 최대산소섭취량과 최대심박수

그림에서 보는 것처럼 최대산소섭취량(VO_2max), 여유심박수(HRR), 최대심박수(HRmax)를 이용하여 동일한 비율의 강도를 산출하였을 때, 최대심박수를 이용한 운동강도가 실제로는 더 낮은 강도를 보인다.

따라서 다양한 자료들로부터 운동강도에 대한 내용을 접할 때 어느 것을 기준으로 산출된 것인지를 먼저 확인해야할 필요가 있다.

이 책에서는 모든 운동강도에 관한 내용들은 일반인들이 적용하기 쉽고 VO_2max와 같은 강도로 볼 수 있다는 측면에서 여유심박수를 기준으로 하였다.

운동자각도(RPE)를 이용한 목표심박수 설정

특정 질환자들에 있어서는 운동하는 순간의 컨디션에 따라 받아들여지는 운동강도가 달라질 수 있어 운동자각도(RPE scale)라는 것을 이용하기도 하는데, 운동자각도란 운동에 대하여 얼마나 힘들게 느끼는지의 주관적인 판단이다. 현재 다양한 RPE scale이 활용되고 있으나 개인적으로는 심박수와의 관계를 잘 표현한 Borg의 15scale을 가장 좋아한다.

Borg scale의 특징은 scale에 10을 곱하면 심박수가 되는데, 예를 들어 힘듦을 나타내는 15에 10을 곱하면 그때의 심박수는 대략 150 정도에 해당될 것이라 예측 가능하다. 따라서 운동 중 심박수를 관찰하기가 어렵다면 목표심박수를 10으로 나눈 단계의 자각도 범위에서 운동을 할 수도 있다.

표 10-11. 운동자각도를 알려주는 Borg Scale

Borg scale	
6	No exertion at all(전혀 힘들지 않음)
7	
8	Extremely light(극도로 가벼움)
9	Very light(매우 가벼움)
10	
11	Light(가벼움)
12	
13	Somewhat hard(약간 힘듦)
14	
15	Hard(heavy)(힘듦)
16	
17	Very hard(매우 힘듦)
18	
19	Extremely hard(극도로 힘듦)
20	Maximal exertion(최대의 노력임)

예를 들어 목표심박수가 130~150 사이로 정해진다면 약간 힘듦에서 힘듦 사이의 느낌으로 운동을 하라는 것이다.

물론 사람마다 다르기 때문에 절대적인 수치로 활용은 어렵다. 하지만 현재까지도 많은 생리학자들이 실험할 때 안전을 위한 보조수단으로 활용하고 있다.

근력, 근지구력 향상과 근육발달을 위한 운동

근력운동과 웨이트트레이닝은 비슷한 의미로 사용되고 있는데 실제로는 근력이란 웨이트트레이닝을 통해 발달시킬 수 있는 요소 중 하나이다. 이외에도 근지구력 향상과 근비대(근육량 증가) 등이 있다.

근력은 해당 근육군을 이용하여 발휘할 수 있는 힘을 의미하고, 근 지구력은 특정 동작을 오랫동안 지속할 수 있는 능력으로 정의된다. 근비대는 많은 사람들이 관심을 가지는 근육의 양적인 증가를 뜻하는데, 이 같은 웨이트트레이닝의 다양한 효과는 주로 운동강도에 의해 결정된다고 할 수 있으며, 운동강도를 기준으로 빈도와 지속시간을 계획할 수 있다.

근력운동 프로그램은 운동강도, 반복수, 휴식 시간, 세트수, 운동빈도, 운동 배열 등에 따라 효과에 차이가 나타나지만 여러 보디빌더들은 유시하면서도 자기만의 독특한 운동 스타일을 가지고 있으며 그것이 옳다고 주장하기도 한다.

실제로 신체적 특성, 영양 상태, 생체 리듬, 운동에 대한 반응, 운동 여건 등 여러 요인들이 운동 프로그램 구성에 영향을 주기 때문에 자신만이 가장 효과적인 운동을 찾을 수 있다. 따라서 남이 시키는 대로 운동을 하기보다는 자신에게 맞는 운동프로그램을 찾아내기 위해서는 운동에 대한 변화를 생리학적으로 이해하는 능력이 필요하다.

운동강도에 따라 발달되는 근섬유가 다르다!

이전의 운동에 대한 인체반응(근육계)을 통해 근육을 구성하고 있는 근섬유의 유형에 대하여 알아보았다. 평소 운동을 하지 않으며 사무적인 일에 종사하는 사람의 경우 50% 정도의 지근섬유를 가지며 나이나 성별에 따른 차이는 명확하게 나타나지는 않는다.

하지만 이러한 지근의 비율은 항상 일정한 것이 아니라 운동의 종류 및 훈련 상태에 따라 변할 수 있는 것이다. 무거운 무게로 근력운동을 하게 되면 속근섬유의 동원 비율이 높아지고, 가벼운 무게로 근력운동을 하거나 장시간의 유산소운동을 하면 지근섬유의 사용이 증가한다. 이와 같은 운동을 장기간 반복적으로 실시하면 근섬유가 해당 운동에 적합한 형태로 바뀌게 되므로 근섬유 형태의 비율 역시 변하게 된다.

큰 근육을 만들기 위해서는 근육을 구성하고 있는 근섬유 역시 커지거나 근섬유 수가 많아져야 한다. 하지만 많은 연구자들은 운동을 통한 근육량의 증가는 근섬유 수의 증가보다는 근섬유의 크기 증가가 원인이라고 보고 있다.

일반적으로 역도선수들은 근육량 증가보다는 조금이라도 더 무거운 무게를 들기 위해 힘을 증가시키는 훈련을 한다. 근육이 발휘할 수 있는 힘을 최대로 높이기 위해서는 자신의 기록에 가까운 무게로 훈련하는 것이 효과적일 것이다. 실제로, 역도선수들은 1RM에 가까운 무게로 훈련을 함으로써 근력을 증가시키는데 주력한다.

하지만 보디빌더들의 경우에는 어떤가? 가슴근육을 만들기 위해 한 번만 들 수 있는 무게로 운동을 하지는 않는다. 그 이유는 이러한 방법이 근력에는 도움이 되지만 근육 성장에 필요한 환경을 제공해주지 못하기 때문이다.

장거리 선수처럼 지속적인 유산소운동을 반복하게 되면 장시간 효율적으로 에너지를 제공할 수 있는 유산소성 에너지 시스템이 향상되어야 하며, 이를 위하여 근섬유의 미토콘드리아 수 증가, 모세혈관 밀도 증가, 미오글로빈 농도 증가 등의 변화가 나타난다. 이와는 반대인 단거리 선수의 경우, 단시간에 큰 힘을 발휘해야하므로 무산소성 에너지 시스템이 많이 요구되고 ATPase의 활성이 높아져야 한다. 이러한 변화는 운동이라는 자극에 대한 인체의 적응기전으로 해석된다.

결국, 운동강도에 따라 동원되는 근섬유는 달라지고, 동원되는 근섬유의 차이는 근력, 근지구력, 근육량 증가 등의 효과적인 차이를 가져온다. 따라서 각각의 목표에 대하여 운동강도를 다르게 설정하는 것이 필요하다.

강도설정의 기준

1RM

많은 연구자들은 웨이트트레이닝 운동강도 설정에서 1RM을 아주 중요하게 다루어 왔다. 1RM이란 1번 반복 가능한 최대 중량이라는 의미이다. 예를 들어 남자들끼리 흔히 말하는 '너 벤치프레스 몇 kg까지 들 수 있는데?'라는 질문에 80kg이라 대답한다면 1RM이 80kg이라는 말이다.

표 10-12. 운동강도(%1RM)에 따른 근섬유 동원비율

근섬유 형태	운동강도(%1RM)				
	60	70	80	90	100
지 근	60	40	20	15	5
속 근	10	20	35	60	70

표 10-13. 운동강도(%1RM)에 따른 운동효과

운동 목표	운동강도(%1RM)
근 력	85% 이상
근비대	65~85%
근지구력	65% 이하

여러 연구자들에 의해 속근섬유의 비율 증가와 근육의 양적인 증가 모두를 얻을 수 있는 강도는 1RM의 65~85%에 해당하는 범위 안에 있다는 것이 밝혀졌다. 표 10-13은 %1RM에 따른 운동의 효과를 보여주고 있다.

반복수

실전에서는 1RM을 이용한 강도 산정 방법은 실용성이 떨어진다. 근육량의 증감에 따라 수시로 1RM을 확인해야하고, 자세가 불안정한 초보자의 경우 정확한 1RM 평가가 어렵다는 이유로 잘 사용되지 않는다.

강도를 설정하는 다른 방법은 반복수를 이용하는 방법이다. 표 10-14는 주어지는 부하(RM)에 따른 운동효과를 보여주고 있다.

표 10-14. 운동강도에 따른 운동효과

반복수	2	3	4	5	6	7	8	9	10	11	12	13	14	15	16	17	18	19	20
근력		**근력**					근력								근력				
근비대		근비대					**근비대**					근비대				근비대			
근지구력		근지구력					근지구력							**근지구력**					

표를 보면 반복수가 적을수록 근력향상에 도움이 된다는 것을 알 수 있다. 이는 역도 선수들과 같이 힘(근력)을 키우고 싶으면 무거운 무게로 반복수를 낮추어 운동하는 것이 효과적이라는 것을 의미한다.

하지만 일반인들의 경우에는 힘만 키우는 것은 그리 중요한 건강상의 이익을 가져오지는 못하고 부상의 우려도 있으므로, 근육량을 증가시키면서 근력도 함께 향상되도록 유도하는 것이 바람직하다.

근육량 증가를 위해서는 약간의 개인차는 있겠지만 주로 8~10회 반복 가능한 무게가 근육량 증가에 효과가 좋은 것으로 보이며, 웨이트트레이닝 '고수'일수록 반복수가 적어지는(대신 무게가 높다) 경향이 나타난다. 적은 반복수로도 최대한의 자극을 이끌어낼 수 있기 때문이다.

한 가지 확실히 해야 할 것은 최대한의 반복, 즉 힘이 다 빠질 때까지 반복했을 때의 횟수가 8~10회 사이가 되어야 한다는 것이다. 8~10회 반복이 좋다고 해서 가벼운 무게로 10번의 반복을 한다면 잘못된 방법이다. "벤치프레스에 몇 번 깔려봐야 근육이 커진다."는 말이 괜한 말이 아니다.

하지만 오랜만에 근력운동을 하는 사람이나 운동 초보자의 경우 근육이나 기타 결합성 섬유조직의 강도가 높지 않기 때문에 12~15회 반복으로 적응기간을 몇 주 거치는 것이 안전하다.

웨이트트레이닝을 할 때에는 각 운동동작들마다 자신에게 적합한 무게가 얼마인지를 확인하는 것이 무엇보다도 중요하다. 그리고 운동으로 인해 체력이 향상되면 무게 또한 체력에 따라 변경해줘야 한다. '힘이 좋아지니까 운동이 쉬워지네'하고 좋아만 하지 말라는 것이다.

또한, 일상생활에 있어 반복적인 동작으로 인한 피로를 감소시키는데 도움을 주는 근지구력 향상을 위해서는 대략 14~20회 반복이 가능한 무게를 선택하여 운동하는 것이 좋다. 이 정도의 강도는 지근의 발달을 가져오기 때문에 근육의 양적인 증가는 잘 이루어지지 않는다.

근육은 먹고 쉴 때 커진다!

웨이트트레이닝을 하면 근육이 커진다는 사실에는 대부분 동의한다. 휘트니스센터에서는 많은 남성들이 운동을 할 때 팔, 가슴 등의 근육을 거울에 비춰보면서 흐뭇해하는 것을 볼 수 있다. 하지만 그것은 근육이 커진 것이 아니라 운동하는 근육 부위에 혈액이 집중되면서 부풀어 오르는 것이며 집에 가서 잠에 들 때쯤이면 다시 원상태로 돌아갈 것이다.

우리 몸의 입장에서 운동은 외부로부터 주어지는 하나의 스트레스일 뿐, 운동이 즉각적으로 근육량을 증가시킬 수는 없다. 아니 엄밀히 말하면 근육의 주성분은 단백질이고 단백질도 에너지원이므로 고강도의 운동시에는 소량이 분해되어 근육이 작아진다고도 할 수 있다.

그렇다면 웨이트트레이닝이 어떻게 근육량을 증가시킬 수 있을까? 필자는 '투자'라는 비유를 자주 사용한다. 미미한 근육량의 감소를 각오하면서 근육에 과부하를 주면 근육의 손상(분해)이 나타나게 되는데 이를 회복시키기 위해 근육합성에 필요한 동화호르몬들의 농도가 높아진다. 이 때 단백질이 많이 함유된 음식물을 섭취하면 근육으로 저장되는 비율이 높아져 근육이 차츰 커지게 된다.

운동시 단백질이 에너지원으로 많이 동원되는 경우는 공복 시 고강도로 운동할 때인데, 근육량 증가를 위한 웨이트트레이닝 강도는 6~12RM 정도로 비교적 고강도에 해당된다고 할 수 있으니 적은 양이지만 단백질이 운동에 필요한 에너지로 사용되었다고 볼 수 있다.

하지만 투자를 했으니 회수만 잘하면 된다. 어떻게? 양질의 단백질이 포함된 균형 잡힌 식사를 하면서 쉬어주면 된다. 그래서 보디빌더들은 매일 같은 근육을 운동해주지 않고 3~5일 주기로 모든 근육군을 운동한다.

또한 '투자'는 '투기'와도 구별된다. 근육합성에 필요한 동화호르몬 농도를 극대화하기 위해 약물을 사용하면 약물에 의한 부작용뿐만 아니라 단기간의 근육량 증가로 인한 우리 몸의 조절능력(항상성)도 망가질 수 있다. 아무도, 그 누구도 부작용을 피해갈 수는 없다.

여성들의 근력운동

그렇다면 많은 여성들이 원하는 날씬한 몸매를 위한 근력운동은 어떤 강도로 실시하는 것이 좋을까? 이를 위해서는 근육에 어떠한 변화가 나타나야 날씬해질까를 먼저 알아야 하겠다.

날씬해지려면 골격을 둘러싸고 있는 근육과 지방의 부피가 줄어들면 될 것이다. 이를 위해서는 굶는 것이 가장 편한 방법이 아닐까? 하지만 굶게 되면 근육량이 감소하게 되고 결과적으로 체중은 줄어들지만 기초대사량 역시 큰 폭으로 감소하게 된다. 이를 방지하기 위한 근력운동의 목표는 두 가지로 요약해볼 수 있다.

첫째, 근육량이 큰 폭으로 감소하는 것을 방지해야 한다. 물론 근육량이 너무 많아 고민하는 경우도 있다. 근육은 밀도가 높고 수분 역시 많이 함유하고 있어 높은 체중의 원인이 된다. 체중계의 숫자가 너무 큰 부담이 되는 사람의 경우 체지방 검사를 통해 키에 대한 정상적인 근육량을 확인하고 필요하다면 줄여야 하겠다. 하지만 일반적으로 체중감소 과정에서 근육량 감소를 자연스럽게 유도할 수 있으므로 별로 걱정할 필요는 없다. 대신에 근육량이 감소되었을 때 기초대사량 감소로 인하여 체중이 증가할 우려가 있으므로 체중 감소 이후에도 체중 유지를 위하여 꾸준히 노력해야 한다.

둘째, 근섬유 형태 중 지근섬유의 비율을 높여야 한다. 지근섬유는 일상적인 동작의 효율을 증가시키고 만성적인 근골격계 질환의 예방도 가능하다. 지속적인 운동을 통하여 근섬유의 비율이 변할 수 있는데, 두꺼운 속근섬유를 얇은 지근섬유로 바꾼다면 근육의 부피가 줄어들 수도 있다. 마라토너나 장거리 육상선수들의 근육을 생각하면 이해가 될 것이다.

일반적으로는 15~20회 반복이 가능한 무게를 이용하는 것이 좋으며, 체형의 변화를 지속적으로 관찰하면서 자기만의 반복수를 찾는 것이 필요하다. 근력운동을 하고 나서부터 팔이나 다리가 두꺼워졌다며 혹시 근육이 생긴 것이 아닌가 걱정하는 여성들도 있다. 하지만 대부분의 경우 운동에 따른 일시적 변화로 인한 크기 증가가 원인이므로 걱정할 필요는 없다.

분할운동과 운동순서

운동프로그램 구성에 있어 또 한 가지 중요한 것은 근력운동을 어떻게 나누고 어떤 순서로 할 것인가이다. 아무런 순서도 없이 그냥 생각나는 대로 운동하고 있다면 다음의 몇 가지 사항을 확인하고 적합한 분할방법을 선택하여 프로그램을 구성해보자.

분할운동의 필요성

웨이트트레이닝 동작은 몇 가지나 될까? 답은 '셀 수 없다'이다. 머신들의 종류도 다양할 뿐만 아니라, 프리웨이트를 이용하면 무수히 많은 동작들이 가능해지기 때문에 이 많은 운동을 하루 만에 하기란 불가능하다.

또한, 근력운동의 목표는 근육을 자극하여 성장할 수 있는 여건을 만들어주는 것이다. 오히려 운동 자체는 근육을 약간 분해할 수 있음을 앞서 설명한 바 있다. 운동 중에는 약간의 분해가 나타나고 운동 후 회복과정에서 더 많은 근육이 합성되는 것, 이것이 근력운동의 가장 이상적인 결과이다. 따라서 근육성장에 있어, 회복과정 역시 운동 못지않게 중요한 요소이므로 각 근육이 교대로 쉴 수 있도록 운동을 주기화하는 것이 필요하다.

분할 원칙

분할의 기본원칙은 비슷한 근육군이 사용되도록 구성하는 것이다. 비슷한 근육군이란 예를 들어 등운동을 하면 등과 팔의 이두근이 많이 사용된다. 등운동 후 이두근 운동을 한다면 좀 더 빠른 시간 내에 이두근을 자극시킬 수 있을 것이다.

또 다른 예로 가슴, 어깨, 삼두근의 운동을 들 수 있는데, 가슴 운동을 할 때에는 가슴 이외에도 어깨와 삼두근의 힘도 요구된다. 어깨 운동을 할 때에도 어깨 이외에 삼두근의 작용이 필요하다. 따라서 운동 순서는 가슴 운동 후 어깨, 삼두근의 순으로 많은 근육군이 사용되는 운동을 먼저 하는 것이 좋다. 만일 삼두근 운동 후 가슴운동을 하면 삼두근의 힘이 부족해서 가슴운동을 제대로 할 수 없다.

분할운동의 예

≫ 2분할

운동을 이틀로 나누는 경우 등 + 이두근, 가슴 + 어깨 + 삼두근의 이틀로 나눈 후, 여기에다 독립적인 근육인 하체와 복근을 적절히 배치한다. 여기서 '적절히'라는 말은 이틀 동안의 운동에 걸리는 시간이 비슷해지도록 배치하라는 것이다.

≫ 3분할

각 근육에 대하여 실시하는 운동의 종류가 많지 않다면 이틀로 나누어 분할하는 것도 가능하지만, 고수대열에 들어서면 종류가 많아지므로 세 가지 부위를 하루 만에 하는 것은 어렵다. 이런 경우 더욱 세분화시켜야 하는데, 주로 3분할과 5분할을 많이 사용한다. 3분할은 우선 복근을 제외시키고, 가슴 + 어깨, 하체 + 삼두, 등 + 이두의 3일로 분할한 후 복근을 적절히 배치시킨다. 이 분할방법의 단점은 삼두근 운동 후 이후의 가슴운동을 하는 날 까지 삼두근의 완전한 회복이 어려우므로, 하루 정도 운동을 쉬어 줄 필요도 있다.

3분할의 다른 방법으로는 길항근의 조합(가슴 + 등, 이두 + 삼두, 하체 → 하체도 엄밀히 말하면 대퇴 이두근과 대퇴 사두근의 길항근 운동이다)이 있는데 이 방법도 많이 사용되지만 각 근육군에 대한 완전한 회복이 어려울 수 있다는 단점이 있어 운동을 쉬는 날이 많지 않다면 효율이 떨어질 수 있다.

≫ 5분할

이후의 분할에는 4분할도 있겠지만 주로 5분할을 많이 사용한다. 5분할은 우선 큰 근육에 해당되는 가슴, 등, 하체운동에 각각 하루씩 할애하고 이두 + 삼두, 어깨 + 복근으로 나눈다. 순서는 다양한 방법으로 배치가 가능하다. 예를 들어 가슴, 어깨 + 복근, 등, 이두 + 삼두, 하체의 순서로 하는 방법이 있고, 가슴과 등, 어깨 + 복근과 등을 바꿀 수도 있다. 하지만 중요한 것은 어깨를 가슴 바로 앞에 둔다던지, 이두 + 삼두를 가슴, 어깨 + 복근, 등의 바로 앞에 두는 것은 비효율적이다.

운동을 분할하는 방법은 운동에 요구되는 시간과 각자 중점을 두는 근육에 따라 얼마든지 달라질 수 있다. 예를들어 뚜렷한 복근을 가지고 싶다면 복근운동을 주운동으로 두고 프로그램을 구성할 수도 있다. 따라서 정석적인 분할방법이 있다고 하기는 어려우며, 운동여건과 목표에 따라 각 방법의 장단점을 고민해보고 적용해야 한다. 하지만 앞서 언급한 것과 같이 운동 배열에 있어 반드시 지켜야하는 사항도 있음에 주의하자.

운동 순서

분할 운동은 근육별로 나누어 운동주기에 따른 순서를 정하는 것이다. 하지만 같은날의 운동에도 순서를 정할 필요가 있다. 예를 들어, 오늘 5가지의 가슴운동과 3가지의 어깨운동을 한다면 순서를 어떻게 정할 것인가? 운동 순서를 설정하는 원칙은 다음의 세 가지이다.

> 대근육 운동에서 소근육 운동으로
> 다관절 운동에서 단관절 운동으로
> 고강도 운동에서 저강도 운동로

우선, 첫 번째 원칙에 따라 가슴운동을 먼저 한 후 어깨 운동을 하도록 순서를 정할 수 있다. 가슴 근육은 어깨근육보다 더 큰 근육이기 때문이다. 이후의 가슴운동 5가지와 어깨운동 3가지에 대하여는 두 번째와 세 번째의 원칙을 따르면 된다. 예를 들어 벤치프레스와 덤벨플라이에 대하여 순위를 정할 때에는 벤치프레스를 먼저 한 후 덤벨플라이를 하라는 것이다. 벤치프레스는 팔꿈치와 어깨의 두 관절이 움직이는 운동인 반면에 덤벨플라이는 어깨의 관절만 움직인다. 그렇다면 벤치프레스와 덤벨프레스의 순서는 어떻게 정할 것인가? 두 가지 운동은 운동 부위도 같고 사용되는 관절의 수도 같다. 이럴 때에는 강도를 기준으로 순서를 정한다. 고강도 즉, 더욱 큰 중량을 다루는 벤치프레스를 먼저 실시하는 것이 좋다는 것이다.

체중조절

쉬어가기

체중감량 관련업체의 광고에서 가장 흔히 볼 수 있는 말은 바로 '요요현상이 없다', 또는 '체질을 바꾼다.'이다. 하지만 정말 요요현상이나 체질개선 여부는 적어도 몇 년은 지나봐야 알 수 있다. '요요현상이 없다.'라는 것은 예전의 생활습관으로 돌아가더라도 다시 살이 찌지 않아야 한다.

예를 들어 어떤 약을 1달간 먹고 10kg을 줄였다고 하자. 일반적으로 약의 효과를 높이기 위해 식사량을 줄일 것을 권하거나 식욕억제 효과를 보이는 성분까지 포함되어있는 약들도 많다. 이렇게 식사량을 줄이고 약을 먹어 체중을 감소시켰다고 하자. 그것도 1개월에 10kg을…. 줄인 식사량을 유지한다면 체중이 늘어나지 않을 수도 있다. 하지만 이것을 '체질개선'이라고 할 수 있을까? 다시 예전의 식사량으로 돌아갔을 때 체중도 원래대로 돌아온다면 과연 체중이 줄어든 원인이 그 약품인지 아니면 줄어든 식사량인지 고민해볼 필요가 있다.

한 가지 확실한 것은 완전한 체질개선은 없다는 것이다. 어떠한 경우에든 정상적인 식사량 이하로 식단을 조절할 경우의 부작용은 피할 수 없다. 또한 일반적으로 체중이 줄어들 때에는 지방과 함께 근육도 감소되는데, 체중이 증가할 때에는 근육이 이전만큼 회복되지 않기 때문에 오히려 체중을 줄이기 전보다 체형이 나빠진다. 엇~!! 체질이 바뀌었다~!! 나쁜 체질로…. 결국 체질을 바꾼다는 말은 사실이었군….

나의 체질 먼저알기

체질이란 우리 몸의 성질로서 해석하는 기준에 따라 달라진다. 각 분야에서는 나름대로의 기준으로 체질을 분류하는데 일반적으로 체중 및 비만과 관련한 분류에는 내배엽, 중배엽, 외배엽의 세 가지 체질로 구분된다고 한다.

실제로 많은 헬스클럽에서는 체질을 정말 이런 식으로 분류하고 있다. 체지방이 많고 신진대사가 느리며 근육이 잘 생기지 않는 사람은 내배엽, 아놀드슈왈츠제네거처럼 근육이 잘 붙고 체중도 정상체중이면 중배엽, 체중이 잘 늘지 않아 마른 사람이면서 신진대사가 매우 빠른 사람은 외배엽이라고 한다.

외배엽인 경우 신진대사가 얼마나 빠른지 밥먹고 나면 바로 화장실에 가거나 더한 경우에는 밥 먹는 도중에 가는 경우도 있다고 한다. 정말 이것이 신진대사가 빨라서 먹었던게 바로 배설되는 것일까?

각 장기에 따라 음식물이 머무르는 최소한의 시간이라는 것이 있는데, 먹었던 음식물이 수분 내에 항문으로 나온다면 그 사람은 절대 살 수 없다. 밥 한공기가 9m(구강에서 항문까지의 대략적인 길이)의 호스를 그냥 통과하는 것도 이보다는 오래 걸린다. 평소에는 항문이 막혀 있으므로 호스의 반대편을 막아버린다면 더욱 힘들어진다.

그래도 신진대사가 빠르면 그런 경우가 있다고 우긴다. 하기야 지방의 70%가 수분으로 이루어진 사람도 있는 세상이니….

우리의 대장에는 조금 기분 나쁘지만 항상 그것(?)이 있다. 장이 민감한 경우 음식에 포함되어 있는 몇몇 성분이나 음식물에 의해 배변반응이 나타나고 이 때의 배설물은 이전의 식사 혹은 그보다 더 이전의 식사에 섭취했던 음식물일 것이다.

배엽으로 체질을 분류하는 사람들에게 "배엽이 뭐에요?"라고 물어서 제대로 대답을 들은 경우가 없다. 배엽이 무엇인지만 알면 다시는 이런 식으로 분류하지 못할 것이다.

배엽이란?

동물의 수정란이 세포분열을 거듭하게 되면 3개의 세포층으로 나뉘게 되는데, 이때, 내배엽, 중배엽, 외배엽으로 나뉘고 각각의 배엽에서 정해진 기관이 만들어진다. 즉, 외배엽은 피부, 뇌, 유방, 땀샘 등을 만들어 내고, 중배엽에서는 섬유조직, 뼈, 근육, 지방 등을, 내배엽에서는 소화기관, 간, 폐, 췌장 등의 기관을 만든다.

그렇다면 "당신은 외배엽입니다"는 말을 생리학적으로 바꾸어보면 "당신은 피부, 뇌, 유방, 땀샘을 만드는 배엽입니다"는 말과 같다. 음…. 그렇다면 더 이상 사람이 아니라는 것을 알 수 있다.

어떤 헬스클럽에서 "외배엽이다"라는 말을 듣는다면 기분나빠해야할 것이다. 왜냐하면 그 트레이너는 당신을 사람으로 보지 않고 각 기관으로 분화되기 전의 세포층으로 보고 있기 때문이다. 멍청한 사람을 일컫는 "단세포" 보다는 조금 나을 뿐이다….

현재는 '배엽체질 이론'이 받아들여지고 있지 않는데 그 이유는 '배엽체질 이론'이 체질은 절대 변하지 않는다는 '체질 고정설'을 주장하고 있기 때문이다. 즉 모체에서 잉태되었을 때 정해진 체질은 변하지가 않는다고 하는 것이 이 이론의 특징이었다. 하지만 체질은 노력 여하에 따라 변하기 마련이다. 물론 선천적으로 좋은 체질을 가진 사람보다 많은 노력을 해야겠지만 변화가 가능하다. 이러한 이유로 현재는 일명 '배엽체질 이론'이 거의 무시되고 있다.

현재의 체질알기

운동을 하기 전에 자신의 체질을 먼저 아는 것은 아주 중요한데, 현재 뚱뚱하더라도 식습관, 생활습관과 관련지어 해석하지 않으면 결코 올바른 체질해석이 될 수 없다. 여기서는 사람들의 생활습관과 식습관, 그리고 현재의 체형을 가지고 세 가지의 체형으로 구분하여 보았다. 또한 각 체형은 괜히 전문용어를 사용하지 않고 한 번만 들어도 아~

주 쉽게 이해할 수 있는 명칭을 사용하였으며, 물론 내가 직접 이름을 붙인 것이다. 누가 알겠는가? 혹시라도 훗날 이것이 하나의 학설로 받아들여질지도…. 이제부터 자신이 해당하는 체질이 무엇인지 알아보자.

억울한 형

이 체형은 말 그대로 너무 억울한 형이기 때문에 가장 먼저 소개해 보았다. 적게 먹어도 뚱뚱하고, 운동을 아무리 해도 살이 잘 안 빠지며, 무구한 노력으로 살을 빼더라도 금방 원상태로 돌아오는 체형들이 여기에 속한다. 일명 "물만 먹어도 살찐다."라고 말하는 사람들의 체질이고, 인상이 푸근하고 식욕이 좋아서 주위 사람들로부터 "부잣집 맏며느리 감이다"라는 말을 듣기도 한다. 하지만 결코 물만 먹어서 살찔 수는 없다. 물도 먹고 다른 음식도 먹겠지….

이러한 체형들에는 소아비만인 경우가 많으며, 선천적으로 에너지 효율이 높은 사람들이다. 자동차의 에너지 효율이 높으면 얼마나 좋겠는가? 하지만 사람의 경우 에너지 효율이 높다는 것은 비만해질 가능성이 높다는 것이다. 즉 적게 먹어도 많은 활동이 가능하며, 이러한 경우 일반적으로 소화기 계통의 기능도 좋아서 식욕도 왕성하고 같은 양을 먹어도 다른 사람들에 비해 흡수율도 높을 수 있다.

다른 사람들이 보기에는 넉넉해 보이고 성격도 좋아 보이지만 당사자들에게는 너무나 억울한 체질이다. 비만의 원인은 과식이나 운동부족으로 몸에 남는 에너지가 자꾸 축적되어 지방세포의 크기가 증가하는 것이다. 지방세포 하나의 무게는 50배 정도까지도 증가할 수 있으며, 특정 무게를 넘어서면 새로운 지방세포를 만들게 된다.

하지만 성장기에는 지방세포의 크기와 수의 증가가 동시에 나타나는 경우가 많은 것이 특징이다. 소아비만의 경우 지방세포 수가 정상인들의 2~3배 정도까지 많아지기도 하는데, 이러한 지방 세포의 수적 증가는 비만 해소의 커다란 걸림돌이 된다.

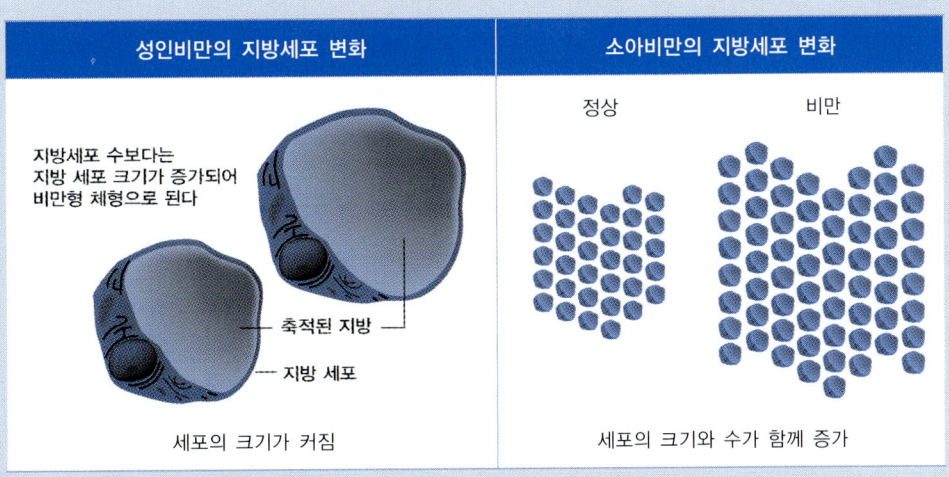

그림 10-5. 성인비만과 소아비만의 지방세포 변화

일반적으로 운동, 식이요법, 약물요법 등의 비만치료 수단들은 지방세포의 크기를 작게 만든다. 만일 30세 이상인 사람이 1년 동안 10kg 정도 증가하였다면, 지방세포의 크기가 증가하였을 가능성이 높으며, 이때에는 적절한 식이요법과 운동요법만으로도 체중이 감소될 확률이 높다.

하지만 소아형 비만의 경우 외부적인 자극(운동, 절식 등)을 가하면 성인형 비만과 마찬가지로 각 지방세포의 크기는 작아지지만 이미 가지고 있는 지방 세포의 수가 많으므로 정상적인 크기보다도 더 작게 줄일 필요가 있다. 하지만 비정상적으로 작아진 세포들은 에너지 효율을 높여 이전의 정상적인 세포의 크기로 돌아가려는 성질이 강해지고, 이로 인해 체중을 감소시키기가 점차 어렵게 된다. 이러한 현상은 성인형 비만의 경우에도 적용되지만 소아형 비만에게는 더욱 치명적이다.

다시 말하지만 억울한 형의 사람들은 정말 체중을 줄이기 어려우며 줄인 체중을 유지하기도 힘들다. 하지만 어렵다는 것은 가능하긴 하다는 의미이다. 다른 사람들보다 많은 노력과 시간이 필요하겠지만 어쩌랴 그렇게 태어났으며 스스로가 어릴 때부터 그렇게 방치했는데….

나는 밥은 살기 위해 먹는 것이지 즐기기 위해 먹는 것은 아니라고 생각할 정도로 식욕이 정말 적은 편이다. 나의 작은 소망이 있다면 공상과학 영화에서 나오는 한 알만 먹어도 하루 종일 배고프지 않으며 필요한 영양소도 다 섭취가 가능한 그런 약이 나왔으면 한다. 언젠가는 그런 날이 오지 않을까?

이런 내가 억울한 형의 사람들의 심정을 이해하기란 힘들겠지만 그래도 날씬해지고 싶다면 일단 먹는 양을 확인해보라고 말하고 싶다. 같은 양을 먹어도 흡수가 더 많이 된다면 다른 사람들 보다 약간 적게 먹어도 일상생활에 필요한 에너지가 들어온다는 말이다.

좋은 형

한마디로 표준체중을 유지하고 있는 사람, 많이 먹어서 살찌는 사람, 적게 먹어서 날씬한 사람 등 먹는 만큼 살찌고 안 먹는 만큼 살이 빠지는 에너지 보존 법칙에 가장 충실한 체형이다.

이런 사람들은 조금 방심해도 체중의 변화량이 크지만 않다면 얼마든지 다시 정상적인 체중으로 돌아올 수 있다. 즉, 선천적으로 '복 받은' 체형이다. 물론 후천적인 노력으로도 가능하다. 원래는 다소 에너지 효율이 좋은 '억울한 형'이었던 사람도 운동을 통해 근육량을 증가시켜 기초대사량을 높인다면 이러한 체형으로 바뀔 수 있다.

국산차 애꾸즌과 수입차 빤스 s-class를 비교해보자. 애꾸즌 리무진 VL-450의 경우 길이, 폭, 높이가 각각 5390mm, 1870mm, 1485mm이며, 공식 연비 6.8km/L이지만, 빤스 s 600 long은 길이, 폭, 높이가 5210mm, 1870mm, 1475, 공식 연비가 6.0km/L로 크기는 애꾸즌 보다 작으면서 기름은 퍼먹는다. 우리 몸은 빤스처럼 만들어야 한다. 무엇으로? 근육으로….

어쨌든, '좋은 형'은 선천적으로 복 받은 체형이든지 아니면 후천적인 노력을 통해 근육량이 많은 사람들이다.

불쌍한 형

이 형태의 사람들은 경우에 따라 '억울한 형'보다 더욱 억울할 수도 있다. 이 체형의 남성들은 체중을 증가시키기 위해 정말 많은 노력을 한다. 현대적인 미의 기준에서는 이 체질의 여성을 아주 복 받았다고 생각할 수도 있겠지만 정도가 심할 경우 많은 고통을 가지고 있다. 심지어는 "나는 아무리 먹어도 살이 안쪄!"라고 한마디 내뱉었다가는 '억울한 형'의 질투대상이 되기도 한다.

하지만 이 체질 역시 '억울한 형'보다 나을 것이 없는 체질이다. 체중을 증가시키는 것은 '억울한 형'이 체중을 감소시키는 것보다 더 힘들 수 있기 때문이다.

'굶는 데는 장사 없다'고 아무리 억울한 형이라도 안 먹으면 빠지기라도 하지만(결코 좋은 방법은 아님) 불쌍한 형의 체질은 일반적으로 식욕이 적은 경우가 많으며 억지로 많이 먹어도 소화기 계통의 기능이 약해 설사, 구토, 소화불량 등의 증상이 나타날 수도 있고 흡수율도 낮다.

그래도 이러한 체질을 질투하는 사람들은 강아지 사료를 믹서기에 갈아 마시면서까지 체중을 증가시키고 싶어 하는 사람들의 모습을 본다면 그런 생각을 못 할 것이다(필자는 실제로 보았다!! 믹서기에 갈면 먹음직스럽게 기름도 약간 뜬다).

이 체질의 사람들을 차에 비유하자면 거의 포르쉐 정도 수준이다. 다른 사람과 동일한 일이나 운동을 하더라도 많은 에너지를 소비하게 되고 같은 양을 먹어도 흡수율이 떨어지거나 저장이 잘 되지 않는다. 그래서 지방증가를 통해 체중을 증가시키는 것은 상당히 어렵다. 그렇다면 방법은 근육량을 늘리는 것이다.

근육량을 증가시키면 기초대사량이 더욱 높아지는 문제에 직면하게 되는데 그래도 이 방법이 해결책이 되는 경우가 많다. 운동을 통해 식욕을 증가시키고, 소화 흡수율도 높여서 섭취한 영양소로 근육을 만드는 것이다. 근육은 한번 만들어 놓으면 잘 분해가 되지 않기 때문에 어느 정도 효과가 지속된다.

정리하자면 크게 세 가지 체질에 따라 체형이 달라질 수 있다. 하지만 이것은 누가 얼마만큼 더 유리한 조건을 가지고 있는지를 설명할 뿐 누구에게나 원하는 체형이 될 가능성은 열려있다. 즉 체질은 선천적으로 정해지며 바뀌지 않는다는 '배엽 체질 이론'은 잘못된 이론이다. 지능지수가 높으면 성적이 좋을 가능성이 높을 뿐인 것처럼, 좋은 체질을 가졌다하더라도 유지하기 위해 조금의 노력도 하지 않는다면 좋은 체형을 유지하기는 힘들다.

기초대사량

체중조절에 관심이 많은 사람들은 기초대사량이라는 용어가 그리 생소하게 들리진 않을 것이다. 기초대사량이란 인체의 생명현상 유지를 위해 무의식적으로 일어나는 불수의적 대사과정에 필요한 에너지를 의미하는데, 이러한 상태는 수면에서 깨어난 후 극히 짧은 순간에만 유지되므로 기초대사량 측정을 위해 그보다 약간 더 에너지를 소비하는 안정시 대사량을 측정한다. 따라서 기초대사량과 안정시 대사량을 동일한 의미로 보아도 무방하며 이 책에서는 기초대사량이라 통일하여 기술하였다.

대상자는 정확한 실험을 위해 실험장소에서 잠을 자야하며 깨어난 즉시 바로 측정에 들어간다. 측정 전 12시간은 금식해야하며, 약 45분 동안의 검사에서 최초 15분은 버리고 이후의 30분간의 결과값을 이용하여 하루 24시간의 기초대사량을 추정한다.

하지만 기초대사량을 측정하기위한 장비는 학교 연구실이나 종합병원 정도에서만 보유하고 있어 일반인들이 접하기 어려운 관계로, 다소 오차가 있더라도 나이와 신장, 체중, 성별에 따른 다음 공식을 활용하여 예측하기도 한다.

표 10-15. 기초대사량 계산 공식

성별	공식
남	$\dfrac{kcal}{24\ hour}$ = 66.473 + (13.752 × **체중**) + (5.003 × **신장**) − (6.755 × **나이**)
여	$\dfrac{kcal}{24\ hour}$ = 655.096 + (9.563 × **체중**) + (1.85 × **신장**) − (4.675 × **나이**)
단위	체중 : kg, 신장 : cm, 나이 : year(년)
사칙연산에 있어 ×와 ÷가 우선이라는 것을 모르는 분들을 위해 친절하게 괄호로 묶어두었음. 절대 웃을 일 아님.	

위의 공식에서 알 수 있는 것처럼 기초대사량에 영향을 주는 가장 큰 요인은 체중이며, 이 공식은 체지방 비율을 고려하지 않기 때문에 체지방 비율이 높은 경우 공식을 통해 얻어낸 결과 값 보다 더 낮게 보아야 하며, 체지방 비율이 낮은 경우에는 그 반대로 예측할 수 있다. 기초대사량은 평균적인 체지방 비율을 기준으로 예측하는 것이어서 비만인은 이 값보다 더욱 적을 것이라 추정할 수 있다.

기초대사량은 대부분이 체온을 유지하는데 사용되며 일부는 최소한의 생리적 기능을 위해 작용하는데, 일반적으로 하루에 소비하는 에너지량의 60~75%를 차지할 정도로 기초대사량은 많은 부분을 차지한다. 따라서 체중감량을 위해서는 기초대사량을 높이는 것이 얼마나 효율적인지에 대해서는 설명할 필요도 없으며, 실제로 체중감량 후 나타나는 요요현상은 기초대사량량 감소가 가장 큰 원인이다.

기초대사량은 나이, 성별, 근육량, 생리주기, 호르몬, 운동, 체온 등의 다양한 요인들에 의해 영향을 받는다. 체중이 같다면 일반적으로 여성보다 남성이, 노인들 보다는 청년이 더 높은 기초대사량을 가지는데, 이것은 나이가 젊을수록, 그리고 여성보다는 남성이 더 많은 근육을 가지는 것이 가장 큰 이유다.

이외에도 체온이 1℃ 상승하면 기초대사량이 약 10% 정도 높아지고, 여성의 경우 배란기 직후 체온이 0.5℃ 정도 상승하기 때문에 생리주기에 따라 기초대사량도 변한다고 할 수 있다.

또한 갑상선 호르몬은 대사율을 60~100%까지 증가시킬 수 있는데, 운동은 갑상선 자극호르몬을 증가시키고 금식이나 절식은 갑상선 자극호르몬을 감소시킨다. 나아가 갑상선기능항진증이나 저하증과 같은 병적인 상황이 되면 호르몬 분비량이 정상치를 벗어나게 되어 저체중이거나 비만한 상태가 될수 있다.

운동을 하면 체온이 높아지는데, 강한 강도의 운동을 하면 48~72시간까지도 체온 상승 효과가 있어 기초대사량을 높인다. 같은 체중일 경우 키가 커서 마른사람이 키가 작고 뚱뚱한 사람보다 체표면적이 크기 때문에 더 많은 발열을 위해 기초대사량이 높아진다.

정리하자면, 기초대사량 변화에 영향을 미치는 요인들 중 조절이 가능한 것은 성전환 수술과 운동밖에 없다고 할 수 있다. 운동은 첫째, 운동 자체에 에너지를 많이 소비하고, 둘째, 운동 후에도 높아진 체온을 일정시간까지 유지함으로써 기초대사량을 높여 에너지를 추가적으로 소비한다. 그리고 셋째, 반복된 운동을 통해 근육량이 많아짐으로써 기초대사량을 증가시킨다. 이러한 이유로 체중조절을 위한 운동에도 근력운동은 필수적이다. 근력운동 자체에는 지방보다 탄수화물이 더 많이 소비되지만, 운동 후 일정시간 동안 기초대사량이 높아지고, 근육량이 많아지면 장기적인 기초대사량 증가도 이룰 수 있다.

결국 체중감소 뿐만 아니라 감소된 체중을 유지하기 위한 체질변화에도 운동 말고는 답이 없는 듯하다.

비만과 set point

　부모가 비만이 아닌 경우 자녀가 비만일 확률은 10%, 부모 중 한 명만 비만인 경우에는 40% 부모 모두 비만인 경우 80%라고 보고되고 있다. 여기에는 유전적인 영향 이외에도 환경적 요인이 작용한 것으로 보이지만 일단 확률은 그렇다는 것이다.

　사람은 유전적으로 자신의 체중과 체지방을 어느 지점을 기준(set point)으로 정교하게 조절하는 기전을 가지고 있다. 예를 들어 잘생긴 필자의 체중은 70kg인데, 지금부터 과식을 하기 시작하면 체중이 점점 늘어나지만 늘어나는 속도는(기울기) 점차 느려지다가 어느 정도 증가한 체중에서 멈추게 될 것이다.

　체중이 증가하는 속도가 느려지는 이유가 바로 조절기전 때문인데, 원래의 체중에서 점점 멀어지면 에너지 효율을 떨어뜨려 같은 일상생활을 하더라도 더 많은 에너지를 소비하도록 한다. 절식을 하거나 금식을 할 경우에도 조절기전에 의해 에너지 효율이 높아져 에너지를 점점 아껴서 사용하도록 할 것이다. 이러한 조절기전의 역할이 강할수록 일시적으로 생활습관이 바뀌더라도 체중이 변화되는 폭은 적어진다. 어떤 경우에는 이 조절기전을 넓은 의미의 항상성에 포함시키기도 하는데, 별 노력 없이 체중이 급변하면 몸의 조절기전에 이상이 생긴 것이므로, 여기에 영향을 미칠 수 있는 다른 질병 유무를 확인해 볼 필요가 있다. 비만한 사람이 갑자기 체중이 빠진다면 좋아하기보다 병원에 가봐야 한다는 이야기다.

　이상의 이론은 set point 이론이라 하는데 비만현상을 설명하는데 있어 아주 적절하다고 평가받고 있다. 여기에 추가적으로 settling point 이론을 설명하자면, 자신의 고유한 체중, 즉 set point가 변할 수 있다는 것이다. 예를 들어 비만했던 사람도 감소된 체중을 오랜 기간 동안 유지한다면 그 체중이 set point가 될 수 있고, 체중을 조절하는 기전 역시 감소된 체중을 기준으로 작용하게 된다. 하지만 여기서 말하는 오랜 기간은 사람마다 다르며, 이 기간 동안 유지하기란 비만한 사람들에게는 쉽지 않은 일이다. 필자는 사람들에게 성인비만 1년, 소아비만 2년 정도라고 이야기하지만 솔직히 아닌 것 같다. 경험상 이것보다는 약간 더 오랜 기간이 필요한 것으로 보인다. 하지만 TV에서는 체중감량에 성공한 사람이 감량한 체중을 한 달만 유지해도 '요요가 없다'고 난리다. 뭐 계속 그렇게 인터뷰하면서 귀찮게 하면 살이 안 찔 수도 있겠다. 아니 미안해서라도 유지해야할 것이다.

많은 사람들이 체중감량을 설명할 때 이 set point를 '깬다'라는 표현을 하는데, 사실은 '극복해야 한다'. 앞으로 나아가려는 사람을 뒤에서 고무줄로 당기고 있다면 그 고무줄을 끊는 것이 아니라, 당기는 힘보다 더 강하게 앞으로 나아가야 한다는 것이다. 그 고무줄은 나아간 자리에서 다시 사용해야하며, 몸을 당기는 역할 이외의 다양한 기능을 할 수도 있기 때문이다.

어쨌든 인체의 조절기전을 깨뜨리지 않고 건강하게 체중을 줄이려면 '힘들게' 줄여야 한다. 체중을 조절하는 기전이 손상 받거나 에너지 대사에 관여하는 호르몬 분비기전에 문제가 있는 등의 병적인 상황이 아니라면, 식단과 운동으로 조절하는 것이 체중조절의 원칙이다. 운동에 관하여는 이 책에서 따로 설명하였으므로 여기서는 간단히 식단 조절의 기본원칙 세 가지에 대하여만 확인하자.

식단 조절의 원칙

식단 조절의 첫 번째 원칙은, 평생 지속가능한 건강한 식습관이어야 한다는 것이다. 오랫동안 이 식단을 유지하여도 건강상의 문제가 발생되지 않으며, 그리 고통스럽지도 않아야 한다.

둘째, 식단조절은 필요한 사람만 해야 한다. 원래 정상적인 양만큼 균형 잡힌 식단을 하고 있다면 식사량을 더 줄일 필요는 없다. 여기서 예외가 있다면, 비만의 정도가 너무 심한 사람의 경우다. 이런 사람들은 체중에 비하여 근육량이 적고, 체중으로 인해 관절에 부담이 많이 주어지기 때문에 효과적인 운동을 하기 어렵다. 따라서 식사량 조절을 통해 체중 감량을 유도하고 이후 점점 운동량을 늘리면서 다시 회복시켜 주어야 한다.

그리고 셋째, 비만의 원인이 과식이라면 당연히 식사량을 정상적으로 줄여야 한다. 식욕에 영향을 주는 포만감은 뇌의 시상하부에서 조절되는데, 화학적 요인과 물리적 요인 두 가지에 의해 자극을 받는다. 화학적 조절은 정상적인 지방량이나 혈당 수준을 유지하기 위하여, 이들의 양이나 농도를 화학적으로 인식함으로써 식욕을 촉진 또는 억제하는 것이다. 실제로 식사량이 많은 사람이라 하더라도 단맛이 아주 강한 초콜릿이나 케잌 등은 소량만 먹어도 질릴 수 있는데, 이것은 화학수용 뉴런의 작용으로 인해 식욕이 억제되기 때문이다. 물리적인 조절은 위의 팽창정도에 따라 식욕이 조절된다는 것이다. 실제로 위에 고무풍선을 넣어 부풀리면 위가 팽창하게 되고 포만감을 느낀다. 따라서 물리적인 요인으로 포만감을 쉽게 느끼기 위해서는 식사량을 줄여 위장의 크기를 감소시키는 것도 필요하다.

이러한 세 가지 원칙은 아주 중요하다. 예를 들어 체중조절을 위해 야채와 닭가슴살만 먹는다면 체중은 줄어들 수 있다. 미네랄과 비타민 보조제를 섭취한다면 건강상에도 별 문제가 없을지도 모른다. 하지만 나중에는 어떡할 것인가? 다시 정상적인 식단으로 돌아온다면 체중도 돌아올 것이다. 그러면 그동안 퍽퍽한 닭가슴살과 풀만 먹으면서 참아왔던 시간은 아무런 의미가 없어진다.

며칠 전 TV의 체중감량 프로그램을 통해 많은 체중을 감량했던 사람이, 다시 체중이 돌아온 모습이 알려지면서 많은 사람들의 안타까움을 자아냈다. 그 사람은 요요가 아닌 '대한해협 횡단을 위한 의도적인 살찌우기'라 말했지만 의문스러워하는 사람들도 많다. 물론 차가운 바다에서 장거리를 수영하려면, 체온을 유지하기 위하여 지방층을 두껍게 하는 것이 필요할 수 있고, 밀도가 감소하여 부력이 증가하면 물에 뜨기 위한 힘도 절약될 것이다.

하지만 단점도 있다. 부피가 커지면 물의 저항을 많이 받아서 앞으로 나아가는데 드는 힘도 많이 소비된다. 필자는 전문가가 아닌 관계로 이러한 물리력의 실익에 대하여는 논할 순 없지만 다른 장거리 수영 선수들의 체형에서 힌트를 얻을 수 있겠다. 이 문제의 답은 대한해협 횡단 후 1년 정도가 지났을 때 다시 이 선수의 체중을 확인하면 알 수 있을 것이다.

부위별로 살빼기 가능한가?

많은 트레이너들이 가장 많이 받는 질문이 바로 "뱃살 빼려면 어떤 운동을 해야 하나요?"일 것이다. 이외에도 허벅지 살, 종아리 살 등 다양하다. 과연 부위별 살빼기는 가능한가?

이 문제에 앞서 사람의 얼굴에 대해 생각해보자. 얼굴의 생김새는 잘 변하지 않는다. 어릴 때의 얼굴은 커가면서 약간씩 달라지기는 하지만 기본적인 틀은 거의 변하지 않는다. 가끔 오랜만에 만나 "못 알아보겠다."고 말하지만 이 말은 "수술 한 것 맞지?"를 대신하는 말일 것이다. 사람의 생김새는 기본적인 골격에 근육과 지방이 분포한 위치와 양이 결정하는데, 성장이 끝나면 골격의 변화가 거의 없어 생김새는 그때 결정되어진다. 이후의 생김새는 체중의 증감에 따라 지방량이 달라지면서 약간 변하기도 하지만 각 부위는 거의 비슷한 '비율'로 감소된다.

'몸의 생김새'인 체형도 마찬가지다. 선천적으로 허벅지, 배, 팔, 얼굴 등에 집중적으로 지방이 많은 경우가 있다. 이러한 부위에 지방이 축적된 것이 최근의 일이라면, 체질이라 할 수 없으므로 부위별로 잘 빠질 수도 있다. 하지만 그렇지 않다면 다른 부위와 함께 줄여나가야 할 것이다. 흔히 다이어트 광고에 자주 소개되는 뱃살 빠진 사진을 자세히 보면, 다른 부위의 살도 많이 빠진 모습을 확인할 수 있을 것이다.

지방의 분포비율에 영향을 주는 중요한 요인으로 LPL(lipo-protein lipase)이 있다. LPL은 지방의 분해 및 저장에 관여하는 효소로서 나이와 성별, 그리고 체질에 따라 그 활성 부위가 다르다. 이외에도 지방의 분해를 억제하는 α-2 수용체와 분해를 자극하는 β 수용체의 분포 부위도 지방 저장비율에 영향을 미친다. 이러한 물질의 분포는 후천적으로 조절하기 힘든 체질적인 요인이어서, 동일한 사람의 경우 단지 나이에 따라 조금씩 변할 뿐이다. 따라서 체질적으로 불리하다면 그것을 인정하고, 균형 잡힌 체형을 위해 더 많은 노력을 해야 한다.

우리 몸은 저장되어 있는 3대 영양소로부터 에너지(ATP)를 얻어내고, 외부로부터 섭취한 음식을 통해 다시 채워주는 과정을 반복하고 있다. 근육에 저장되어 있거나 혈액으로부터 전달된 영양소를 이용해 ATP를 만드는 과정은 움직이는 근육의 세포질(무산소시스템)이나 세포내 미토콘드리아(유산소시스템)에서 일어난다. 일시적으로는 근육에 저장되어 있던 영양소들을 사용할 수 있지만 곧 다른 부위에서 가져온 영양소들을 이용하고, 사용한 것은 다시 채워준다.

이 역할을 하는 것이 혈액이다. 혈액은 우리 몸의 살아있는 모든 세포들과 교류하면서 영양소들의 적정 수준을 유지한다. 목욕탕의 물을 한바가지 퍼내면 바가지 자국이 남아있지 않고 곧 평탄해 지는 것과 같은 이치다. 마라토너들을 상상해보자. 그들은 거의 다리만 사용해 운동하지만 팔의 지방도 아주 적다. 뭐? 팔도 흔든다고? 뭐 그렇다 치자. 그렇다면 얼굴과 가슴에도 지방이 적은 것은 어떻게 설명할까? 계속 말하면서 뛰나? 가슴은 심의에 걸릴까봐 더 이상 말 못하겠다.

결국 부위별로 살을 빼는 것은 불가능하다. 대신 꾸준한 유산소운동으로 전체적인 체지방 비율을 줄이고, 그래도 마음에 들지 않는 부위가 있다면 그 부위의 근섬유 형태를 바꾸기 위해 근지구력 위주의 웨이트트레이닝을 하는 것은 효과가 있다. 166page '못생긴 종아리 근육 줄일 수 있을까?'에서 이미 설명하였다.

체중감량에 관한 '개구라'

많은 체중조절 식품이나 약품들을 판매하는 사람들은 체질개선을 외치고 있다. 가능할까? 필자는 경상도에서 상경한지 15년이 넘었지만 학생들에게 미안할 정도로 아직 사투리가 여전하다. 말투 하나 고치는 것도 이렇게 힘든데, 체질을 1달 만에 바꾼다고? 절대 있을 수 없는 일이다.

'요요 없이 50일 만에 41kg을 감량'이란 말을 들어본 적이 있는가? 체중감량 관련 약품이나 식품, 비만관리실, 비만전문 휘트니스센터 뿐만 아니라 TV에서도 좀더 '자극적인' 감량을 제안하면서 주목을 끌기위해 노력하고 있다.

심지어는 10일만에 20kg 감량하는 음료라고하면서, 필자 사무실로 이걸 들고 와서는 사람들에게 홍보 좀 해달란다. 실제로 감량한 사례라면서 체중이 일자별로 어떻게 감소 하는지를 보여주는데, 이런 자료들의 공통점은 사진에 얼굴이 없고 주로 옆구리나 배 부분만 나와 있다는 것이다. 10일 만에 20kg이면 하루 2kg 감량해야 하는데⋯. 이정도 면 감량이 아니라 살점을 뜯어내는 것이다!! 체중감량에 대한 일반적인 칼로리로 계산 해보면 하루 15,400kcal(1kg당 7,700kcal로 계산한다), 지방으로만 줄인다면 18,000kcal 다. 그것도 하루 18,000kcal. 얼마나 많은 양인지 다음 사례를 통해 확인해보자.

41kg 감량은 실제 TV에서 150kg인 사람이 출연해 입증한 사례로서 필자가 생각해도 이정도의 체중감량은 충분히 가능한 것이다. 하지만 위의 사례가 절대 불가능 하다는 것은 '요요 없이'라는 말이다. 요요가 없다는 것은 기초대사량의 변화가 거의 없다는 의 미일 것이다. 그렇다면 순수하게 지방을 41kg 줄였다는 말인데 가능할까? 이전의 내용 들을 정리해볼 겸 한번 계산해보자.

50일 만에 지방 41kg 줄이기

지방은 1g당 9kcal의 에너지를 발생시키니까 1kg은 9,000kcal가 되며 41kg은 369,000 kcal의 에너지가 발생된다. 이걸 50일 만에 감량해야 하니까 하루 7,380kcal(십만 단위 에서 천단위로 줄어드니까 일단 마음은 놓인다)의 에너지를 소비해야 하는데, 일반적으 로 저열량식을 적용한다고 하더라도 하루 1,000kcal는 섭취할 것이므로(체중에 비해 아 주 적게 섭취하는 것임) 실제로 8,380kcal의 에너지를 소비하면 된다.

일단 체중이 150kg인 경우의 기초대사량부터 추정해보자. 이 사람의 나이가 33세 키 는 대략 180cm 정도로 본다면 251page의 기초대사량 추정 공식을 통해 다음과 같이 계산할 수 있다.

기초대사량($\frac{kcal}{24\,hour}$)
= 66.473 + (13.752 × 체중) + (5.003 × 신장) − (6.755 × 나이)
= 66.473 + (13.752 × 150) + (5.003 × 180) − (6.755 × 33)
= 2806.898kcal/24hour

비만한 사람은 계산으로 얻어낸 기초대사량 예측치보다 훨씬 낮은 기초대사량을 가지는 경우가 많지만 조금 양보해서 그냥 이 정도라고 해버리자. 기초대사량은 약 2800kcal이며 이 수치는 정상적인 성인의 1일 에너지소비량을 넘어선다. 여기에 일상적인 활동에 필요한 에너지량을 50%라 보고 더해준다면 4200kcal, 따라서 순수하게 운동을 통해 소비해야하는 에너지량은 8380kcal − 4200kcal = 4180kcal.

체중이 많은 관계로 걷기에 소비되는 에너지량을 정리한 67page의 표에서도 나와 있지 않아 63page의 계산식을 이용해서 다시 계산해보았다. 걷기를 기준으로 6km/h의 속도로(이정도로 비만한 사람에게는 이 속도도 관절에 큰 부담이 된다) 1시간 걷는다면 생각보다 적은 607.5kcal의 에너지를 소비한다고 나왔다.

하지만 여기서 또 빼줘야 하는 것이 있다. 이미 하루 종일 소비되는 기초대사량을 감안했기 때문에 여기서는 운동에 필요한 순수 에너지량만 생각하면 된다. 다시 계산해보니 엇? 450kcal. 한 시간 동안 걸어도 450kcal. 하루 운동으로 4180kcal를 추가로 소비해야하는 상황이니 9시간 운동을 해도 130kcal가 남아버린다. 뭔가 해결책이 필요하다.

먹는 것? 더 줄여버리자!

어차피 부족한 식사량, 더 줄여서 하루 870kcal만 섭취한다고 가정하면 일단 6km/h의 속도로 하루 9시간만(?) 그것도 50일 동안 하루도 빠지지 않고 걷는다면 '가능한' 일이다.

하지만 여기서 또 한 가지 빠뜨린 것이 있다. 정상적인 생활에 필요한 에너지 소비량을 기초 대사량의 150%로 설정했었는데, 운동시간이 9시간이니 130% 정도로 재조정해야할 것 같다. 이렇게 하면 운동을 제외한 1일 에너지 소비량은 3640kcal, 따라서 운동으로 소비해야하는 에너지량은 4740kcal. 그렇다면 하루 760kcal의 음식만 섭취하면서 시속 6km/h의 속도로 10시간씩 걸어주면 간단히(?) 해결~!!

체중 150kg인 사람이 어떻게 하루 10시간씩 운동을 하냐고? 그건 나도 모른다. 체중이 줄어들면서 기초대사량과 일일에너지소비량은 비례하여 줄어들기 때문에 시간이 지남에 따라 더 많은 에너지를 운동으로 소비해야한다. 그것도 문제없다. 운동시간을 더 늘이거나 속도를 높이면 된다. 어차피 높은 위험이 조금 더 높아진다고 큰 문제가 되겠는가?

하루 24시간 중, 운동을 10시간, 식사 30분(한 끼에 10분씩 세 끼, 조금밖에 안 먹으니 가능하다고 하자), 식사 후 1시간 정도는 쉬고 나서 운동한다고 하면 세 끼니까 총 3시간, 그리고 생계를 위해 하루 8시간 일한다고 가정하면 총 21시간 30분이 된다. 앗! 잠자는 시간이 부족하다! 아무래도 직장에다 러닝머신을 두고, 식사 후 휴식시간을 활용하여 일하자. 그러면 5시간 30분을 잘 수 있다. 주말에는 좀 더 잘 수 있으니 이정도로 만족하자. 화장실에서 볼일을 볼 때에도 에너지를 더 소비할 수 있도록 힘을 많이 주는 것이 필요하다. 결국 불가능은 아니었다.

단기간 체중감량은 탈수를 동반하는 경우가 많아 신장이나 심장에 부담을 주고, 기초대사량 감소로 인한 요요현상의 위험도가 증가하기 때문에 절대 금해야한다. 하지만 '자극적인 범위의 체중감량'을 보여주어야 높은 시청률을 유도할 수 있다는 생각 때문인지 이러한 유형의 체중감량은 계속되고 있다. 오히려 이제는 배틀 형식으로 경쟁을 부추기는 방송도 있다. 이로 인해 많은 사람들이 현재 '위험한' 범위의 체중감량에 도전하고 있다. 누군가는 책임을 져야하는 상황이 아닐까?

경쟁력이 갖추어지지 않은 상태에서 갑자기 떼돈을 벌고 싶으면, 공부에 대한 기초가 쌓여있지 않은 상태에서 당장 성적을 올리고 싶으면…. 사기를 치거나 컨닝을 하면 된다. 하지만 이렇게 번 돈은, 이렇게 올린 성적은 실제로 내가 가질 자격이 없는 것이어서 오래가지 못한다. 단기간에 살을 빼는 것도 마찬가지이다.

　나쁜 생활습관에 의해 비만해졌다면, 생활습관 하나하나가 고쳐져야지만 비만에서 벗어날 수 있는 좋은 체질이 되는 것이다. 머리가 나쁘다고 생각하고 더 열심히 노력하라는 말이 있다. 체형을 바꿀 때도 마찬가지다. 체질이 다른 사람들 보다 나쁘다고 생각하고 더 열심히, 그리고 꾸준히 관리한다면, 그래서 체형 변화에 성공한다면, 그 체형은 더욱 오랫동안 유지될 것이다.

물과 체중

　유산소운동은 우리 몸에 저장되어있는 영양소로부터 운동에 필요한 에너지를 만들어 낼 때 '산소'를 이용한다는 것이 무산소운동과 구별되는 점이다.

　체중감량을 위해 운동하는 사람들이 밥을 먹지 않고 운동하는 경우를 흔히 볼 수 있는데 굶는 데는 장사 없다고 체중은 당연히 내려갈 것이다. 하지만 이것은 근육량 감소로 인한 기초대사량 감소로 이어지게 되고 요요현상에 노출될 확률은 급격하게 높아진다.

　거기다 심지어는 물 마시는 것도 무슨 나라를 팔아먹은 중죄인처럼 생각하면서 두세 시간 운동하는 동안 물을 거의 마시지도 않는 사람도 있다. 그러면서 운동 후 2kg 줄었다고 좋아한다. 불과 내일 아침만 되어도 좌절할거면서…. '물만 마셔도 살이 쪄요.' 라고 하면서 자신의 저주받은 체질에 대하여 위로해주길 바라는 사람들이 바로 이런 경우다.

　물만 마셔도 살이 찐다면 21세기 식량문제는 단번에 해결 될 수 있다. 화학상, 생리/의학상, 평화상의 세 가지 노벨상 분야 동시석권도 가능하다(이런 사람 있으면 나한테 연락주세요. 스웨덴으로 같이 갑시다). 물만 마셔도 '체중'이 올라가요 라고 바꿔 말하는 것이 맞다.

　일반적으로는 물을 마시면 일정량은 이전의 손실분을 채우고 나머지는 체외로 배출되는데, 평소 물을 적게 마시면 수분평형상태보다 적은양의 수분을 저장하다보니 물을 마시면 대부분이 저장되고 밖으로 배출되는 양은 적은 것이다. 그래서 어차피 마셔야할 물 평소 넉넉하게 마시는 것이 좋다.

체중감량 계획하기

비만과 관련된 여러 학계에서는 대체적으로는 1개월 동안의 적정감량 수준을 체중의 3~5% 정도로 보고 있다. 체중이 70kg이라면 1개월 동안 2.1kg~3.5kg이라는 것인데 경험상 이 정도도 조금 빨라 보인다. 3% 정도만 잡더라도 6개월이면 12.6kg의 체중이 감소될 수 있으므로 너무 조바심을 내지 않는 것이 중요하다.

또한 식단 조절에 있어서는 그 식단이 건강에 유익하면서 지속가능해야 한다. 감자, 고구마, 닭가슴살, 바나나, 자몽 등을 이용한 원 푸드 다이어트는 심각한 영양불균형 상태를 초래할 수 있어 건강에 유익하지 못하므로 죽을 때까지 지속할 수 없다. 물론 이러한 식품들을 나름대로 잘 조합하여 영양결핍이 나타나지 않도록 식단을 구성할 수도 있으나 이후 다시 정상적인 식단으로 돌아갔을 때 체중이 증가될 것이다.

평생 그것들만 먹고 살 자신이 없으면 식이요법은 보조적인 수단으로 사용하고 정상적인 식단과 크게 차이가 나지 않도록 해야 한다. 비교적 부작용이 적은 식단은 정상적인 메뉴로 하루 세끼로 나누어 구성하되 그 양을 조금 줄이는 것이다.

지나친 칼로리 제한은 다음의 세 가지를 필수적으로 동반하게 된다. 첫째, 힘들고, 둘째, 건강을 망친다. 특히 신장질환의 위험도가 높아지고 이외의 영양결핍증도 발생된다. 그리고 마지막 셋째, 요요현상이 나타난다. 결국 열량제한을 통한 실익은 없다. 사실 운동도 요요가 있다. 단지 그 가능성이 낮고, 건강증진이라는 최소한의 이득이라도 보장된다. 주위의 누군가가 의학적인 방법이나 식이요법을 통하여 체중조절에 성공했다면, 곧바로 따라하지 말고 적어도 1년 정도는 지켜보고 결정하라고 말하고 싶다.

하지만 적절한 식이요법은 일반적인 비만관리를 위해 반드시 필요하다고 본다. 왜냐하면 비만환자의 대부분이 신체활동량 부족으로 인하여 체중에 비하여 근육량이 적어 많은 양의 운동을 소화하기 어렵기 때문이다. 따라서 운동 초기에는 비만의 정도가 심할수록 식이요법의 의존도를 조금 더 높이고 시간이 지날수록 운동량을 증가시키면서 식사량 역시 조금씩 증가시키는 계획을 세우는 것이 좋다.

비만도가 정상인의 150% 정도에 해당되는 사람들도 10kg만 감소되면 '변신'할 수 있다. 정말 적게 잡아서 한 달에 1kg 감량을 목표로 하더라도 10개월이면 10kg이다. 변신을 위해서는 이 정도 기간을 결코 긴 시간이라 생각해서는 안 된다.

효율적인 속도 찾기

앞서 말한바와 같이 우리 몸의 에너지는 세 가지 경로를 통해 발생되는데 탄수화물은 유·무산소 대사경로를 통해, 지방은 유산소 대사경로를 통해서만 에너지를 만들어 낼 수 있다. 때문에 걷기, 달리기, 계단 오르기, 자전거 타기 등과 같은 유산소운동을 할 때 지방만 에너지원으로 동원된다가 아니라, 지방'도' 에너지원으로 동원될 수 있다라고 해석하는 것이 옳다.

같은 유상소성 조건하에서 비교한다면 이 비율은 운동의 강도와 지속시간에 따라 달라지는데, 51~52page(그림 2-6, 2-7)에 잘 나타나있다.

그렇다면 지속시간이야 무리하지 않는 범위 내에서 몇 분이나 몇 십분 더 지속 할수록 지방이 더 많은 비율 사용된다는 것은 알겠지만 문제는 운동강도가 될 것이다.

에너지 소비량을 계산하기 위해 가스 분석기를 사용한 것을 떠올려보자. 가스 분석기를 통해 산소소비량과 이산화탄소 생성량을 측정할 수 있는데, 이 비율을 호흡교환비라고 한다. 이 호흡교환비에 따른 에너지원 소비량은 72page 표 3-5에 나타나 있다. 이 비율이 0.707일 때를 보면 탄수화물이 0g, 지방이 0.502g의 비율로 사용되고 1.00일 때는 탄수화물이 1.232g, 지방이 0g 사용된다.

우리는 지금 지방이 가장 '높은 비율'이 아닌 가장 '많은 양'이 없어지는 범위를 찾고 있다. 따라서 운동강도와 관련지어 고민해보자. 62~64page의 걷기와 달리기에 대한 에너지 소비량을 구하는 공식을 보면, 속도에 대한 1차 방정식이라는 것을 알 수 있다. 즉 속도와 소비되는 에너지 사이의 관계는 기울기가 일정한 선형적인 증가를 보인다. 그림 10-6에서 호흡교환비에 따른 지방 사용량도 거의 직선 비례하여 감소하고 있다.

따라서 '두 1차방정식의 교차점은 최대산소섭취량의 50% 지점, 호흡교환비의 중간지점(0.85)이 될 것이다.' 라고 생각하면 오산이다. 왜냐하면 그림에서처럼 아무런 동작을 하지않는 안정시에서도 기본적인 에너지 소비가 이루어지기 때문이다. 따라서 지방이 가장 많이 소비되는 RQ의 범위는 RQ의 중간 값인 0.85보다 작은 0.80~0.85의 범위로 알려져 있다.

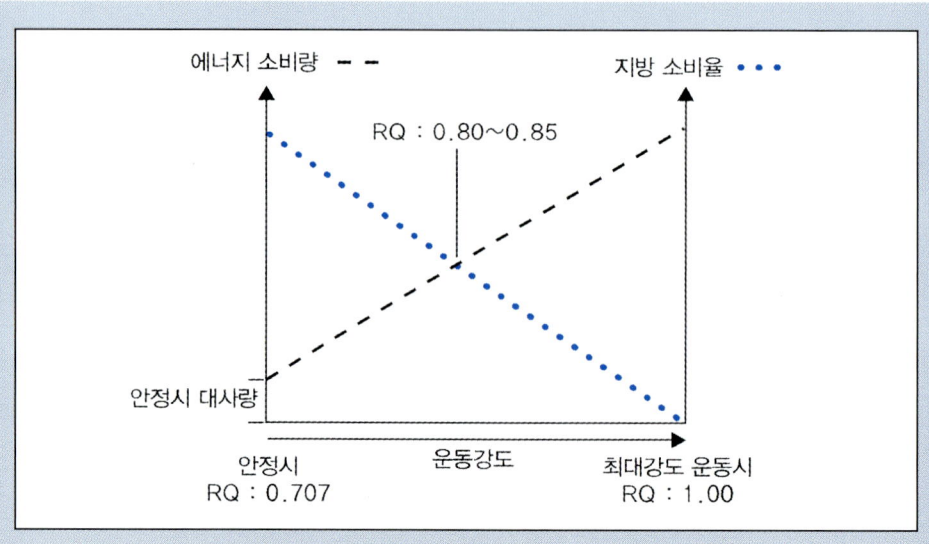

그림 10-6. 가장 많은 양의 지방을 사용하는 RQ의 범위

그래도 아직 문제가 남아있다. 과연 RQ가 0.80~0.85 해당하는 운동강도는 어떻게 알수 있을까? 현재로서는 가장 정확한 방법은 역시 가스 분석기를 이용한 방법이다.

이 방법은 주로 심폐지구력이 경기력에 중요한 요인으로 작용하는 스포츠 종목 선수들을 대상으로 사용되는데, 일반인들의 경우 체력이 정점에 달해있다고 보기 어려우므로 어차피 이를 기준으로 하면 체력수준이 변할 때마다 재측정 후 보정을 해야 하는 번거로움이 있다. 비용 또한 비싸다.

하지만 우리 같은 일반인들을 위해 많은 시간과 비용을 들인 연구로부터 지방이 가장 많이 사용되는 운동강도 범위가 VO$_2$max의 55~75% 정도인 것을 확인하게 되었다. 이 정도 범위면 체력수준이 좋은 사람은 뛸 수 있는 강도라 할 수 있다. 체력수준이 좋고 질환이 없는 건강한 사람이라면 걷는 것 보다 천천히 달리는 것이 지방을 소비하는데 더욱 효과적일 것이며, 이는 체력수준이 낮은 사람들보다 지방 감소에 있어 훨씬 유리할 수 있음을 의미하기도 한다. 따라서 운동 프로그램 구성에서 운동강도를 설정할 때에는 여유심박수법을 이용하여 설정강도가 이 범위에 있는지를 확인해보는 것이 필요하다.

체중감량 실전

체중조절은 '에너지균형'을 먼저 진단해보아야 한다. 먹는 만큼 살이 찌고 많이 움직이면 빠지는 것이다. 이러한 균형은 체질에 따라 어느 정도 차이가 있겠지만, 다른 사람들보다 아주 적게 먹고 많이 운동하는데도 불구하고 체중이 계속 늘어난다면 의사의 진단을 받아보는 것도 필요하다.

비만의 가장 큰 문제는 완전한 치료가 어렵다는데 있다. 즉 감소된 체중이 잘 유지되지 않는다는 것인데, 그 이유는 첫째, 단기간의 체중감량, 둘째, 지속가능하지 않은 식단에 의존한 체중감량 등이 있다.

체중이 단기간에 증가되거나 체중이 증가한지 오래되지 않은 상황이라면 감량 역시 비교적 쉬운데, 이는 우리 몸이 이러한 체중 증가를 비정상적인 상태라 인식하여 다시 예전의 상태로 회복하려는 경향 때문이다. 반대로 비만인 상태는 오랫동안 유지되었는데 단기간에 체중이 감소된다면 감소된 체중을 비정상적인 상태로 인지할 수 있어 다시 이전의 비만한 상태로 돌아가기 쉽다.

또한 단기간의 체중감소는 지방의 감소가 아닌 근육량 감소와 탈수에 의해 체중이 감소되었을 가능성이 매우 높다. 지방의 높은 에너지 효율을 생각한다면 단 1kg의 지방을 제거하기 위해 얼마나 많은 운동을 해야 하는지 69page를 보면서 생각해보라. 체중이 70kg인 사람의 경우 9.0km/h의 속도로 달리더라도 13시간 가까이 운동해야 한다고 단순히 계산될 수도 있겠지만 이 운동으로 지방만 분해된다는 가정 하에 13시간이지 실제로는 비만한 사람이 이 정도 속도로 운동한다면 탄수화물이 더욱 많이 소비될 것이고 이 속도에서의 운동을 오랫동안 지속할 수 있을지도 의문이다. 비만은 장기적으로 계획하지 않으면 거의 치료되지 않는다고 생각해야 한다.

이런 명언이 있다. "내 몸이 알지 못할 정도로 천천히 줄여라" 항상 이 말을 생각하자. 체중이 빠르게 감소하지 않더라도, 운동을 통해서 건강은 지속적으로 향상되고 있다. 체중만이 유일한 운동의 목표가 아니다. 건강도 중요하지 않은가? 기다리자. 그래도 기다리는 것이 싫다면 무더운 여름철에 필자의 집에 오길 바란다. 물 한모금 마시지 않고 농사일을 한다면 하루 2~3kg 정도는 기본적으로 빠진다. 체중을 줄인다면 적어도 이 정도는 돼야하지 않을까? 돈은 받지 않겠다. 그냥 필자의 대인배 같은 마음씀이라 생각해주면 좋겠다.

체중감량 사례

이제부터 실제 사례로 들어가 운동을 통한 비만관리를 계획해보자. 151page의 사례와 같이, 키 170cm, 체중 90kg, 체지방 비율 25%의 남성에 대한 운동 프로그램을 구성해 보자.

이 남성의 경우 10.6kg의 체중감량이 필요하다는 것은 이미 계산이 되었다. 지방을 효율적으로 소비하기 위하여 아무리 운동을 잘 계획하더라도 탄수화물의 소비를 차단할 수는 없다. 따라서 적절한 운동강도를 찾아서 적용한다하더라도 체중 1kg당 7,700kcal 정도로 생각하면 되는데, 10.6kg의 체중을 줄이기 위해서는 81,620kcal의 에너지를 소비해야 한다.

> 1kg의 체중으로 7,700kcal의 에너지가 소비된다면, 근육량 감소나 수분손실이 없다고 가정하고 각 영양소의 소비량을 계산해보자.
> g당 4kcal를 내는 탄수화물과 g당 9kcal를 내는 지방을 각각 x와 y로 놓고 연립방정식을 만들면
> ① $4x + 9y = 7,700$
> ② $x + y = 1kg$
> ①과 ②를 연립하여 풀면 $x = 260g$, $y = 740g$, 즉 탄수화물이 260g, 지방이 740g 정도 소비됨을 알 수 있다.

1개월에 체중의 3%, 즉 2.7kg씩 줄인다고 가정한다면 20,790kcal. 이것을 30일로 나누면 하루 693kcal의 에너지를 소비하면 된다.

체중 90kcal인 사람의 경우 6.0km/h의 속도로 1시간 55분 정도 걷거나, 8.0km/h의 속도로 50분 정도 달리면 된다. 하지만 일반적으로 비만한 사람들의 체력수준이 체중에 비하여 낮다는 점을 고려할 때 50분간의 달리기는 불가능하거나 가능하다 하더라도 지방의 소비 비율이 높지 않으므로 걷기가 더욱 적합한 운동이라 할 수 있다.

하지만 바쁜 일상에서 걷기 운동에만 하루 두 시간씩 할애하는 것은 어려울 수 있으며, 무릎이나 발목, 고관절의 부상이나 피로누적의 원인이 될 수 있다.

≫ 식단으로 30%만 부담해보자

하루 693kcal의 에너지를 소비하기 위해서는 오랜 시간동안 걸어야 한다는 것을 확인해보았다. 하지만 30% 정도만 식단에 의존해 보는 것은 어떨까? 하루 약 210kcal 정도만 줄여보는 것이다. 하루 세 끼로 나누면 한 끼에 70kcal 정도씩 줄이는 것이므로 그리 어려워 보이지 않는다. 이를 통해 걷기에 소요되는 시간이 35분가량 줄어들게 되는데, 비만한 사람에게는 1시간 20분의 걷기도 만만치 않다.

실제로 걷기와 같이 많은 에너지를 요구하지 않으면서 부담이 적은 운동의 최대 적은 '지루함'이다. 그렇다고 속도가 무작정 빨라지면 그 속도를 따라가는데 급급해져 자세가 틀어질 수 있고, 이로 인하여 관절이나 결합조직에 손상이 발생되기도 한다.

≫ 경사도를 활용하자

이런 경우에는 경사도를 약간만 높여보자. 체력수준이 걷기와 달리기 사이, 다시 말해 걷기로는 성에 차지 않고, 달리기는 부담스러운 사람들에게 있어 경사도 조절은 아주 유용한 방법이다.

만일 지금의 걷기 속도에 여유가 있는 사람이라면 2%의 경사도 정도는 문제없이 수행할 수 있는데, 속도가 6.0km/h인 경우 이 경사도로 17.1ml/kg/min의 에너지(계산식 1)를 소비하게 된다. 이 사람의 체중을 적용하여 칼로리로 표현하면 7.695kcal/min(계산식 2), 즉 1분에 약 7.7kcal를 소비한다는 것이다. 이는 경사를 조절하지 않았을 때와 비교하여 약 1.3배의 효과가 있는데, 걷기시간으로 계산해보면 20분 정도가 절약된다.

계산식1

$$\frac{0.1ml/kg/min}{m/min} \times 6.0km/h \times 1000m/1km \times 1h/60min + \frac{1.8ml/kg/min}{m/min} \times 6.0km/h$$
$$\times 0.02 \times 1000m/1km \times 1h/60min + 3.5ml/kg/min = 10ml/kg/min + 3.6ml/kg/min + 3.5ml/kg/min = 17.1ml/kg/min$$

계산식2

$$17.1ml/kg/min \times 90kg \times 1LO_2/1000ml \times 5kcal/1LO_2 = 7.695kcal/min$$

실제로 경사도 조절은 현장에서 매우 유용한 수단으로 사용된다. 체중은 많지만 젊고 건강한 사람의 경우 달리기는 부담스럽더라도 빠른 속도의 걷기에는 잘 적응하는 경우가 많다. 이런 상황에서 경사를 약간만 조절하더라도 에너지 소비량의 큰 차이를 보이는데 걷기 또는 달리기의 속도가 빠를수록 이 차이는 커진다.

달리기를 할 정도의 체력은 안되고, 걷는 것은 너무 쉽게 느껴진다면 걷기에 대한 운동의 효율을 높이기 위해 경사도를 높여보자.

준비운동과 정리운동

쉬어가기

조폭 영화를 보면 시비가 붙었을 때 "아~C~뭐야~"하면서 목을 한번 돌려주고 어깨도 풀어준 후 싸움을 시작하는 장면을 볼 수 있다. 시간적 여유가 좀 더 된다면 앞 뻗어 올리기나 팔 돌리기 등을 하기도 하는데, 위협을 주기위한 목적도 있겠지만 이 모든 것이 갑작스런 싸움으로 인한 부상을 최소화 하기위한 동작이거나 싸움을 보다 더 잘하기 위해서일 것이다.

형사와 범인이 마주치면 처음엔 둘이 쫓고 쫓기는 상황을 연출하다 막다른 길에서 싸움을 하는 것도 준비운동을 위해 서로를 배려한 것이 아닌가 생각된다.

신은경(조폭마누라)처럼 몸 풀기를 하지 않고 싸움을 시작하는 경우도 있는데 이는 실력차이가 너무 많이 날 경우나 가능한 것이지 일반 조폭들은 부상예방을 위해 반드시 준비운동 후 싸움을 하기 바란다.

그렇다면 준비운동은 왜 하는 것일까? 준비운동뿐만 아니라 이와 유사한 동작들로 정리운동도 한다. 바쁜 하루를 쪼개어 운동하는 시간도 빠듯한데, 별로 운동 같아 보이지도 않는 것에 왜 시간을 투자해야 하는 것일까?

여기서는 준비운동과 정리운동의 효과와 효율적인 운동방법에 대하여 알아보자.

준비운동

운전을 하기 전에 시동을 걸어놓고 잠시 기다렸다 출발하는 것은 엔진의 수명을 길게 하는 방법이라는 것을 알고 있을 것이다. 또한 엔진의 온도가 낮은 상태에서 바로 출발하게 되면 연료의 기화율이 낮고 윤활유의 점성이 높아 피스톤 운동도 부자연스러워 원하는 힘이 바로 나오지도 못한다.

사람도 마찬가지이다. 인체가 안정 상태에서 갑자기 운동을 시작하게 되면, 심장은 운동강도에 부합되는 영양소나 산소를 운반하기위해 많은 부담을 받게 된다. 다행스럽게도 우리의 근육 속에는 갑작스런 운동에 사용할 수 있도록 어느 정도의 영양소와 산소를 가지고 있지만 이는 그리 오래가지 못한다. 그래서 부족한 부분을 빨리 채워주기 위하여 심박수는 빠르게 높아지는데 그 자체가 큰 부담이 된다. 더욱 심한 경우에는 근육으로 많은 혈액을 분배하느라 정작 심장 자신에게 공급되어야하는 혈액이 부족해져 심장마비가 오는 경우도 있다.

따라서 본운동을 시작하기 전에 안정시 심박수와 운동시 요구되는 심박수의 차이를 좁혀주면 이 부담은 조금 덜어질 수 있고, 심장 자체에도 미리 영양분을 공급해놓는다면 이후의 높은 심박수에도 더욱 잘 대응할 것이다.

또한 운동이라는 것은 근육의 동작을 필요로 하고 이로 인하여 관절의 동작도 필연적으로 요구된다. 관절은 자동차의 피스톤과 같이 윤활유 역할을 하는 활액을 둘러싸고 있는 관절낭이라고 하는 주머니를 가지고 있는데, 안정시에는 이것이 바람 빠진 풍선처럼 작아져 있다. 이 상태에서 갑작스런 운동을 하게되면 관절을 둘러싸고 있는 연골의 마찰이 증가하여 연골이 손상되거나 관절낭이 터지기도 한다.

헬스클럽에서 자주 발생되는 관절질환은 대부분 이러한 기전으로 발생되는데, 이것은 준비운동만으로도 예방이 가능하다.

준비운동의 효과는 크게 세 가지이다.

첫째, 그 자체가 유연성을 향상시킬 수 있는 운동이 된다. 유연성은 5대 건강 체력요소 중 하나로서 관절의 가동범위를 늘여 동작의 효율성을 높일 수 있다.

둘째, 본운동의 수행력을 높인다. 운동을 시작하면 심장은 요구되는 운동강도보다 반응이 느린데, 이 격차를 줄여주어 요구되는 강도에 더욱 빨리 보조를 맞출 수 있다.

셋째, 본운동에 의한 부상을 최소화 한다. 준비운동을 통해 체온이 상승하면 근육이나 결합조직의 유연성이 좋아지고 부상에 대한 위험이 낮아진다.

준비운동에 요구되는 시간은 얼마일까? 일반적으로 10~20분 정도로 보고 있는데, 개인의 건강상태나 나이, 계절 등에 따라 다르게 적용한다. 준비운동이나 정리운동의 필요성은 모든 사람들에게 있어 중요하다고 할 수 있지만, 특히 심혈관계 질환자나 관절 기능에 문제가 있는 사람이라면 더 많은 시간을 준비운동에 투자해야 한다. 그리고, 일반적으로 나이가 많을수록, 추운 계절이나 낮은 온도의 환경에서 운동 할수록 더 많은 준비운동이 요구된다.

준비운동은 각 관절에 대한 스트레칭을 먼저 한 후 체온이 약간 올라갈 정도로 가벼운 동작을 반복한다. 관절기능이 좋지 않을 때에는 스트레칭 자체가 부담이 될 수 있어 이에 앞서 웜업을 추가로 실시할 수도 있다.

어떤 경우에는 본운동 동작을 약한 강도로 시행하는 것도 웜업의 좋은 수단이 될 수 있다. 예를 들어 걷기를 할 경우, 스트레칭 후에 느린 속도로 걷기 시작하여 점점 속도를 높인다면, 느린 속도로 걷는 것 자체가 좋은 웜업이 될 수 있다는 것이다.

근력운동의 경우에도 이와 같은 원리를 적용하기도 하는데, 벤치프레스를 시작할 때 1~2세트 정도 가벼운 무게로 운동 한 후 자신에게 맞는 무게로 올리는 것을 예로 들 수 있다. 웜업의 수단은 본운동과 유사한 동작을 이용하기도 하지만, 스트레칭의 경우 본운동에 비하여 더 큰 가동범위를 적용시키는 것이 일반적이다.

이것을 기억하자. 스트레칭은 본운동보다 더 큰 가동범위로, 하지만 웜업은 본운동보다 더 낮은 강도로….

정리운동

　준비운동만큼 중요한 것이 정리운동이지만 대부분의 사람들은 이것을 소홀히 하는 경향이 있다. 물론 우리가 모르는 사이에 정리운동을 하는 경우도 많은데, 러닝머신에서 달리거나 빠른 속도로 걸은 후 속도를 점점 낮추면서 정지시키는 것이 그 예이다.

　하지만 이런 정도로는 부족하다. 지금 정부가 아파트 값을 연착륙시키기 위해 얼마나 많은 시간을 끌고 있는지를 잘 생각해보자(내릴 생각이 없는 것 같다고?). 달리기를 하다가 갑자기 멈춘다면, 몸은 전혀 움직이고 있지 않지만 높은 심박수는 앞으로 수 분간 계속될 것이다. 하지만 동작을 갑자기 멈추게 되면 근육으로 보내진 혈액이 심장으로 되돌아오는 속도가 느려지게 되어 심장에는 혈액이 부족해지고 이외의 조직 주변 혈관에서는 과부하가 걸리게 된다. 이는 가슴 내부가 가렵거나 머리가 지끈거리는 증상으로 나타나기도 한다. 평소 운동이라고는 하지 않다가 명절 모임에서 축구 같은 고강도 운동을 어쩔 수 없이 하게 될 경우가 있는데, 열심히 뛰다가 힘들다고 주저앉아버리면 이런 증상을 느낄 수 있다. 이를 피하기 위해서는 최소한 천천히 걷기라도 하면서 서서히 심박수를 낮추어주는 것이 필요하다.

　근력운동에 있어서는 각 세트 사이마다 휴식시간을 활용하여 정리운동을 하는 것이 바람직하다. 한 세트를 끝낸 후 가만히 앉아있거나 서있지 말고 트레이닝실을 한 바퀴 어슬렁거리는 것도 좋은 방법이다. 이렇게 하면 자연스럽게 정맥회기가 유도되어 심장의 부담이 줄어든다.

　정리운동은 심장뿐만 아니라 근육의 부담을 줄이기 위해서도 필요하다. 운동을 하게 되면 근육은 혈액으로부터 많은 영양소와 산소를 받기 위해 부피도 커지고 수축과 이완이 반복되면서 근섬유가 안정시에 비하여 정렬이 잘 되지 않게 된다. 근섬유를 다시 규칙적으로 잘 배열해야 이후 회복도 잘되고 근육의 모양도 좋아질 수 있으므로 이를 위한 정리운동이 필요하다.

　마지막으로 운동에 의한 피로물질이나 노폐물 제거를 위해서도 정리운동이 필요하다. 사실 이 때문에 준비운동보다 조금 더 많은 시간의 정리운동이 필요하다고 보는 연구자들이 많다. 강도나 지속시간에 따라 차이가 많이 나겠지만, 운동을 하면 근육이나 혈액 속에 이산화탄소, 젖산, 암모니아 등 에너지 대사 부산물들의 농도가 높아진 상태가 될 것이다.

따라서 이들을 안정 상태까지는 아니더라도 어느 정도까지는 빨리 회복시켜주는 것이 중요한데, 정리운동은 에너지 대사 부산물을 이용하여 다시 에너지로 재활용하거나 혈액의 흐름을 유지하여 부산물들이 빨리 대사될 수 있도록 도와준다.

준비운동과 정리운동 예시

준비운동과 정리운동의 방법은 아래 표로 정리해 보았다.

표 10-16. 일반적인 정리운동 요령

준 비 운 동
유산소운동 간단한 전신 스트레칭(5분) 각 유산소운동을 낮은 강도로 시작(본운동까지 10~15분)
근력운동 간단한 전신 스트레칭(5분) 걷기나 자전거타기(10분~15분) - 가벼운 무게의 웨이트트레이닝 동작(1~2회)
정 리 운 동
유산소운동 각 유산소운동의 강도를 서서히 낮춤(10~15분) 간단한 전신 스트레칭(5분)
근력운동 간단한 전신 스트레칭이나 스트레칭을 포함한 유산소운동(10분~15분)

실제로 근력운동위주로 하는 사람들의 경우 준비운동으로 유산소운동을 하는 경우는 있지만 정리운동을 목적으로 걷기나 자전거타기를 하는 경우는 드물다.

근력운동 위주로 하는 사람들의 공통점은 운동으로 부풀어 오른 근육이 운동 후에도 좀 더 오래가기를 바라기 때문에 심장으로 혈액이 되돌아가는 것을 싫어한다. 운동으로 받은 자극을 조금이라도 더 오랫동안 유지하기 위해서 찬물로만 샤워하는 사람도 많다. 심장이나 근육, 관절에 주어지는 부담까지도 운동이고 훈련이라 생각하는 것일까? 음…. 그렇다면 정말 고수일지도….

정리하자면, 모든 운동에 있어 준비운동과 정리운동은 반드시 필요하다. 운동의 효과를 높이고 운동에 따른 부담을 최소화하기 위해 아무리 시간이 부족하더라도 꼭 실시해야 한다.

스트레칭의 종류

정적 스트레칭

정적이라는 것은 스트레칭을 하는 동안 움직임이 없다는 것을 의미하는데, 관절의 가동 범위 내에서 서서히 근육의 길이를 늘려주는 방법이다. 예를 들어 다리를 벌리고 몸을 앞으로 숙여 멈춘다던지, 머리를 한쪽 방향으로 당겨서 멈추는 등의 '멈춘다'는 개념이 들어가야 한다. 한 동작에 대한 유지시간은 10~15초 범위로 한다. 이 방법은 근육을 이완시켜주고 긴장을 풀어주는 데 효과적인 방법이므로, 정리운동 단계에서 실시하면 유연성 증진과 피로해소에 도움이 된다. 다른 스트레칭 방법에 비하여 수동적이고 느리며, 근육통을 완화시키는데 효과가 있다.

동적 스트레칭

동적 스트레칭은 정적 스트레칭과 대별되는 의미로 해석할 수 있다. 관절의 가동범위 내에서 실시한다는 측면에서는 정적 스트레칭과 같지만, 스트레칭을 하는 동안 멈추지 않고 움직인다. 싸움을 하기 전 건달들이 주로 상대방을 위협하기 위해 목을 돌리거나 어깨를 풀어주는 동작을 상상하면 된다. 이 방법은 주로 본운동을 실시하기 전 준비운동으로 사용된다.

탄성 스트레칭

탄성 스트레칭은 동적스트레칭보다 조금 더 가동범위가 크다. 이 정도의 범위로 움직이기 위해서는 반동을 이용하는데, 예를 들어 다리를 벌리고 몸을 앞으로 숙일 때 더 많이 숙이기 위해서는 반동을 이용할 수 있다. 목이나 어깨 푸는 것으로 상대방이 쫄지 않는다면 다리를 획~하고 앞으로 뻗어 올려보자. 상대방을 위협하면서도 스트레칭을 하는 효과가 있을 것이다. 하지만 이 방법은 반동의 정도에 따라 근육의 과신전이나, 관절의 상해가 발생될 수 있으므로 주의해야 한다. 그냥 일반인들의 경우 준비운동으로는 정적 스트레칭을, 그리고 정리운동으로는 동적 스트레칭 정도만 해도 유연성 향상에 도움이 될 것이다.

스트레칭의 일반적 지침

스트레칭의 강도는 참을 수 있고 시원하게 늘어나는 느낌이 드는 정도가 가장 적당하다. 이러한 자극이 반복되면 점차 유연성이 향상될 수 있고, 향상 정도에 따라 강도도 점진적으로 높여 나간다. 또한, 모든 관절에 대한 스트레칭을 골고루 실시하는 것도 중요하다.

스트레칭을 위한 호흡법은 따로 정해져 있는 것은 아니지만 코로 깊숙이 들이마셨다가 입으로 천천히 내쉰다. 근육을 늘릴 때 호흡을 내쉬면 스트레칭이 좀 더 자연스러워진다.

스트레칭은 누군가를 기다린다던지, 운전 중에 신호가 걸린다던지, 길을 걷는다던지, 길을 걷다가 싸움을 해야 하는 상황이 생긴다던지 등 언제 어디서든 할 수 있다. 나이나 유연성에 관계없이 누구든지 배울 수 있으며, 특수한 운동 기술이나 높은 체력을 요구하지도 않는다. 가능하면 자주 스트레칭을 하자.

Chapter 11
성인병에 대한 이해와 극복을 위한 방법

성인병, 극복의지가 중요하다

성인병의 관리차원상의 문제점

고지혈증
- 꼭 필요하지만 필수영양소는 아닌 콜레스테롤
- LDL, HDL
- 고지혈증 해소를 위한 운동처방
- 고지혈증에 대한 운동의 의미
- 식이요법

고혈압
- 고혈압의 진단기준과 분류
- 혈압측정
- 고혈압 발병률 및 합병증
- 혈압의 유전적 요인
- 고혈압 해소를 위한 운동처방
- 운동 이외의 조절요소

당뇨
- 당뇨의 진단과 분류
- 당뇨를 대처하는 자세의 문제점
- 필자를 보건복지부 장관으로~!!
- 당뇨합병증
- 당뇨와 운동
- 적절한 운동 시간
- 운동시 주의사항
- 당뇨병의 식사요법
- 규칙적인 식사
- 저지방식과 절주
- 알맞은 양
- 저염식
- 낮은 GI 식품 섭취
- GI가 높은식품은 비만과 당뇨의 주범

골다공증
- 골다공증의 분류와 발생빈도
- 골다공증 위험요인
- 골다공증 예방을 위한 식습관
- 골다공증과 운동

뇌졸중
- 뇌졸중의 역학
- 뇌졸중의 종류
- 뇌졸중의 위험인자
- 개선할 수 없는 위험인자
- 개선할 수 있는 위험인자

쉬어가기

어느 날 아침, '이상한' 걸 먹었다. 일명 일본에서 건너온 '중풍예방약' 이라는 것인데 어머니께서 아침부터 침대까지 가지고 와서 마시라고 했다. 사실 나는 민간요법을 거의 신뢰하지 않는데 어머니께서 하도 권하시는 바람에 마시긴 했다. 나뿐만 아니라 옆집 할머니 까지 마셨고, 형과 누나도 와서 마셨다고 한다. 일주일에 반을 서울에서 지내다 보니 내가 꼴찌로 먹는 거라고 했다.

현재의 제약기술은 비약적으로 발전했다. 개인적으로는 의학보다 약리학을 하는 사람이 더욱 뛰어나다고 생각하는데, 약리학을 하려면 이학관련 학문 전반에 걸쳐 통달해야하기 때문이다. 실제로 천재를 본적은 없지만 내가 만난 사람들 중에 천재에 가장 가까운 사람들이 바로 이 분야의 사람들이라 생각한다.

인체에 적용되는 약물의 종류는 투여 경로에 따라 네 가지 정도로 분류된다. 먹는 것, 호흡을 통해 흡입하는 것, 주사로 주입하는 것, 바르거나 붙이는 것. 이 경로는 약품의 성분, 그리고 병원균의 종류에 따라 결정된다. 각 성분들은 특정 경로에 따라 병원균에 도달하게 되고 그 병원균에만 작용하도록 되어있는 경우가 많다.

하지만 민간요법 중 절반 이상은 이러한 경로를 완전 무시한다. 고양이가 높은 곳에서 떨어져도 안전하게 착지하는 것을 보고 '아~!! 관절에는 고양이!!', 허리가 긴 지네가 꿈틀거리면 '허리에는 역시 지네!!'라고 생각하기도 했다. 그리고 이것들은 아직까지 민간요법에 쓰이기도 한다.

관절이 튼튼한 동물을 먹으면 관절이 정말 좋아질까? 먹는 것이 좋을 때는 통증 부위에 직접 흡수시키지 않고 먹는 것만으로도 약의 성분이 전달 될 때의 이야기이다. 예를 들어 머리가 아픈 경우 머리를 열어서 약을 바를 수가 없다. 이 때에 구강으로 투여하게 되면 소화가 된 후 흡수되어서 혈관을 타고 전달될 수 있다. 하지만 이것이 단점으로 작용되기도 한다. 아픈 부위까지 도달하려면 많은 경로를 거쳐야하는 것이 첫 번째 문제다.

모든 물질은 혈관벽과 각 조직의 세포막을 통과하기 위해 소화과정을 거쳐야만 흡수가 된다. 이 과정이 바로 고양이가 관절에 특효약이 될 수 없음을 말해준다.

예를 들어 고양이를 먹었다면 몸속에서 소화가 되기 시작하고 그 때부터는 고양이의 특성은 사라진다. 아마도 고양이는 3대 영양소와 무기질, 비타민, 그리고 수분만을 남기고 사라질 것이다. 이러한 성분들이 특효약이 될 수는 없는 것이다. 만약 이것이 특효약이라면 다른 생물체들도 얼마든지 가능하다. 비율에 차이가 있을 뿐이다.

그래도 꼭 고양이를 먹고 싶다면, 그런데 요즘 찾아보기가 힘들다면, 쥐를 먹는 것도 효과적인 면에서는 차이가 별로 없을 듯하다.

어머니께 '중풍예방약'의 성분이 무엇인지 물어봤더니 놀랍게도 매실, 계란 흰자, 정종(술), 그밖에 어떤 식물 한가지였다. 한번 먹을 때의 양은 놀랍게도 종이컵 반 컵, 더욱 놀라운 것은 평생 한번만 먹으면 중풍이 예방 된다는 것이다. 한국인 사망원인 1위를 기록하는 질병이 반 컵의 '무언가'에 의해 예방된다니 자녀를 가지신 분은 절대 의사는 시키지 않는 것이 좋겠다!! 밥벌이도 안 될지 모른다.

이쯤에서 놀라면 안 된다. 제조방법은 초 과학적이다. 끓일 때 왼쪽으로 10번, 오른쪽으로 서른 번 저어주어야 된다고 한다. 나는 아직도 젓는 방향에 따라 성분이 변할 수 있다는데 대하여 단 한 번도 고민한 적이 없다. 역시 일본을 따라잡기란 힘든 것인가?

"중풍예방약에 관심 있으신 분은 제게 연락주세요~. 젓는 법까지 알려드리겠습니다!! 그것도 아주 과학적으로…."

나는 TV를 거의 보지 않고 사는데, 신문도 밥 먹을 때에만 옆에 펼쳐놓고 보는게 전부다. 그런데 오늘 신문에 재미있는 광고가 있었다. 비만을 해소시키는 한약. 그것도 배달된다니…. 한방에서 내세우는 양방과 다른 차이점은 '체질에 따른 치료'이다. 그런데 주문 전화의 목소리만으로 체질을 알아내는 것일까? 아무튼 놀라운 세상이다.

민간요법은 질환의 정도가 아주 가볍거나 꼭 약효가 발휘되지 않아도 좋을 때에는 시도해볼만 하다. 하지만 결코 맹신해서는 안 된다. 결국 안 아픈 것이 최고다. 그러면서도 부모님께서 어떤 '특효약'을 주시면 나처럼 눈감고 마셔주는 것 까지는 괜찮다. 그것은 '중풍예방약'이 아니라 '내가 마시면 어머니 마음이 편해지는 약'이기 때문이다.

중풍예방약이 유행한지 조금 오래되긴 한 것 같다. 인터넷에 검색해보니 뜰 정도다. 거기에다 '일본에서 전해온'이라는 헛소문까지 더해져 있으니 여러분도 내일 아침 이 약을 받게 될지도 모른다. 몸에 나쁜 것은 아니니 그냥 마시는 것도 괜찮다. 하지만…. 맛은 정말 없다!!

성인병, 극복의지가 중요하다

오래전 수업시간에 교수님께서 하신 말씀이 생각난다. 그 교수님의 장모님께서 당뇨에 걸리셨는데 그 후부터 건강관리에 많은 노력을 하여, 당뇨는 완치되지 않았지만 지금은 너무 건강하다고 하셨다.

성인질환이란 이런 것이다. 그 자체가 생명에 지장을 초래하는 경우는 거의 드물다. 오히려 대부분이 별 다른 증상이 없을 정도다. 때문에 이에 대처하는 사람들의 유형은 크게 관리에 신경 쓰는 사람과 무관심한 사람의 두 부류로 나뉜다.

한 가지 성인질환을 극복하기 위한 방법들은 다른 질환을 예방하는데 있어서도 도움을 주기 때문에, 성인질환이 있다면 건강을 돌아볼 수 있는 계기로 생각하는 마음가짐으로 노력할 필요가 있다.

실제로 성인질환을 가지고 있으면서 그것을 극복하려는 의지가 강한 사람들은 식단에서부터 스트레스 관리, 운동, 규칙적인 생활패턴 등 일상적인 건강관리에 많은 투자를 한다. 대부분의 성인질환 특성은 질환 자체가 치명적이지 않고, 생활습관의 수정만으로도 예방 및 치료가 가능하다는데 있다. 따라서 이를 극복하기 위해 노력을 한다는 것은 현재 가지고 있는 성인질환을 극복할 수 있고, 이외의 다양한 질환을 예방하는데 도움이 되기 때문에 현재 성인질환을 가지고 있지 않은 사람들보다 이후에는 더욱 건강해질 수 있다. 그렇다고 일부러 성인질환을 가지라는 것은 아니다.

성인병의 관리차원상의 문제점

　대부분의 성인병은 그 자체가 직접적인 사망원인으로 작용하지 않고 주변에서 '매우 흔히 볼 수 있는' 증상이라는 특성 때문에 '별 대수롭지 않게' 받아들이는 경우가 많아 관리차원에서는 큰 장애로 작용한다.

　고혈압, 비만, 당뇨, 지방간, 고지혈증 등의 성인병들은 단지 '혈압이 높은 상태', '체지방 비율이 높은 상태'일 뿐이다. 만일 성인병이 직접적인 사망원인이 된다면 오히려 많은 사람들이 더욱 건강할 수 있다는 생각도 해본다. 왜냐하면 대부분의 성인병은 경계심을 늦추지 않고 관리만 한다면 치료가 가능하거나 위험도를 낮출 수 있기 때문이다.

　성인병의 예방과 치료를 위해서는 각각의 발생기전을 먼저 이해해야 한다. 대부분의 경우 원인이 되는 위험인자들만 제거하면 예방과 치료가 가능하고, 이들 위험인자는 생활습관이나 식습관만 수정하더라도 제거가 가능하다.

　하지만 현재 여러 학계에서의 성인질환에 대한 전망은 그리 밝지만은 않다. 그 이유로는 첫째, 성인질환 증상 개선을 위한 의학기술은 점차 발전하고 있지만 물질적으로 풍요롭고 자동화, 무인화가 만연된 산업구조 속에서는 근본적인 해결을 위한 생활습관 변화가 쉽지 않기 때문이다.

　둘째, 대부분의 성인질환의 발병률은 나이가 들어감에 따라 급격히 증가되기 때문에 고령화가 진행되고 있는 현실이 성인질환 관리에 매우 큰 장애로 작용하고 있다. 하지만 아무런 대책도 없이 기다리고만 있을 수는 없다. 한식 위주로 적게 먹고 많이 움직였던 과거에는 성인질환이 거의 없었다는 점에서부터, 운동과 식이요법이 무엇보다 중요한 예방 치료법으로 이용될 수 있음을 알고 각 질환별 적절한 대처방법에 대하여 알아보자.

고지혈증

인체에서 지방은 주로 중성지방의 형태로 저장되며, 이외에도 콜레스테롤, 인지질, 유리지방산 등의 형태로 존재한다. 이들 지방질의 농도가 비정상적으로 과다한 경우를 고지혈증이라 하는데 고지혈증은 동맥경화의 주원인으로 작용한다.

콜레스테롤이 동맥 혈관의 내피에 침착되면 혈관 내경이 좁아지고 탄력이 감소하는데, 심한 경우 혈관 내피세포 증식으로 혈관이 막힐 수도 있다. 일반적으로 혈중 콜레스테롤 농도는 정상범위를 벗어나더라도 특별한 자각증상이 나타나지 않지만, 일단 혈관이 막히면 그 부위에 따라 뇌졸중(중풍)이나 협심증, 심근경색 등이 발생될 수 있으므로 정기적인 검진을 통하여 적절한 수준으로 유지하는 것이 중요하다.

간은 혈액 속을 돌아다니는 콜레스테롤을 받아들여 혈중 농도를 낮추거나, 콜레스테롤을 생산하여 혈중으로 내보내기도 한다. 유적적인 요인으로 간의 콜레스테롤 농도 조절 기전에 문제가 있어 고지혈증이 발생되는 경우도 있지만 식습관이나 운동습관이 많은 영향을 미친다. 육류, 우유, 치즈, 달걀, 버터와 같은 식품들은 다량의 포화지방과 콜레스테롤을 함유하고 있으므로 이러한 식품의 양을 조절하는 것도 고지혈증 예방 및 치료에 있어 중요하다.

꼭 필요하지만 필수영양소는 아닌 콜레스테롤

혈관기능을 저해하는 요인인 콜레스테롤도 정상적인 대사기능 유지를 위해 꼭 필요한 존재이다. 콜레스테롤은 테스토스테론, 에스트로겐, 활성 비타민 D 등을 합성하는데 필요한 전구체이며, 담즙을 합성하여 지방의 소화를 돕는다. 또한 세포막을 형성하여 지용성 물질이 세포 내외로 이동하는 것을 가능하게 하고, 고지혈증으로 나타날 수 있는 문제를 완화시켜주는 콜레스테롤도 있다. 이처럼 콜레스테롤은 인체에서 꼭 필요한 영양소이기는 하지만, 영양소의 대사과정에서 충분히 생성되므로 필수영양소로 다루지는 않는다.

LDL, HDL

콜레스테롤은 지방 유사성분으로 물에 녹지 않기 때문에 혈액 속에 녹아 운반될 수 없으므로, 지단백이라는 운반자 역할을 하는 물질을 필요로 한다. 지단백은 저밀도 지단백(LDL)과 고밀도 지단백(HDL)의 두 가지가 있는데, 저밀도 지단백은 간에서 생성된 콜레스테롤을 말초조직으로 전달하는 역할을 하며, 이와는 반대로 고밀도 지단백은 말초 조직에서 간으로 콜레스테롤을 전달하여 콜레스테롤 수치를 낮추는데 도움을 준다. 따라서 고지혈증 증상을 완화시키고 그 합병증 예방을 위해서는 고밀도 지단백의 농도를 높이는 것 역시 중요하다고 할 수 있다.

적절한 혈중 콜레스테롤 농도 기준은 총 콜레스테롤 기준 200mg/dl 이하, LDL 기준 100mg/dl 이하, HDL 기준 60mg/dl 이상으로 보고 있다. 하지만 이러한 기준은 단지 합병증 발병 가능성을 기준으로 편의상 설정한 구간일 뿐이어서, 기타 성인질환 유무, 흡연, 음주, 운동습관 등에 따라 기준을 다르게 적용해야 할 것이다.

표 11-1. 바람직한 콜레스테롤 수치

'나쁜 콜레스테롤' (LDL 콜레스테롤) (mg/dl)	
100 이하	바람직
100~129	비교적 낮음
130~159	다소 높음 (경계 영역)
160~189	높음
190 이상	매우 높음
'좋은 콜레스테롤' (HDL 콜레스테롤) (mg/dl)	
40 이하	낮음
60 이상	높음
총 콜레스테롤 (Total 콜레스테롤) (mg/dl)	
200 이하	바람직
200~239	다소 높음(경계 영역)
240 이상	높음

고지혈증 해소를 위한 운동처방

고지혈증 해소를 위해서는 근력운동과 유산소운동 모두 필요하다. 근력운동을 통한 근육량 증가는 일상생활 중에 지방의 이용량을 늘리고 유산소운동은 지방을 직접적으로 에너지원으로 이용한다. 근력운동은 정상인과 같은 방법으로 실시해도 무방하기 때문에, 여기서는 유산소운동에 대해서만 정리하였다.

표 11-2. 고지혈증 개선을 위한 운동지침

근력운동	
다른 질환이 없다면 정상인과 동일하게 실시	
유산소운동	
강 도	50~80% HRR
빈 도	3.5~7회/주
지속시간	30~60min
주당 최소 소비열량	1000~1200kcal
주당 적정 소비열량	2000~2500kcal
운동효과	총 콜레스테롤 감소, HDL 증가

고지혈증에 도움이 되는 운동강도는 여유 심박수를 기준으로 50~80% 범위이며, 비만하거나 심혈관 질환이 있는 사람, 체력수준이 낮은 사람일수록 낮은 강도에서부터 운동을 시작하다가 점차 강도를 높여준다. 적어도 이틀에 한번 이상을 실시하고 무리가 되지 않는다면 매일 실시하는 것도 좋다. 1회 최소 30분 이상 운동을 지속하여 1주일에 2000~2500kcal의 에너지 소비를 목표로 하는 것이 바람직하다.

고지혈증에 대한 운동의 의미

운동은 혈중에 떠돌아다니는 지질이나 혈당을 에너지원으로 사용함으로써 농도를 낮추는데 도움은 되지만, LDL 농도를 아주 큰 폭으로 감소시키지는 않는 것으로 알려져 있다. 하지만 HDL 농도 증가를 유도하여 혈중 콜레스테롤 비율을 바람직한 방향으로 조절하고 혈관에 침착된 LDL을 제거하는 등 혈관상태 개선에도 긍정적인 영향을 미친다.

식이요법

콜레스테롤은 동물조직에 다량 함유되어 있으므로, 콜레스테롤이 많은 음식의 판단기준은 동물성 식품인가 그렇지 않은가를 기준으로 하면 된다. 따라서 동물성 식품을 섭취할 때 그 양을 적절히 조절하는 것이 중요하며, 특히 달걀 노른자, 내장류, 새우, 갑각류 등은 콜레스테롤 함량이 높은 대표적 식품으로 꼽힌다.

여러 선행 연구에 의하면 하루에 섭취하는 열량 1,000kcal 당 콜레스테롤을 100mg 이하로 섭취하면 혈액 내 콜레스테롤의 수치를 10mg/dl 정도 감소시킬 수 있다고 보고되고 있다. 우리나라에서는 고지혈증의 예방을 위해서는 하루 300mg 이하, 치료를 위해서는 200mg 이하의 콜레스테롤 섭취하도록 권고하고 있다.

동물성 식품 중 콜레스테롤 함량이 비교적 적은 식품으로는 계란 흰자, 살코기, 생선류, 굴, 해삼 등이 있으며, 계란 노른자, 내장류, 장어, 새우, 가재, 전복, 게살 등은 다량의 콜레스테롤을 함유하고 있어, 식품의 종류에 따른 콜레스테롤 함량을 확인하는 습관을 가지는 것도 필요하다.

또한, 도정이 덜 된 곡류(현미 등), 채소, 해조류 등에는 식물성 섬유소가 다량 함유되어 있는데, 식물성 섬유소는 탄수화물의 형태이지만 사람의 경우 이를 소화 흡수할 수 없다. 따라서 이들 음식을 섭취하면 콜레스테롤과 중성지방의 흡수가 방해되고 배설을 촉진시켜 혈중 중성지방이나 콜레스테롤 농도 감소에 도움이 된다.

미국심장학회(AHA:American Heart Association)의 지침서

1. 총 칼로리 섭취를 낮추고 총 지방섭취량과 총콜레스테롤 섭취를 줄인다.
2. 콜레스테롤 섭취는 하루 300mg을 넘지 않도록 한다.
3. 탄수화물 섭취는 총 하루 칼로리의 55~60%를 차지하도록 한다.
4. 설탕을 많이 넣지 않는다.
5. 섬유소는 하루 25~30g 정도 섭취한다.
6. 필요하다면, 올리브, 카놀라 오일(채종유) 등 식물성기름을 사용한다.
7. 과일과 야채를 많이 섭취한다.
8. 소금 섭취를 하루 6g 이하로 제한한다.
9. 항산화제, 비타민 C, 베타카로틴, 비타민 E를 섭취한다.
10. 매일 같은 음식을 섭취하지 말고 다양한 음식을 섭취한다.

고혈압

고혈압의 진단기준과 분류

혈압이란 혈관벽에 가해지는 혈액의 힘(압력)을 말하며, 심장의 수축과 이완에 따라 수축기 혈압과 이완기 혈압으로 구분한다. 혈압에 영향을 주는 인자로는 순환하고 있는 혈액량, 세동맥의 내경과 탄력성, 카테콜라민 등의 교감신경계 물질 등으로 매우 다양하며, 이외에도 스트레스, 염분섭취, 체중, 흡연, 음주, 운동 등이 많은 영향을 미친다.

고혈압은 수축기 혈압 또는 이완기 혈압이 정상치보다 높은 상태가 지속되는 것을 의미하는데 정상혈압과 고혈압의 각 단계를 구분 짓는 기준은 다음과 같다.

표 11-3. 고혈압 진단기준

혈압분류	수축기혈압(mmHg)		이완기혈압(mmHg)
정 상	120 미만	그리고	80 미만
고혈압 전 단계	120~139	또는	80~89
제1기 고혈압	140~159	또는	90~99
제2기 고혈압	160 이상	또는	100 이상
저혈압	100 미만	또는	60 미만

고혈압은 크게 두 가지로 분류하는데 흔히 원인이 불분명하면 '본태성 고혈압'이라고 하며 어떤 원인 질환에 의해 혈압이 올라가는 경우를 '2차성 고혈압'이라고 한다. 본태성 고혈압은 발병 원인을 알 수 없는 고혈압을 말하는데 우리나라 고혈압의 90~95% 정도를 차지한다. 2차성 고혈압은 원인을 발견하여 제거하기만 하면 약을 먹을 필요 없이 고혈압을 치료할 수 있기 때문에 발견하는 것이 아주 중요하다.

혈압측정

가정용 혈압계가 많이 보급되면서 일반인들도 쉽게 혈압을 측정할 수 있는데, 정확한 혈압 측정을 위해서는 다음과 같은 사항을 반드시 지켜야 한다.

정확한 혈압 측정을 위한 주의사항

1. 일정한 자세로 일정한 시간에 일정한 부위에 실시
   예) 아침 7시에 앉아서 오른쪽 팔, 저녁 8시 누워서 오른쪽 손목
2. 커피를 마시거나 식사를 한 후 한 시간 이상 지난 후 실시
3. 운동한 직후에는 실시하지 않음
4. 혈압을 재기 전 5분 동안은 앉아서 안정을 취한 후 실시
5. 측정하는 팔의 높이는 심장의 높이와 일치
6. 혈압을 재는 팔에는 아무 것도 입지 않음
7. 옷을 걷어 올렸을 때에는 걷어 올린 옷이 팔을 조이지 않아야 함
8. 혈압이 높게 나와 다시 측정한다면 적어도 2분 후 재측정
9. 너무 차거나 덥지 않은 적당한 온도의 조용한 실내에서 실시
10. 측정한 혈압은 변화를 살펴보기 위해서 반드시 기록

고혈압 발병률 및 합병증

우리나라 성인의 15% 정도가 고혈압이라고 볼 수 있으며, 특히 65세 이상의 연령에서는 거의 절반 정도가 고혈압을 가지고 있다. 현재의 혈압이 정상이라 하더라도 신체 활동이 없는 생활을 한다면 적은 양의 운동을 조금씩 하는 사람에 비하여 고혈압으로 발전할 가능성이 매우 높아진다.

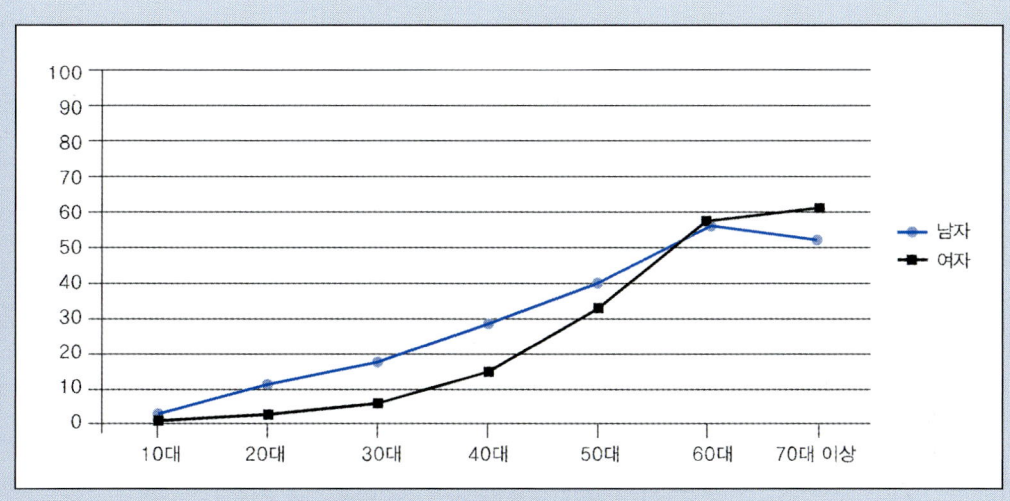

그림 11-1. 나이에 따른 고혈압 유병률

그림에서 확인할 수 있는 것과 같이 고혈압 환자 발병률은 노화에 비례하는 것으로 보이며, 이는 나이가 들어감에 따라 혈관도 함께 늙어가기 때문이다. 노인성 고혈압은 수축기 혈압이 높은 것이 특징인데 대략 65% 정도는 수축기 혈압만 높으며, 적은 자극으로도 혈압의 변동 폭이 크며 혈압을 조절하는 신경의 작용이 저하되어 기립성 저혈압을 동반하는 경우도 많다.

표 11-4. 고혈압 합병증

합병증의 종류	
동맥경화증	죽상동맥경화, 세동맥경화
심장합병증	심부전, 허혈성 심장질환, 협심증, 심근경색증
신장합병증	신경화증, 악성 고혈압
뇌혈관장애	뇌출혈, 뇌경색, 일과성 뇌 허혈발작, 지주막하출혈, 뇌혈관성 치매
기타 동맥질환	대동맥류, 해리성 대동맥류, 사지동맥 폐색증

대부분의 성인질환이 마찬가지이지만 혈압이 높은 것 자체는 큰 불편을 주지도 않고 별로 위험하지도 않다. 하지만 고혈압으로 인해 발생될 수 있는 동맥경화, 심장합병증, 신장합병증, 뇌혈관 장애 등의 합병증은 신체의 일부를 손상시킬 수 있는 기전을 제공하거나 합병증으로 인해 사망에 이르게 할 수도 있다.

혈압의 유전적 요인

혈압은 다른 성인질환에 비하여 유전적인 영향을 비교적 많이 받는 질환인 것으로 분석되고 있는데 양친 모두 고혈압인 경우 자녀가 고혈압일 확률은 80% 이상, 한 명만 고혈압인 경우 자녀가 고혈압일 확률은 40~50%인 것으로 나타난다. 하지만 부모를 바꾸는 것은 불가능한 일…. 고혈압 예방과 치료를 위해서는 다음과 같은 생활습관 변화를 통해 극복해 나가려는 노력이 중요하다.

고혈압 해소를 위한 운동처방

하루 30~50분의 유산소운동을 10주간 지속하면 7~13mmHg의 혈압을 감소시킬 수 있다고 한다. 이처럼 운동을 통해 혈압이 조절되면 다행이지만 운동을 해도 혈압이 조절되지 않는 경우도 많다. 하지만 고혈압 환자들에게 있어 운동은 다양한 합병증을 예방하는 수단으로서 중요한 의미를 가지기 때문에 혈압이 낮아지지 않는다하더라도 지속적으로 운동을 실시하여야 한다.

고혈압 환자에 있어 격렬한 근력운동은 혈압을 상승시킬 수 있어 피하는 것이 바람직하며, 주로 큰 근육을 사용하는 운동이나 낮은 강도의 유산소운동이 안전하다. 또한 고혈압 환자를 위한 운동 시간대가 따로 정해진 것은 아니지만 추운날 새벽이나 아침 일찍 하는 운동보다는 따뜻한 낮 시간대나 오후에 운동을 하는 것이 안전하고, 운동 전후 준비운동과 정리운동을 반드시 실시해야 한다.

혈압은 주변온도와 계절에 따라 달라질 수 있다.

혈압은 따뜻한 온도에 노출되거나 여름철이 되면 떨어졌다가 찬바람이 불기 시작하는 10월 이후는 여름에 비하여 수축기 혈압이 7mmHg, 이완기 혈압이 3mmHg 정도 높아진다. 또한 실내온도가 1℃씩 내려갈 때마다 수축기 혈압이 1.3mmHg, 이완기 혈압이 0.6mmHg 정도 상승한다. 이러한 주변온도나 계절에 따른 혈압변화는 고혈압 환자이거나 나이가 많은 사람들의 경우 더욱 큰 차이를 보인다.

혈압을 낮추는데 도움이 될 수 있는 운동종류는 걷기, 조깅, 수영, 자전거타기, 줄넘기, 계단오르기 등의 유산소운동이다. 대부분의 저강도 근력운동(가벼운 무게로 15~20회 정도)도 권장할 수 있지만 등척성 운동(움직이지 않으면서 힘을 주는 동작), 작은 근육을 사용하는 운동(팔운동, 어깨운동), 머리의 높이가 하지와 같거나 더 낮은 자세의 운동(벤치프레스, 거꾸로 매달려 윗몸 일으키기 등) 등은 하지 않는 것이 좋다.

표 11-5. 고혈압 개선을 위한 운동지침

근력운동	
15~20회 반복 가능한 무게로 실시하며, 소근육을 사용하는 운동과 머리 높이가 낮은 상태에서 실시하는 운동은 피한다.	
유산소운동	
강 도	40~70% HRR
빈 도	3~5회/주
지속시간	30~60min
일일 적정 소비열량	200~300kcal
운동효과	10주 후 7~13mmHg 감소

　유산소운동을 할 때에는 여유심박수를 기준으로 40~70%의 강도로, 일주일에 3~5일, 30~60분 정도로 계획하지만, 처음 운동을 하거나 혈압의 정도가 높을수록, 그리고 체력수준이 낮을수록 운동의 강도, 빈도, 지속시간을 낮추고 증상이나 체력수준의 변화에 따라 조금씩 증가시켜주는 계획이 필요하다.

　하루 유산소운동으로 200~300kcal를 소비할 수 있도록 계획하고 비만한 고혈압 환자의 경우 운동만으로 많은 칼로리를 소비하기 어려우므로 식단조절도 병행해야 한다.

　운동시에는 혈압이 200mmHg 이상 올라가지 않도록 관리하는 것이 중요하다. 운동 중 나타날 수 있는 이상한 혈압변화로는 운동강도를 높였을 때 혈압이 오히려 감소하는 경우가 있다. 이러한 비정상적인 혈압변화는 위험신호이기 때문에 그 이상의 운동은 하지 않도록 특히 주의를 요한다. 뿐만 아니라 혈압강하제와 같은 약물을 복용하고 있다면 운동시 발생될 수 있는 생리적인 변화에 대하여 전문가와 상의할 필요가 있다.

　하체관절에 이상이 있는 등의 이유로 상체를 이용하여 유산소운동을 할 때에는 상체운동에 대한 운동부하 검사를 따로 받아볼 필요가 있다. 상체의 팔을 이용한 유산소운동은 다리를 이용할 때보다 혈압이 더 많이 상승할 수 있기 때문이다.

표 11-6. 암에르고미터와 싸이클에르고미터를 이용한 유산소운동시 혈압반응

Percent of VO2max	수축기 혈압		이완기 혈압	
	팔운동	다리운동	팔운동	다리운동
25	150	132	90	70
40	165	138	93	71
50	175	144	96	73
75	205	160	103	75

운동 이외의 조절요소

운동 이외에도 혈압을 효율적으로 조절하기 위해서는 체중감량, 염분섭취량 감소, 금연과 절주, 스트레스 관리가 지속적으로 요구된다.

표 11-7. 운동 이외의 혈압 조절요소

운동 이외의 조절요소	혈압에 미치는 영향
체중 조절 비만한 사람의 경우 체중감소는 수축기 혈압을 감소시킬 수 있고, 약물들의 효과도 높인다고 알려져 있다.	체중 5kg 감소 시 10mmHg 감소
염분섭취량 감소 다량의 염분섭취는 우리 몸을 붓게 하고 혈압을 높이는 주원인이 되므로 염분 섭취량 감소는 혈압관리의 기본이다.	일일 6g 이내 섭취 시 2~8mmHg 감소
금연과 절주 담배와 술은 혈관을 수축시켜 일시적인 혈압상승을 유도할 수 있다.	금연, 절주 시 2~4mmHg 감소
스트레스 관리 스트레스도 혈압을 상승시키는 요인으로 작용할 수 있으므로 긍정적인 마음가짐, 충분한 수면, 과로를 피하는 것 등도 중요하다.	스트레스 해소 시 스트레스에 따른 일시적인 혈압상승 위험 감소

만일 고혈압이 발견되면 다음의 사항을 명심해야 할 것이다.

첫째, 높은 혈압은 무시할 수가 없으며 저절로 사라지지 않는다. 둘째, 적절한 관리를 통해 성공적으로 조절할 수 있거나, 조절되지 않더라도 이차적으로 발생될 수 있는 합병증에 대한 위험도를 낮출 수 있다.

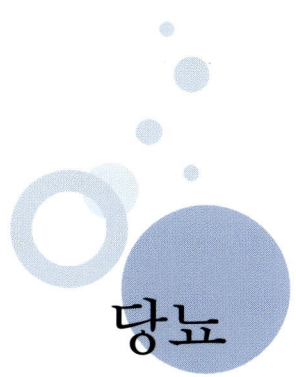

당뇨

과식, 운동 부족, 스트레스 증가와 유전적 요인이 맞물려 급속도로 당뇨병 인구가 증가하고 있으며, 현재의 상태로 방치하여 당뇨병 대란이 온다면 고령화 사회와 더불어 사회적으로 가장 심각한 문제 중의 하나가 될 것으로 우려하고 있다.

1970년대 불과 1% 정도의 발병률을 보이던 당뇨병 발병률이 1980년대 3%, 1990년대에는 지역에 따라서 5~8%로 증가하여 현재에는 당뇨로 진단 받았거나 본인이 알지 못하는 사이에 당뇨에 걸린 사람을 합하면 500만 명에 달할 것으로 추산하고 있다.

예전에 한 의사가 당뇨병에 대한 인터뷰에서 "세상에서 가장 더러운 병"이라고 표현해 많은 환자들의 반감을 사기도 하였고 학자들이 뽑은 "가장 나쁜 물질"에서 1위 '핵무기' 다음으로 '설탕'이 2위의 영광스런(?) 자리를 차지했다.

당뇨는 정말이지 '먼 나라 질병'이 아니다. 바로 우리 주위에 있고 언젠가는 내가 걸릴 수 있는 질병이다. 너무 흔한 질병이면서도 당뇨병이 남성의 성기능 악화의 가장 큰 주범이라고 알려지면서 숨기는 환자들이 많아 주위에 잘 드러나지 않을 뿐이다.

당뇨의 진단과 분류

당뇨의 진단 기준으로는 공복 혈당이 126mg/dl 이상, 75mg 경구 당부하 후 2시간째의 혈당이 200mg/dl 이상, 다뇨(多尿), 다음(多飮), 다식(多食)의 증상이 있으면서 평소

혈당이 200mg/dl 이상인 경우를 당뇨로 본다.

당뇨병은 크게 인슐린의 정상적인 분비여부에 따라 인슐린 의존형 당뇨(Type I)와 인슐린 비의존형 당뇨(Type II)로 구분한다.

인슐린 의존형이란 추가적인 인슐린 투여가 필요한 질환, 즉 췌장에서의 인슐린 분비량이 결핍되어 나타나는 질환이라는 의미이다. 인슐린 의존형 당뇨는 유전적 감수성이 있는 사람에게서 나타나는 자가면역 질환의 한 종류로 보고 있는데, 40세 이전, 또는 어릴 때부터 인슐린 분비량이 결핍되는 경우가 많아 소아당뇨라 부른다. 지속적으로 인슐린을 투여하면서 관리하여야 한다는 점, 식사 또는 운동에 의한 혈당의 변화 폭이 크다는 점, 고혈당시 케톤산혈증이 동반될 수 있다는 점, 치료가 어렵고 예후가 좋지 않다는 점이 인슐린 비의존형 당뇨와는 차이가 있다.

표 11-7. 당뇨병 발병요인

요 인	영향 정도
유 전	가족 중 1명이 2형 당뇨인 경우 5%, 부모 모두 2형 당뇨일 경우 50%의 발병률을 보임
비 만	2형 당뇨병 진단 시 비만이었던 환자의 경우, 정상체중으로 회복시 80% 정도가 당뇨 증상이 개선됨
노 화	나이가 들어갈수록 췌장세포의 수가 줄어 인슐린 분비가 감소하여 당뇨 증상이 발생
췌장 손상	사고나 상처에 의한 췌장 손상
약 물	다른 질환에 처방된 약물
임 신	임신기간 동안 생성되는 호르몬들이 인슐린의 작용을 억제
스트레스	스트레스를 받아 생성된 호르몬이 인슐린의 작용을 억제
기 타	바이러스나 면역체계 이상이 원인이 되기도 함

이것저것 많이 나열했지만 가장 중요한 것은 비만, 나이, 스트레스이다. 나이야 어쩔 수 없다고 하더라도 비만과 스트레스는 되도록 피해가자.

인슐린 비의존형 당뇨는 생활습관으로 인한 후천적인 요인들이 복합적으로 작용하여 발병된다. 비만, 약물, 스트레스, 운동부족, 노화, 잘못된 식습관 등을 발병요인으로 꼽고 있는데, 이 역시 치료가 잘 되지 않는다. 대부분의 인슐린 비의존형 당뇨의 경우 첫째, 인슐린의 투여가 필요 없는 경우가 많고, 둘째 증상이 서서히 나타나 생활의 불편함을 별로 느끼지 못하는데다, 셋째, 별 대수롭지 않은 질환으로 생각한다는 점이 치료의 장애 요인이다. 결국 인슐린 비의존형 당뇨 환자가 합병증에 이르게 되는 전형적인 경로는 다음과 같다.

당뇨를 대처하는 자세의 문제점

예를 들어 40세에 당뇨라 진단 받았다고 하자. 평소 별 증상이 없었다면 의사로부터 지적받은 몇 가지 습관들을 떠올리며 충분히 수정할 수 있을 것이라 생각하면서 별로 대수롭지 않게 생각한다. 그래도 처음에는 운동도 하고, 밀가루 음식을 줄이기도 하고, 식사량도 조금 줄여보겠지만 그리 오래가지 못할 것이다. 왜? 어차피 처음부터 별 증상이 없어 불편하지 않았기 때문에 평소 생활 습관을 수정하는 '노고'를 굳이 할 필요가 없다고 합리화한다.

이렇게 생활하다가 결국 '경구혈당강하제'를 먹어야 되는 상황이 오더라도 '아직 정신 차리기에는 나는 너무 젊고 건강해'라는 생각으로 병을 키우게 된다. '인슐린 투여와는 다르게 경구로 투여하는 혈당 강하제는 하루에 한두 번 정도 알약 하나만 먹어주면 되니까 비타민제 하나 먹는 셈 치지 뭐'. 실제로 병원에서는 환자들의 편의를 위하여 한꺼번에 15~30일분의 약을 처방해준다. 이런 상황이니 별로 번거롭지도 않다.

이런 식으로 오랜 시간을 보내다보면 어느덧 나이가 들게 되고 세포들은 그 기능이 점점 감소하여 합병증들이 하나 둘 발병하기 시작한다. 결국 족부괴사, 신기능장애, 망막병증, 심혈관질환, 신경병증 등의 합병증에 걸려 노후를 어렵게 보내게 될 것이다.

예전에 TV에서 노년기에 접어든 당뇨환자 탤런트와의 인터뷰에서 지금 가장 힘든점이 무엇인지 물어보니, '먹고 싶은 것 마음대로 먹지 못하는 것'을 최우선으로 꼽았다. 이 정도면 아직 덜 아픈 것이다. 합병증이 심해지면 먹는 것도 귀찮아 진다.

필자를 보건복지부 장관으로~!!

개인적으로는 고혈압과 당뇨는 병원이 병을 키운다고 생각한다. 말일 진단만 해주고 약을 주지 않으면, 만일 약이 필요하더라도 하루 먹을 약만 처방해준다면, 거기다 환자가 불편하도록 거주지와 조금 더 떨어진 병원에서만 약 처방이 가능하도록 병원을 지정해준다면, 후천적인 원인에 의한 당뇨와 고혈압은 훨씬 더 많이, 그리고 조기에 치료될 수 있을지 모른다.

이런 기발한 생각을 하는 스스로가 대견스러울 정도다. 당뇨도 조기에 잡고 지역 화합과 교류에도 도움이 되는 일석이조의 정책, 이름하여 "원거리병원 하루분 처방제도" – 필자를 보건복지부 장관으로 밀어주시면 고혈압과 당뇨는 90%가 사라집니다.

당뇨합병증

당뇨는 고혈압, 고지혈증, 지방간 등의 성인병과 마찬가지로 직접적인 사망원인으로 볼 수는 없다, 즉 이것으로 죽지 않기 때문에 일반적으로 사람들은 암보다 무서워하지 않는 것 같다. 어떻게 보면 당뇨가 암보다 완치 가능성이 적고 합병증으로 죽더라도 깔끔하게(?) 죽지 못하도록 하는 질병이다.

당뇨 합병증에는 여러 가지가 있는데, 당뇨망막증이나 족부괴사, 성기능 감퇴, 시력저하, 피로감, 신기능 장애, 신경병증처럼 신체 한 부위의 기능이 저하 또는 상실되는 경우가 있는가하면 케톤산증, 고혈당성 혼수와 같이 발병 순간 생명에 위협을 주기도 한다. 당뇨에 대한 치료가 지연될수록 고혈당이 지속되어 이와 같은 합병증을 피할 확률이 점점 줄어들게 된다.

표 11-8. 당뇨의 합병증

급성 합병증			케토산혈증, 고혈당성 혼수, 저혈당
만성 합병증	미세혈관 합병증	망 막 증	망막출혈, 초자체 출혈, 증식성 망막증
		신 증	단백뇨, 신증후군, 신장기능저하, 말기 신부전증
		신경병증	단신경병증, 다신경병증, 자율신경병증
	대혈관 합병증		고혈압, 심혈관질환, 뇌혈관질환, 하지동맥질환
잘 생기는 감염증			방광염, 신우신염, 기포성 신우신염, 신농양, 패혈증, 피부 진균증, 부비동 진균증, 악성 외이도염, 폐결핵
잘 동반되는 질환			백내장, 녹내장, 골다공증, 골관절염

당뇨와 운동

운동이 당뇨에 미치는 긍정적인 영향에 관한 연구들은 많이 보고되고 있다. 건강관리를 위해 운동은 지속적으로 실시해야하는 것이 당연하겠지만 한 번의 운동만으로도 인슐린 민감도를 향상시켜 당의 흡수를 촉진시키고 혈당의 항상성 유지에도 도움이 되는 것으로 알려져 있다. 또한 이러한 효과는 24~72시간까지 지속되기 때문에 혈당이 관리되는 정도에 따라 적절한 운동을 식이요법과 병행하여 실시하면 틀림없이 도움이 될 것이다.

40대 이상의 성인은 일주일에 500kcal 정도의 운동을 한다면 당뇨병 발생을 막을 수 있다는 보고가 있다. 사실 일주일에 500kcal 정도의 운동이라면 매일 20분 이내의 걷기만으로도 충분한 양이다.

유형 I의 당뇨병은 인슐린 생산의 부족으로 생기는데, 인슐린의 양적 관리가 중요하기 때문에 운동 이외에도 인슐린 투여가 필요한 경우가 많다.

유형 II의 당뇨병은 낮은 인슐린 민감성 및 비만과 관계가 있다. 당뇨환자에 있어 운동은 혈당의 소비, 인슐린 민감성 향상, 비만관리 등의 효과를 가져다주는데, 이것만 보아도 운동이 당뇨 치료 및 예방에 있어 매우 효과적인 수단이 될 수 있음을 알 수 있다. 또한 지속적으로 높아진 혈당으로 인하여 손상 받을 수 있는 혈관의 상태를 개선해 줄 수 있어 이후에 동반될 수 있는 합병증에 대한 위험요인을 줄일 수 있다는 이점이 있다.

일반적으로 당뇨환자의 운동 유형은 다른 합병증이 없다면 정상인과 차이가 없다고 생각해도 된다. 유산소운동은 환자의 상태에 따라 낮은 강도에서 서서히 증가시켜 여유심박수의 50~85% 정도로 하루 140kcal 이상, 1주일 1000kcal 이상의 열량을 소비할 수 있도록 지속시간을 결정하고, 근력운동은 10~15회 정도 반복 가능한 무게로 실시한다.

운동 중 혈당의 이상변화를 대비해 관리자의 감독이 가능한 경우에 실시하는 것이 안전하며, 발가락이 약간 여유가 있을 정도 크기의 편안한 신발을 신는 것이 필요하다.

표 11-9. 당뇨병 개선을 위한 운동지침

근력운동	
가벼운 중량을 이용하여 10~15회 반복	
유산소운동	
걷기, 달리기, 자전거타기 등 (50~85%HRR)	
운동빈도	최소 이틀에 1회 이상, 최적의 혈당조절을 위해서 매일 실시
지속시간	준비운동 5~10분, 본운동 20~60분, 정리운동 5~10분

유형 I의 당뇨병환자의 경우 장시간의 운동은 저혈당 반응을 가져올 수 있기 때문에 낮은 강도에서 40분 이내로 실시하는 것이 좋다. 유형 I의 당뇨병환자는 규칙적인 식이요법과 인슐린 수준을 유지하기 위해서 매일, 말 그대로 일주일에 일곱 번 모두 운동을 해야 한다. 유형 II의 당뇨병 환자 중 비만한 사람의 경우 체중관리를 위한 열량소비를 극대화하기 위해서 최소한 주당 5일은 운동을 해야 한다.

적절한 운동 시간

혈당 조절 측면에서는 운동은 식후 1~3시간 사이에 하는 것을 많이 권장한다. 그 이유는 식사를 하고나면 혈당이 많이 올라가기 때문에 이 시기에 운동을 하면 저혈당을 예방할 수 있어 안전하면서도 운동으로 높아진 혈당을 내려주기 때문이다. 학자에 따라서는 식후 30분 후에 운동을 하라는 이야기도 있다. 식후 30분이나 1시간의 의미를 두는 것은 먹은 음식의 소화속도에 따라 다르게 계획해야 한다는 것 정도로 해석하는 것이 좋겠다.

시간이 되지 않는다면 식사 전에도 운동을 할 수 있지만, 이때에는 저혈당을 조심해야 한다.

운동시 주의사항

당뇨환자가 운동시 주의해야할 점은 운동 중에 고혈당이나 저혈당의 위험에 대비하여야 한다는 것이다. 식전 혈당이 250mg/dl이고 케톤이 나타나면, 혹은 케톤체가 없더라도 혈당이 300mg/dl 이상이면 신체활동을 하지 않아야 한다. 운동 전에 혈당이 100mg/dl 이하이면 추가적으로 탄수화물을 20~30g 섭취하도록 한다. 저녁 늦게 운동을 할 때에는 수면 중에 저혈당이 오지 않도록 탄수화물 섭취를 조금 더 증가시킨다.

당뇨 합병증이 있는 경우에는 운동부하 검사를 하고 혈압을 높이는 운동이나 저혈당을 초래하는 운동을 피해야 하기 때문에, 관련 전문가의 도움을 받아야 한다.

표 11-10. 당뇨환자의 운동시 주의사항

구 분	주 의 사 항
망막병	높은 강도의 근력운동은 피하며, 특히 운동 중 호흡을 참는 동작은 금함 머리가 낮아지거나 흔드는 운동은 금함(요가, 에어로빅)
고혈압	294page의 고혈압 환자의 운동지침을 따른다.
자율신경 장애	탈수와 체온이 감소하는 것에 대비해야 하며, 운동강도를 설정할 때 심박수를 이용하는 것보다 본인이 느끼는 주관적인 자각도(RPE)를 기준으로 하는 것이 안전함
신병증	발 외상에 각별한 주의가 요구되므로 체중이 발에 전달되는 운동보다는 자전거 타기나 수영이 좋다. 정기적으로 발 검사를 실시하고 당뇨환자를 위한 신발을 착용하는 것도 도움이 된다.

당뇨병의 식사요법

당뇨병의 식사요법은 자신에게 필요한 적당한 양을 제 때, 균형 있게 섭취하는 건강식이며, 당뇨병이 아닌 일반 사람들에게도 권장되는 식사이기도 하다. 따라서 당뇨병을 치료하기 위한 식단은 건강과 체중조절에도 도움이 된다는 것임을 기억하고 즐거운 마음으로 실천하자.

규칙적인 식사

불규칙적인 식사는 체내 지방축적을 유도할 수 있고, 공복시간이 길어지면 저혈당 증상이 나타날 수 있으며 이로 인해 과식을 할 경우 고혈당 증상이 발생될 수 있다. 불규칙적인 식습관은 인슐린 저항성을 높여 혈당조절을 더욱 어렵게 만드는 주요인이다.

저지방식과 절주

당뇨의 정도에 따라 포화지방이 많은 동물성지방의 섭취가 늘어나면 심혈관질환을 유발할 수 있다. 음주는 혈액 내 중성지방 수치를 증가시키고 알코올성 지방간을 유발할 수 있으므로 제한해야 하는데, 당뇨병에서의 과도한 음주는 고혈당의 원인이 될 뿐 아니라 간에서의 포도당 신생합성 작용을 저해하여 저혈당 증상을 유발할 수 있으므로 과음은 반드시 피해야 한다.

알맞은 양

'본인에 맞게' 알맞은 양을 먹는 것이 중요하다. 적게 먹는데도 현재 체중이 많다면 칼로리는 더 줄이고 비타민과 미네랄은 적정량 유지해야 한다. 식단을 수정할 때에는 체중변화를 관찰하면서 지속적인 피드백을 얻어야 한다.

저염식

짠 음식을 많이 먹으면 혈압이 높아질 수 있고 심장이나 신장의 합병증을 불러오게 된다. 김치 또는 찌개류의 음식은 생각보다 많은 염분을 포함하고 있어 적절히 제한하는 것이 좋다.

낮은 GI 식품 섭취

단당류(설탕, 꿀 등 대체로 단맛을 내는 식품)와 GI 지수가 높은 식품은 혈당을 빠르게 상승시킬 수 있고 비만의 원인이 될 수 있다. 이 부분은 좀 더 자세히 살펴보자.

≫ GI가 높은 식품은 비만과 당뇨의 주범

일반적으로 2형 당뇨 치료에 있어 가장 중점적으로 다루는 것은 결국 체중조절이다. GI가 높은 식품을 섭취하면 '빠른 혈당 상승 → 혈당을 낮추려고 췌장에서 인슐린 과다 분비 → 췌장 혹사 → 췌장의 인슐린 생성 능력 저하'의 악순환으로 인해 당뇨를 악화시킬 수 있고, '빠른 혈당 상승 → 혈당을 낮추려고 췌장에서 인슐린 과다 분비 → 저장이 용이한 지방 형태로의 저장 → 체지방 증가'의 기전으로 체지방 비율을 높인다. 따라서 GI가 높은 식품을 많이 섭취하면 더 빨리 배가 고파지고, 체지방은 더 많이 저장돼 몸무게가 늘어나는 것이 당연하다. 이러한 식습관은 내당능 장애(당뇨병 전 단계로 식후 혈당이 140mg/dl 이상, 199mg/dl 미만인 상태) 환자에게 당뇨병을 유발시키는 원인이 될 수 있다.

예전에 시청률이 높은 TV 프로그램에서 한 의사가 '당뇨로 병원에 내원하는 환자 중 60%가 넘는 사람이 정상체중이거나 저체중이다'라고 하면서 마른형 당뇨를 경고했는데, 물론 그 통계는 맞을 수도 있다. 하지만 다음을 생각해보자. "당뇨는 뚱뚱할 때 생겨서 말라 죽는다"라는 말이 있다. 당뇨라는 말 자체가 소변으로 당(탄수화물)이 나온다는 것인데 당뇨 증상이 심해지면 몸에서 에너지가 빠져나와 점점 말라가게 되는 것이다. 따라서 현재 내원하고 있는 환자를 볼게 아니라 당뇨 발병 당시의 체중을 파악해보는 것이 필요하다.

비만이 당뇨에 대해 충분조건은 아니지만 당뇨의 주요인이라 볼 수 있다는 것은 이미 밝혀진 '사실'이라고 보아야 한다. 이것은 비만 자체가 나쁜 것이기도 하지만 비만한 사람들은 일반적으로 식습관이 좋지 않거나, 운동을 하지 않거나, 외모로 인한 스트레스에 많이 노출되거나 하는 등 다른 요인들을 더 많이 가지고 있기 때문일 것이다.

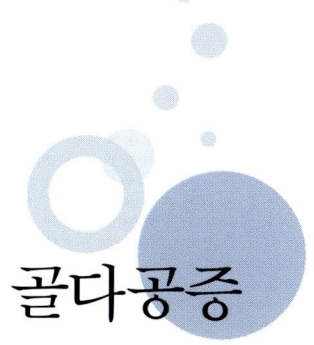

골다공증

골다공증이란 뼈의 양적 감소로 인하여 골절이 일어날 가능성이 높은 상태를 말한다. 골다공증의 문제점은 골절 후 내외과적인 후유증이 남을 수 있다는 것이며, 연부조직 손상, 출혈, 심부정맥 혈전증, 국소감염, 관절 강직, 폐활량 감소, 폐색전, 무혈성 괴사, 이소성 골형성 등의 질환이 대표적 후유증이다.

골다공증의 분류와 발생빈도

골다공증은 폐경 후 여성에게서 나타나는 제 1형 골다공증, 노화를 원인으로 보는 제 2형 골다공증, 특정 질환이나 상황을 원인으로 보는 제 3형 골다공증으로 구분할 수 있다.

폐경 후 여성의 에스트로겐 농도 감소는 골조직에서 칼슘이 빠져나오는 골흡수를 유도하고, 부갑상선호르몬 분비의 감소로 인하여 장내 칼슘흡수가 낮아져 제 1형 골다공증을 발생시킨다. 50세 이상의 남성과 여성의 골다공증 발병률은 각각 8.1%와 38.7%로 나타나 4배 이상으로 여성의 발병률이 높게 나타나는데, 이것은 여성에게서 제 1형 골다공증 발병률이 급격하게 증가하기 때문이다.

이후에는 남자도 나이가 들면 제 2형 골다공증 발병률이 높아져 이 격차가 다시 좁혀진다. 노인성 골다공증이라 부르는 제 2형 골다공증은 남녀 모두 나이가 증가함에 따라 장내 칼슘흡수가 적어지고 골형성을 위한 조골세포가 감소되는 것이 주원인이다. 65세 이상 남녀의 발병 비율은 1:2 정도로 여성이 높게 나타난다.

또한 제 3형 골다공증은 특정질환이나 상황에 의해 칼슘의 정상적인 대사기능이 깨어지는 경우로서 음주나 흡연, 장기입원으로 인한 활동량 감소가 원인인 경우도 있다.

골다공증 역시 노화에 비례하여 증가하므로 고령화 추세에 있는 시점에서 철저하게 대비해야할 질환중 하나라고 생각된다.

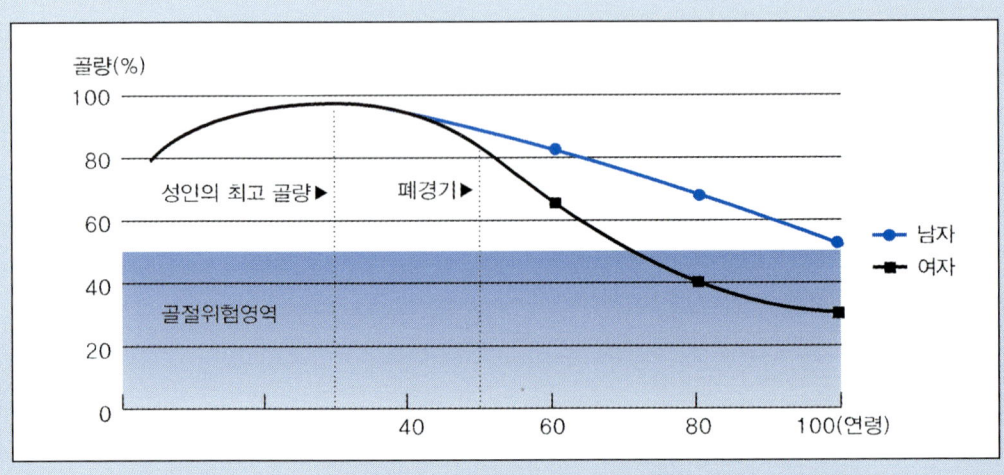

그림 11-2. 노화에 따른 골다공증 유병률

골다공증 위험요인

다른 성인질환들과 마찬가지로 대부분의 골다공증은 운동과 식이요법만으로 예방과 치료가 가능하므로 다음과 같은 골다공증 위험요인을 많이 가지고 있다면, 젊고 건강할 때 골밀도를 높여놓는 것이 중요하다.

골다공증 발병요인

- 여성
- 골다공증의 가족력이 있는 경우
- 조기 폐경
- 음주, 흡연
- 관련질병(갑상선, 부갑상선, 당뇨병) 등
- 백인, 동양인
- 칼슘섭취 부족
- 활동량이 적은 생활
- 지나친 카페인 섭취

골다공증 예방을 위한 식습관

니코틴과 카페인은 칼슘의 배출을 촉진시키고 알코올은 비타민 D 대사를 방해하여 칼슘의 흡수를 저해시키므로 삼가야 하며, 나이가 많은 경우 권장량보다 2배가 많은 비타민 D가 필요한데, 이는 균형 잡힌 식사와 햇볕을 자주 쬐는 것만으로도 충분하다.

일반 성인의 경우 칼슘 권장량은 체중 1kg당 10mg이지만 임신 중에는 하루 1200mg, 폐경 후나 골다공증 위험이 높은 경우 1500mg으로 늘리는 것이 필요하다.

표 11-11. 골다공증 예방 및 개선에 도움을 주는 식품별 칼슘 함량

식품명	100g (어림치)	칼슘 함량 (mg)	식품명	100g (어림치)	칼슘 함량 (mg)
우유	1/2컵	100	동태	小2토막	233
고형요구르트	1/2컵	131	홍어	小2토막	305
야쿠르트	1/2컵	120	참치	小2토막	235
아이스크림(콘)	1스푼	130	참게	中1마리	359
치즈	5장	613	대하	4마리	234
순두부	1/2컵	120	꽁치 통조림	2/3컵	277
두부	1/4모	181	정어리 통조림	2/3컵	241
뱅어포	7장	1056	깨소금	1컵	1223

중멸치	1¼컵	1290	고춧잎	생것 2컵	364
물미역(생것)		153	무말랭이	불려서 3⅓컵	368
물미역(말린것)		1072	돌나물	익혀서 1/2컵	258
다시마(생것)		103	들깻잎	10cm, 40장	215
다시마(말린것)		708	케 일	30cm, 2장	181

골다공증과 운동

많은 연구자들은 추가적인 칼슘 섭취만으로는 골다공증 치료에 별 도움이 되지 못하는 것으로 보고하고 있는데, 이는 새로운 골조직을 생성하는 것보다 뼈가 분해되는 것을 억제할 수 있는 운동이 더욱 중요하기 때문이다.

일단 골다공증에 걸리게 되면 충격이나 큰 부하에 취약하기 때문에 운동에 제약을 받게 된다. 따라서 달리기, 에어로빅, 테니스, 무거운 무게의 근력운동은 피하는 것이 좋고 걷기, 계단 오르기, 가벼운 무게의 근력운동이 효과적이다. 특히 체중을 지탱하지 않는 자전거 타기나 수영의 경우 골다공증에 효과가 거의 없으며, 오히려 수영의 신속한 몸통회전 등은 위험요인으로 보고 있다.

표 11-12. 골다공증 개선을 위한 운동지침

근력운동	
가벼운 중량을 이용하여 10~15회 반복	
유산소운동	
걷기, 계단 밟기 등(40~70% VO_2max)	
운동빈도	유산소운동 : 1주일 1회 이상 근 력운동 : 1주일 3~5회
지속시간	준비운동 5~10분, 본운동 20~60분, 정리운동 5~10분

뇌졸중

뇌세포가 기능을 하기 위해서는 지속적이고 충분한 산소 및 영양소가 혈액을 통하여 공급되어야 하는데, 전체 몸무게의 2% 정도 밖에 되지 않는 순수 뇌 조직은 심장에서 나오는 혈액의 약 17%, 체내에서 소비하는 산소의 약 20%를 사용한다. 뇌로 공급되는 혈액이 차단되면 10초 이내에 무의식 상태가 될 정도로 뇌혈관의 정상적인 기능 유지는 매우 중요하다. 하지만, 뇌혈관은 인체에서 가장 약한 혈관으로도 꼽히는데, 이것이 터지거나 막히면 문제가 생긴다.

뇌졸중이란 뇌에 혈액을 공급하고 있는 혈관이 막히거나 터짐으로써 산소와 영양소의 공급이 차단되고 뇌가 손상되어 신경학적 증상이 나타나는 것을 말한다. 뇌의 각 부위는 각각의 기능을 가지고 있어 혈액의 흐름이 차단된 시간이나 뇌의 손상부위에 따라 신체장애의 정도와 종류가 다르게 나타난다. 뇌졸중은 다른 질환과는 달리 직접적인 사망원인이 되기도 하고 순간적으로 발병되는 특성이 있어 사실 성인병으로 분류되는 것이 적절하지 않을 수 있다. 하지만 이것 역시 예방이 가능하다는 점 때문에 여기서도 소개하기로 하였다.

뇌졸중의 역학

우리나라의 사망원인 1위는 역시 암이지만 폐암, 대장암, 간암, 위암 등 여러 장기에 발병되는 암을 합한 수치이기 때문에, 단일 질환으로서 사망원인 1위는 뇌졸중이라 볼 수 있다. 또한 사망하지 않는다 하더라도 다양한 신체적 장애의 후유증으로 고생하게 만드는 무서운 질병이다.

현재 허혈성 뇌졸중이 전체 뇌졸중의 약 80%를 차지하는 데 비해 출혈성 뇌졸중의 발생빈도는 20% 정도로 과거에 비해 점차 줄어들고 있으며, 다른 성인질환과 마찬가지로 연령이 증가할수록 발병빈도가 높아지고 있다.

뇌졸중의 종류

뇌졸중은 크게 허혈성 뇌졸중과 출혈성 뇌졸중으로 구분되는데, 쉽게 말해서 뇌로의 혈액공급이 원활하지 않은 이유가 뇌혈관이 막힌 것이 원인이라면 허혈성, 뇌혈관이 터진 것이라면 출혈성이라 할 수 있다.

일반적으로 뇌혈관뿐만 아니라 혈관을 설명할 때에는 수도배관에 비유하기도 하는데, 배관의 노후로 녹이 슬거나 물속의 찌꺼기로 인하여 배관의 직경이 좁아지거나 막히는 것이 허혈성 뇌졸중, 겨울철 기온이 낮아 배관이 얼어 터지는 것이 출혈성 뇌졸중에 비유되겠다. 하지만 수술이나 약물치료 등의 의학적 치료가 필요한 경우가 아니라면 굳이 구분할 필요는 없다.

뇌졸중은 신체적 마비, 언어장애, 의식장애 등의 후유증을 남기거나 사망에 이르게 할 수 있는 무서운 질환이지만, 뇌졸중 발생 전에 여러 가지 전조증상이 나타날 수 있는데 다음과 같은 증상이 나타나면 뇌졸중에 대한 경고로 받아들이고 예방과 치료를 시작해야 한다.

뇌졸중 전조증상

- 신체 한쪽에 갑자기 힘이 빠지거나 감각이 둔해진다.
- 시야장애가 생기거나 갑자기 한쪽 눈이 안 보인다.
- 말이 잘 안되거나 발음이 흐려진다.
- 갑자기 어지럽고 걸음이 휘청거린다.
- 전에 경험하지 못했던 심한 두통이 갑자기 생긴다.

뇌졸중의 위험인자

뇌졸중의 요인을 개선할 수 있는 것과 없는 것으로 구분하여 열거해 보았다. 개선할 수 없는 위험인자를 많이 가질수록 개선할 수 있는 위험인자들에 대한 관리를 철저히 할 필요가 있다.

개선할 수 없는 위험인자

가족력 : 가족 중 뇌졸중을 경험한 사람이 있으면 발병률이 증가한다. 이는 유전적 요인도 있겠지만, 식습관, 생활습관 등이 유사한 것도 원인이라 생각된다.

남성 : 여자보다 남자의 발병률이 높은데, 젊은 나이의 경우 남녀간의 차이는 비교적 크게 나타나지만, 폐경기 이후에는 여성에서도 뇌졸중의 위험이 증가한다.

노령 : 뇌졸중의 약 72%가 65세 이상에서 일어난다. 70대의 경우 50대에 비하여 4배 정도의 발병률을 보인다.

뇌졸중의 과거 병력 : 뇌졸중은 위험인자를 제거하지 않으면 다시 발병될 수 있으며, 과거 뇌졸중이 있었던 사람은 정상인에 비해 10~20배 정도로 재발 위험성이 높다고 보고 있다.

개선할 수 있는 위험인자

고혈압(4~5배) : 고혈압 자체는 출혈성 뇌졸중의 주요인이지만, 고혈압 환자에서 나타나는 동맥의 탄력저하와 직경감소는 허혈성 뇌졸중의 원인이 될 수 있다. 따라서 혈압 조절만으로도 상당수의 뇌졸중을 예방할 수 있다.

흡연(1.5~3배) : 흡연은 동맥경화를 촉진하고 혈관을 수축시키므로 확실한 뇌졸중의 위험인자라 할 수 있다. 흡연의 양과 기간이 늘어남에 따라 뇌졸중의 발병률도 증가하는데, 금연 후 약 2년 이후부터 뇌졸중의 위험도가 줄어든다.

혈중 높은 콜레스테롤(1~2배) : 심혈관 질환인 뇌졸중은 동맥경화나 혈관상태에 영향을 받는데, 총 콜레스테롤 양과 저밀도 지방단백(LDL)이 많아지면 동맥경화 발병 위험이 높아지고, 고밀도 지방단백(HDL)이 많아지면 억제된다. 따라서 총 콜레스테롤 양뿐만 아니라 콜레스테롤 비율도 주의깊게 관리해야 한다.

운동부족 : 규칙적인 운동은 심혈관 질환에 영향을 미치는 비만, 고혈압, 당뇨, 고지혈증 등 여러 증상들을 개선함으로써 뇌졸중 예방에 매우 중요한 역할을 한다. 낮은 강도의 운동이라 할지라도 규칙적이고 장기적으로 한다면 효과가 있다.

과도한 음주(1~4배) : 음주가 허혈성 뇌졸중의 발생에 미치는 영양에 대해서는 아직 확실하지는 않지만 알코올로 인해 혈압이 올라갈 수 있어 음주량과 뇌출혈과는 유의한 관계가 있으며 특히 기온이 갑자기 떨어지는 겨울에 과음하는 것은 매우 위험하다. 음주 중 또는 음주한 다음날 뇌졸중이 발생하는 경우가 종종 있다.

다른 성인질환과는 달리 뇌졸중 환자의 경우 후유증의 정도에 따라 운동의 종류, 강도 등이 큰 차이를 보이기 때문에 지면을 통해 소개하는 것은 어려운 관계로 운동에 관한 내용은 생략하기로 한다. 예방만이 답이라 생각하자.

| 책을 내려놓으며 |

필자의 교수님은 매우, 정말 매우 엄격하신 분이다. 학교 연구실의 모든 대학원생들은 아침 6시 50분에 나와 밤 10시가 되어서야 연구실을 나선다. 방학도 없다. 토요일도 당연히 학교로 나와야한다. 교수로 임용되신 후부터 지금까지 거의 20년 동안 깨어지지 않고 있는, 그리고 앞으로도 없어지지 않을 철칙이 되었다. 겨울방학인 지금 이 시간에도 후배들은 연구실에 있을 것이다.

우리 학교에서 불이 가장 오랫동안 켜져 있는 연구실…. 교수님께서는 이것을 굉장히 뿌듯하게 생각하시는 것 같다. 교수님께서도 항상 모범이 되신다. 책에 금이라도 발라 놓으셨는지 아침 6시부터 연구실에 나와 책을 보신다.

이런 교수님께서 학생들의 논문을 검토해주실 때 자주 하시는 말씀이 있다. "소설 쓰고 있네!" 이 의미는 근거 없는 말을 하지 마라는 것이다. 대부분의 학문들이 마찬가지 겠지만 개인적인 견해가 많이 들어가면 꾸며내는 소설처럼 되어버릴지도 모른다. 하지만 가끔이 아닌 너무 자주, 인터넷이나 TV를 통해 근거 없는 정보들이 쏟아져 나온다.

일반인들은 뉴스에서 유산소 운동이 좋다고 하면 그때부터 유산소 운동만 하다가, 근력운동이 중요하다고 하면 다시 근력운동위주로 운동한다. 걷기가 달리기보다 좋다고 보도되면서 달리던 사람도 걷게 만들었고, 뒤로 걷는 것이 더 많은 에너지를 소비한다고 알려져 많은 사람들을 다치게 했다. 누가 책임질 것인가?

물론 거짓말은 아니다. 뒤로 걷는 것을 예로 들면 '같은 속도로' 앞으로 걷는 것보다 더 많은 에너지를 소비할 것이다. 가장 큰 이유는 '익숙하지 않기' 때문이다. 하지만 우리는 앞으로 걸을 때 훨씬 빠른 속도로 걸을 수 있다. 그렇게 더 많은 에너지를, 더 안전하게 소비하면 된다. 빠른 속도로 걷는 것이 심폐기능 향상에도 더욱 많은 도움이 될 것이다. 그리고 뒤로 걷는 것이 점점 익숙해지면 에너지 소비량 차이도 줄어든다.

전공분야 학문을 하지 않아도 조금만 주의 깊게 생각한다면 일반인들도 이상한 점을 몇 가지 느낄 수 있을 것이다. 하지만 그럴 여유가 없다. 바쁜 일상 때문에 그런 일에 깊이 고민해볼 여유가 없다. 이미 TV는 수동적인 그리고 일방적인 매체가 되었다. 그렇다고 미디어만 비난할 수는 없다. 자기들도 먹고살아야 하니까 높은 시청율과 조회수를 위해 계속 정신없이 뛰어다니고 있을 것이다. 시청률 = 수입 = 앞돈. 뉴스나 몇몇 프로를 통해 띄어주는 상품 = 수입 = 뒷돈. 이 관계가 사라지지 않는 한 항상 시청자들과 네티즌들에게 눈에 보이지 않는 피해가 조금씩 누적될지도 모른다.

필자는 TV를 보지 않는다. 아니 엄밀히 말하면 1년 365일 내 손으로 리모컨을 만지는 일이 없다. 가끔 식당에서 켜져 있는 TV를 보는 정도일 뿐이다. 어릴 때부터 TV를 좋아하지 않았지만 완전히 안보기 시작한 것은 예능프로 비율이 높아질 때쯤이었던 것 같다. 그런데 어느 날 식당에서 밥을 먹고 있는데, 시청률 높기로 유명한 지상파 방송에 우리나라 1위의 몸짱 여자선수가 나오는 것이 아닌가? 하지만 녹화하면서 자신의 시즌기 체지방율은 3~4%, 지방의 70%는 수분으로 되어있다고 말해버렸다. 나는 순간 당장이라도 인터넷에 잘못된 방송내용에 관한 기사들이 적어도 몇 개는 올라올 줄 알았다. 하지만 다음날도, 그 다음날도 그런 내용은 하나도 없고 오직 그 선수의 야릇한 복장을 문제 삼은 글들만 있었다. 이 문제는 다음의 두 가지로 바라보아야 한다. 첫째, 휘트니스 1위, 우리나라 국가대표선수의 발언이었다는 점. 둘째, 생방송이 아닌 녹화방송임에도 불구하고 편집을 하지 않았다는 점. 즉 아무도 몰랐다는 것이다. 일반인들 중에도 지방의 수분함량이 적다는 것을 알고 있는 사람도 있겠지만, 전문가들까지 아무런 반응을 보이지 않는다는 것이 조금 놀라웠다. 이때부터 이런 책을 한번 써야겠다고 생각했다.

수업자료를 기본바탕으로 하고, 학생들의 레포트(건강과 관련된 잘못 알려진 대중매체 정보) 내용과 주변으로부터 자주 듣는 질문들을 추가하면 좋은 책이 되지 않을까 생각했다. 하지만 문제는 '운동 생리학'이라는 것이 너무 재미없고 어려운 학문일 수 있다는 것이었다. 우리가 책을 읽을 때 끝까지 읽지 못하고 도중에 덮어버리는 경우가 얼마나 많은가? 재미없는 책은 저자의 큰 잘못이다. 독자로부터 흥미를 이끌어내지 못하는 것은 저자가 부족해서이다. 그래서 중도에 글쓰기를 중단한 적이 여러 번 있었다. 지금도 많이 부족하다고 느끼지만 이렇게 억지로 마무리 하는 것은 적어도 이 책이 '하나의 출발이 될 수 있지 않을까?'라고 생각하기 때문이다.

앞으로 필자보다 더 훌륭한 선후배들이 일반인들을 위하여 이런 종류의 책에 많은 관심을 가져주었으면 하는 바람이다. 그래서 많은 사람들이 어떤 현상에 대하여 좀 더 과학적으로 해석하는 습관을 가지게 되고, 그래서 여러 비만이나 건강관련 제품에 대한 허위 과장 광고가 줄어들고, 그래서 여러 대중매체를 통해 일방적으로 전달되는 '소설'이 사라진다면 그것으로 족하다.

조금이라도 친근함을 가질 수 있지 않을까 하는 생각에서 중간 중간에 재미없는 농담을 했더라도 이해해주길 바란다. 또 조금이라도 재미를 줄 수 있지 않을까 하는 생각에서 '무한대'와 같은 억지를 쓴 것도 이해해주길 바란다.

마지막으로, 이 책에서 보디빌딩 선수들의 약물복용, 선수와 트레이너들의 무지함을 지적한 것에 대해서도 미안한 마음을 전하고 싶다. 그래도 필자를 이해하지 못한다면, 약물을 끊고 공부해라. 그리고 나의 논리가 틀렸다고 말해라. 그때쯤이면 나도 더 많이 공부해서 조목조목 반박해줄 테니까. 모두에게 있어 발전이 아니겠는가?

인생에서 가장 좋을 시절의 대부분을 연구실에서 보냈다. 졸업을 하면 1년 동안 책을 안보기로 다짐을 했는데, 1년이 훌쩍 넘어버렸다. 그 후 다시 책에 집중하다보니 이제는 오히려 건강이 말이 아니다. 그토록 끝내고 싶었던 연구실생활이 다시 그리워진다.

> 이 책이 출간되기까지 많은 질문으로 책의 소재를 던져준 연세대학교 학생들과 연세휘트니스센터 회원들, 나의 빈자리를 지켜준 이호, 나은이, 화수, 유정이, 친동생 같은 동율이와 용환이, 이 책의 그림 작업을 도와준 내담기획 이광벽 사장님과 우주최강 디자이너 예리양, 막내아들의 가방끈을 홀로 고생으로 이어주신 생각만으로도 가슴 벅찬 우리 어머니와 항상 못난 조카 뒷바라지에 여념이 없으신 작은어머니 장윤옥 여사님께 감사의 마음을 전하고 싶습니다.

운동과 함께하는 생리학 여행 – 트레이너 넘어서기

2012년 6월 1일 인쇄
2012년 6월 8일 발행

지은이 | 정준호

펴낸이 | 김동균
펴낸곳 | 푸른북
주　소 | 서울시 동대문구 용두동 102번지 3층
연락처 | 02-928-4110

등록일자 | 2002년 2월 16일
등록번호 | 제 305-4호

ISBN 978-89-86997-49-1

정가 18,000원

※ 파본은 교환해 드립니다.
※ 이 책의 무단복제. 복사. 전재행위는 저작권법에 저촉됩니다.